U0122075

中医名医名家讲坛系列

王家葵本草名实五十讲

王家葵◎著

中国健康传媒集团
中国医药科技出版社

内容提要

本书为“中医名医名家讲坛系列”丛书之一。药物名实研究即通常所言“本草考证”，旨在澄清药物品种变迁沿革。本书五十讲，考证药物近百味，立足本草文献，兼及诸子百家、佛道典籍，参考传世标本，留心出土文物，旁征博引，为本草研究上乘之作，堪为中医药教学科研临床工作者提供参考。本书涉及植物的古今名实变化，也是名物学的一部分，故亦可为历史、文献等文科领域研究者提供参考。

图书在版编目（CIP）数据

本草名实五十讲/王家葵著．—北京：中国医药科技出版社，2023.12

（中医名医名家讲坛系列）

ISBN 978-7-5214-4404-9

Ⅰ.①本…　Ⅱ.①王…　Ⅲ.①本草-普及读物　Ⅳ.①R281-49

中国国家版本馆CIP数据核字（2023）第221684号

美术编辑　陈君杞
版式设计　友全图文

出版　**中国健康传媒集团**｜中国医药科技出版社
地址　北京市海淀区文慧园北路甲22号
邮编　100082
电话　发行：010-62227427　邮购：010-62236938
网址　www.cmstp.com
规格　710×1000 mm 1/16
印张　19 3/4
字数　352千字
版次　2023年12月第1版
印次　2023年12月第1次印刷
印刷　三河市万龙印装有限公司
经销　全国各地新华书店
书号　ISBN 978-7-5214-4404-9
定价　59.00元

获取新书信息、投稿、为图书纠错，请扫码联系我们。

前言

药物名实研究的多重证据法

古今药物品种变化很大，不同时代、不同地区，同名异物现象十分普遍，更兼以不良商家牟利，致真赝错杂，如苏颂在《本草图经》序言中所感叹者：“五方物产，风气异宜，名类既多，赝伪难别，以虺床当蘼芜，以荠苨乱人参，古人犹且患之，况今医师所用，皆出于市贾，市贾所得，盖自山野之人，随时采获，无复究其所从来，以此为疗，欲其中病，不亦远乎。”

比如古代续断至少涉及川续断科、唇形科、菊科、桑寄生科、忍冬科、买麻藤科、灯心草科及豆科等共8科十数种植物，今用之川续断科植物川续断*Dipsacus asperoides*，直到明代中期才成为药用主流[1]——这是不同时期药用品种变迁的例子。又如《本草图经》绘有四幅人参图例（图1），这是北宋嘉祐年间（1056—1063）政府出面组织全国药物普查的成果，其中潞州人参显然是五加科植物人参*Panax ginseng*，而威胜军人参则是蓼科植物拳参*Polygonum bistorta*，兖州人参、滁州人参皆是桔梗科沙参属（*Adenophora*）物种——此则为同一时间不同地区的混乱情况。

澄清名实是本草研究的首要环节，历代本草家如陶弘景、苏敬、苏颂、寇宗奭、李时珍等皆潜心于此。清代吴其濬（1789—1847）特别有感于天下植物“或名同而实异，或实是而名非”，利用公务余暇，检核史志，搜求物产，咨访土人，手绘图例，撰成洋洋38卷之《植物名实图考》，为传统本草名实研究集大成之作。

在现代学术语境下，古代药名需要与符合于植物学、动物学、矿物学学科规范的物种概念对应，这一工作就是今天通常所言的“本草考证”，即本

[1] 见王家葵、王一涛，续断的本草考证，中药材，1991（5）：44。

草药物的名实研究。关于中药品种名实、道地沿革，老辈生药本草学家如胡先骕、赵燏黄、黄胜白做了若干开创性工作，1980年代以后，徐国均、楼之岑、谢宗万等先生更上层楼，尤其是实地调研与文献梳理相结合的工作方法，譬如王国维在古史研究中提出的“二重证据法”，较以前的考据家仅凭文献寻章摘句推断名实，差别何啻天壤。重要著作如赵燏黄《祁州药志》《中国新本草图志》，谢宗万《中药材品种论述》上册、中册，黄胜白、陈重明《本草学》等，对中药品种正本清源，皆具有里程碑价值。20世纪后期由国家中医药管理局组织编撰的《中华本草》，在本草名实方面，也形成若干结论性意见。

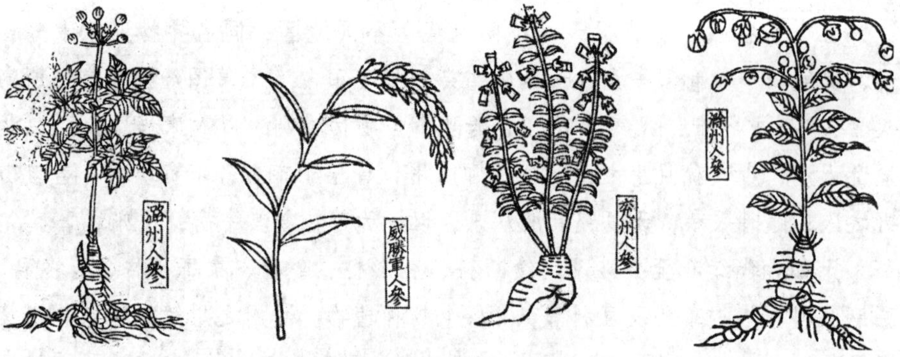

图1 《证类本草》人参图

关于药物名实考订，线索不拘泥于本草方书，医学以外的文献，经史子集、山经地志、佛道经藏，乃至诗赋辞章都可以提供物种信息；实物研究也不局限于产地考察，凡药物标本、考古材料、出土文物，乃至传世图绘都可以作为佐证。以下数宗，为名实考订所常用，详述如次。

一、药名透露的物种信息

药名有见于经史书之雅名，有本草书记录之通用名，有民间习用之俗名，虽然种类不同，命名原则可总结者不外乎以下几类[1]：①外观特性，利用颜色、气嗅、形态、滋味等外在特点命名最为常见。比如丹参、黄芩，香

[1] 药物之雅名、通用名、俗名中还有许多不知来历，比如有些药名或者本来就是无文字意义的方言记音，或者是后世根据名称作出的附会性解释，故正文所列类别并不全面，甚至也很难保证归纳完全准确。

蒿、败酱，牛膝、乌喙、鸢尾，苦参、甘草、五味子等。②功效，可以是直接写状或对使用后果的描述，也可以是功效的引申或夸张。前者如续断、骨碎补、羊踯躅，后者如益母草、墓回头、淫羊藿等。③因人名、掌故得名，如何首乌、刘寄奴、徐长卿、禹余粮、越王余算、天师栗、鹿衔草等。④与生境或产地有关。如泽兰、山茱萸、常山、升麻、川乌等。⑤正品之拟似，通常加“土”字，如土人参、土牛膝、土当归等。⑥隐语，如伏龙肝、人言等。

一般来说，药名很难成为确定物种的决定性证据，但一些排他性强的名称也能起到关键作用。比如《本草经》药物凝水石，《名医别录》一名寒水石，一名凌水石，应该是对同一物理现象的刻画，此物在溶解过程中能够吸热，使溶液温度下降，若投入的量足够大，甚至可以观察到结冰现象。所以《本草经集注》说：“此石末置水中，夏月能为冰者佳。”《名医别录》谓凝水石“色如云母，可析者良”，乃是“盐之精也”。陶弘景注意到，凝水石产地皆属冀州，“此处地皆咸卤，故云盐精，而碎之亦似朴消”。循此意见，这种凝水石恐是含结晶水的硝酸盐矿石。硝酸盐溶解时能够吸热，正符合“凝水”“寒水”的特征。但这种硝酸盐矿石因为少见，渐渐被其他矿物代替，如《新修本草》所说：“此石有两种，有纵理、横理，色清明者为佳。或云纵理为寒水石，横理为凝水石。”则可能是石膏、方解石之类。但石膏、方解石皆难溶于水，与“凝水”的名称不符，显然不是《本草经》原初品种。

《本草经》药物败酱，这是因植株特殊气味而得名，即陶弘景说“气如败豆酱，故以为名”者。古今品种变化不大，应该都是败酱科败酱属（*Patrinia*）植物。《新修本草》说：“叶似水莨及薇衔，丛生，花黄根紫，作陈酱色。”当为黄花败酱*Patrinia scabiosifolia*。《本草纲目》集解项描述说：“处处原野有之，俗名苦菜，野人食之。江东人每采收储焉。春初生苗，深冬始凋。初时叶布地生，似菘菜叶而狭长，有锯齿，绿色，面深背浅。夏秋茎高二三尺而柔弱，数寸一节，节间生叶，四散如伞。颠顶开白花成簇，如芹花、蛇床子花状。结小实成簇。其根白紫，颇似柴胡。”此即白花败酱*Patrinia villosa*。

又如益母草乃是由功效得名，用药后果的总结，该药之得名“益母”，当与其常用于产后诸疾有关。《肘后备急方》用益母草“治一切产后血病，并一切伤损”。《新修本草》也说：“下子死腹中，主产后血胀闷。”药理研究证实，益母草属（*Leonurus*）植物含益母草碱（*leonurine*），对妊娠子宫和产后子宫都有兴奋作用，故可用于产后止血和子宫复旧，正与“益母”之说吻合。由此确定，唇形科益母草*Leonurus japonicus*为本品之主流。

药物名实考证也是名物学[1]的一部分，故药名研究与名物学能有良好的互动。比如《本草经》药物飞廉，《离骚》：“前望舒使先驱兮，后飞廉使奔属。”王逸注：“飞廉，风伯也。”《三辅黄图》云：“飞廉，神禽，能致风气者，身似鹿，头如雀，有角而蛇尾，文如豹。”飞廉作为传说中的神物，虽然文献对其形象描绘不尽相同，总以有翼能飞为特点。结合植物飞廉的植株形态，或许可以为神兽飞廉的形象构造提供思路。“廉”有边侧的意思，《仪礼·乡饮酒礼》：“设席于堂廉。”郑注：“侧边曰廉。”又据《广雅·释言》云：“廉、柧，棱也。”则“廉”又有柧棱之义。陶弘景描述飞廉的形状：“叶下附茎，轻有皮起似箭羽。”基本可以判断为菊科飞廉属植物，如飞廉*Carduus nutans*之类，茎圆柱形，具纵棱，并附有绿色的翅，翅有针刺。《植物名实图考》飞廉条云：“茎旁生羽，宛如古方鼎棱角所铸翅羽形。飞廉兽有羽善走，铸鼎多肖其形。此草有软羽，刻缺龃龉，似飞廉，故名。”

但名称往往也是品种混乱的重要原因。尤其是因功效得名的药物，凡具有类似活性的物质，都可以在不同时地使用相同名称。比如著名毒药“钩吻”，乃是对中毒状态的刻画，如《本草经集注》所云：“（钩吻）言其入口则钩人喉吻；或言‘吻’作‘挽’字，牵挽人肠而绝之。”历代文献所言的钩吻，大致包括毛茛科、百部科、漆树科、马钱科、卫矛科多种有毒植物[2]。

因形态特征得名的药物，也有同样的混乱。如石膏乃是形容石质纹理细腻如膏脂，符合此特征的矿石太多，所以从《本草经集注》以来，即与长石、理石、方解石相混淆，众说纷纭，莫衷一是。直到《本草纲目》乃说：“石膏有软硬二种。软石膏，大块生于石中，作层如压扁米糕形，每层厚数寸。有红白二色，红者不可服，白者洁净，细文短密如束针，正如凝成白蜡状，松软易碎，烧之即白烂如粉。其中明洁，色带微青，而文长细如白丝者，名理石也。与软石膏乃一物二种，碎之则形色如一，不可辨矣。硬石膏，作块而生，直理起棱，如马齿坚白，击之则段段横解，光亮如云母、白

[1] 名物学研究主要探讨名物得名之由来、异名别称、名实关系、客体渊源流变及其文化含义。

[2] 参见王家葵，钩吻的本草考证，中药材，1992（12）：35。

石英，有墙壁，烧之亦易散，仍硬不作粉。其似硬石膏成块，击之块块方解，墙壁不明者，名方解石也，烧之则姹散亦不烂。与硬石膏乃一类二种，碎之则形色如一，不可辨矣。”后世据此乃以硫酸盐类矿物石膏（gypsum）为正，但是否为《本草经》时代的石膏，亦难定论。

二、形态描述与品种考订

形态描述包括文字描述和图像描述两类，在名实考订中的权重甚大。

药物特征有简明扼要，仅凭一语就能做出倾向性判断者。比如贯众，今用品种为蕨类植物，可《名医别录》说贯众花“疗恶疮，令人泄”，《吴普本草》也说其“四月华白，七月实黑”，则显然是一类有花植物，与后世品种不同。又如《何首乌传》提到何首乌一项有鉴定意义的特征：“此药形大如拳连珠，其中有形鸟兽山岳之状。”这是指何首乌药材切断面皮部可见若干类圆形的异型维管束作环状排列，形成具鉴别价值的“云锦花纹”。由此确定所描述的物种就是蓼科何首乌*Polygonum multiflorum*。

再如《中国药典》规定以麻黄科草麻黄*Ephedra sinica*、中麻黄*Ephedra intermedia*或木贼麻黄*Ephedra equisetina*的草质茎入药。《酉阳杂俎》续集卷9最早描述麻黄的植物形态：“麻黄茎端开花，花小而黄，簇生，子如覆盆子，可食。至冬枯死如草，及春却青。”按，麻黄种子呈浆果状，假花被发育成革质假种皮，包围种子，最外面为红色肉质苞片，多汁可食，俗称“麻黄果”，在常见麻黄属植物中，唯有草麻黄*Ephedra sinica*的雌球花单生枝顶，最与段成式说“茎端开花”相符，其余各种花皆生于节上。

图文结合更是名实考订的不二法门。《救荒本草》之仙灵脾即淫羊藿，描述说：“今密县山野中亦有。苗高二尺许，茎似小豆茎，极细紧，叶似杏叶颇长，近蒂皆有一缺，又似绿豆叶，亦长而光，稍间开花，白色，亦有紫色花，作碎小独头子，根紫色有须，形类黄连状。”所谓“近蒂皆有一缺”，结合所绘图例（图2），应该是指小叶基部不对称。箭叶淫羊藿*Epimedium*

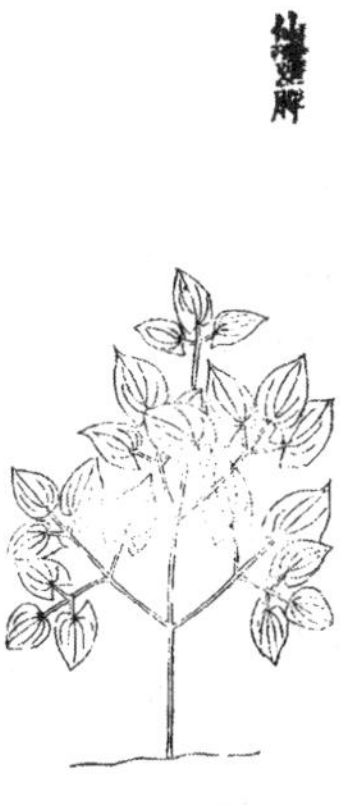

图2　《救荒本草》仙灵脾图

*sagittatum*这一特征最明显，但箭叶淫羊藿为3出复叶，与图例所见2回3出复叶不吻合，淫羊藿*Epimedium brevicornu*符合2回3出复叶的特征，其侧生小叶基部裂片略偏斜，应该就是《救荒本草》所描述的品种了。

复杂的情况则需要辗转求证。比如"桂"的问题，本草书菌桂、牡桂、桂三条纠结不清，方书使用中肉桂、桂心、桂枝相混淆，诗人咏赞则不分桂树、月桂与桂花。考证从"桂"入手，《说文》云："从木，圭声。"《酉阳杂俎》续集卷9记李德裕语："凡木叶，脉皆一脊，唯桂叶三脊。"范成大《桂海虞衡志·志草木》云："凡木叶心皆一纵理，独桂有两文，形如圭，制字者意或出此。叶味辛甘，与皮别无，而加芳，美人喜咀嚼之。"《植物名实图考》也说：蒙自桂树"绿叶光劲，仅三勒道，面凹背凸，无细纹，尖方如圭，始知古人桂以圭名之说，的实有据。"按，古"桂"字之右文"圭"是否因象叶形而来，不可确知，但《酉阳杂俎》以降所讨论的叶有三脊云云，的确是在描述樟科植物特征性的离基3出叶脉。再结合文献对桂树排他现象的描述，如《吕氏春秋》谓"桂枝之下无杂木"，《广志》说合浦之桂"其类自为林，林间无杂树"，《雷公炮炙论》谓"以桂为丁，以钉木中，其木即死"等，确定是挥发油含量很高的樟属（*Cinnamomum*）物种。《本草图经》绘有四幅桂（图3），其中桂和宾州桂大约就是正品之肉桂*Cinnamomum cassia*；宜州桂专门以夸张的笔法描摹此桂叶片钝形和先端的裂缺，再结合苏颂说"叶狭于菌桂而长数倍"，大致能确定宜州桂的原植物为钝叶桂*Cinnamomum bejolghota*或大叶桂*Cinnamomum iners*；桂花从树冠的形状来看，或许是木犀科的桂花*Osmanthus fragrans*[1]。

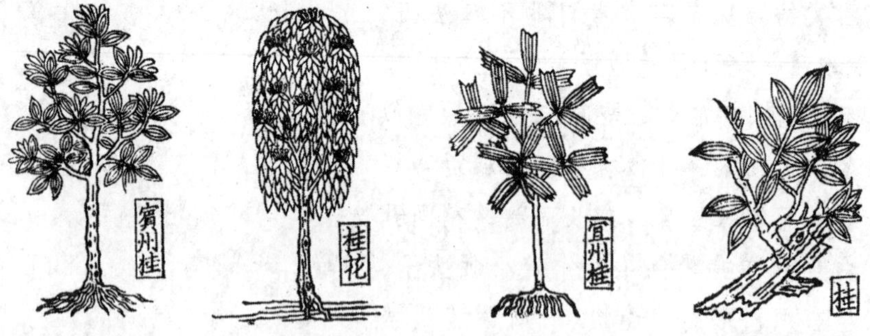

图3　《证类本草》桂图

[1] 更详细的考证可参本书第三十六讲。

本草以外的文献也能提供重要的物种信息。比如贝母，《本草经》只记载其功效，无从了解品种，不过《本草经》说贝母“主伤寒烦热，淋沥，邪气，疝瘕，喉痹，乳难，金创，风痉”，竟然无一语涉及止咳平喘，已经令人生疑。据《诗·鄘风·载驰》“陟彼阿丘，言采其蝱”句，《毛传》：“蝱，贝母也。”又云：“采其蝱者，将以疗疾。”陆玑《毛诗草木鸟兽虫鱼疏》云：“蝱，今药草贝母也。其叶如栝楼而细小，其子在根下如芋子，正白，四方连累相着，有分解也。”陆玑所形容的，其实是葫芦科土贝母 *Bolbostemma paniculatum*。这种植物直到宋代还作贝母入药，《本草图经》所绘贝母（图4）即是此种。北宋张载咏贝母诗云：“贝母阶前蔓百寻，双桐盘绕叶森森。刚强顾我蹉跎甚，时欲低柔警寸心。”所赞咏的也是这种葫芦科贝母。

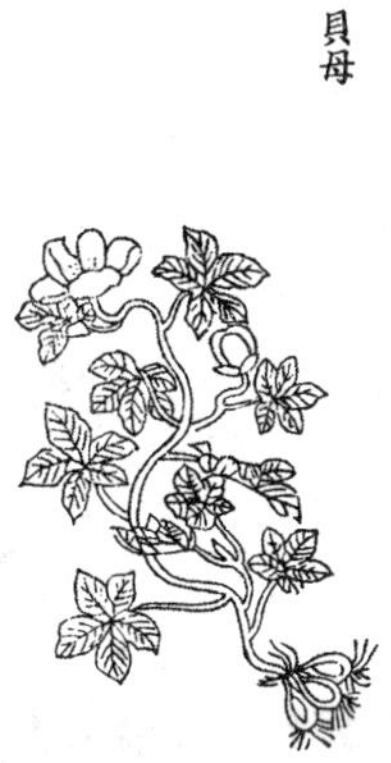

图4　《证类本草》贝母图

但也要看到，古人对物种特征的描述有时偏于简单，且语言含混，图例也未必精准，循图文搜求，也有可能误入歧途。如《新修本草》载卖子木，仅言“其叶似柿，出剑南、邛州”，《本草图经》说：“今惟渠州有之，每岁土贡，谓之买子木。株高五七尺，木径寸许。春生嫩枝条，叶尖，长一二寸，俱青绿色，枝梢淡紫色。四、五月开碎花，百十枝围簇作大朵，焦红色。随花便生子如椒目，在花瓣中黑而光洁，每株花裁三五大朵耳。”并绘有渠州卖子木图例（图5），一般据此图文确定原植物为茜草科龙船花 *Ixora chinensis*，应该没有问题。但也有不同意见，研究者据《植物名实图考》所绘卖子木具3出叶脉（图6），遂订其为忍冬科的川西荚蒾 *Viburnum davidii*。[1] 考证者没有注意，《植物名实图考》之卖子木其实是据《草木典》中卖子木图例（图7）仿绘，亦作基部3出叶脉；而仔细对比，《草木典》的卖子木图，仍然是由金陵本《本草纲目》卖子木图例（图8）变化而来。《本草纲目》集解项李时珍说：“《宋史》渠州贡买子木并子，则子亦当与枝叶同功，而本草缺载，无从考访。”显然，李时珍并不认识卖子木，金陵本的图绘者按理也不会认识，与《本草图经》之渠州卖子木图对比可见，金陵本此图乃是根据

[1] 见祁振声，秦淑英，卖子木或买子木的本草考证，中药材，2002（4）：288。

《本草图经》图例简化而来，只是误将原图网状叶脉修饰成3出叶脉状，并没有品种寓意。研究者因不明这几幅图利之间的关系，遂成谬误。

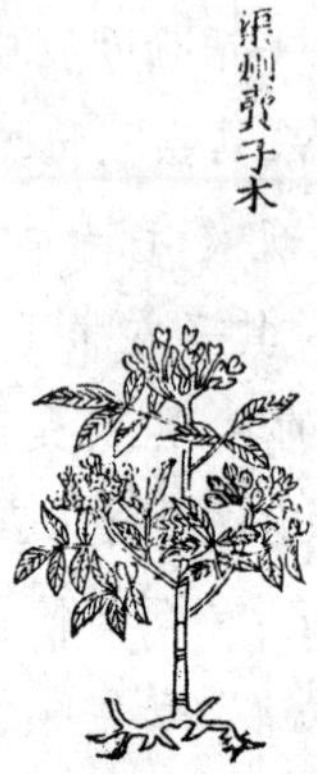

图5 《证类本草》渠州卖子木图

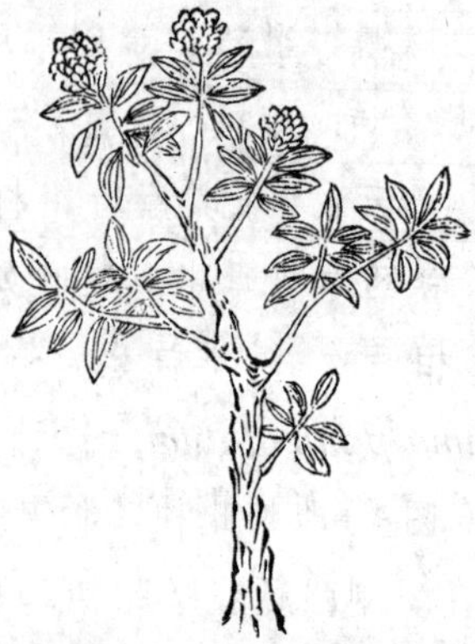

图6 《植物名实图考》卖子木图

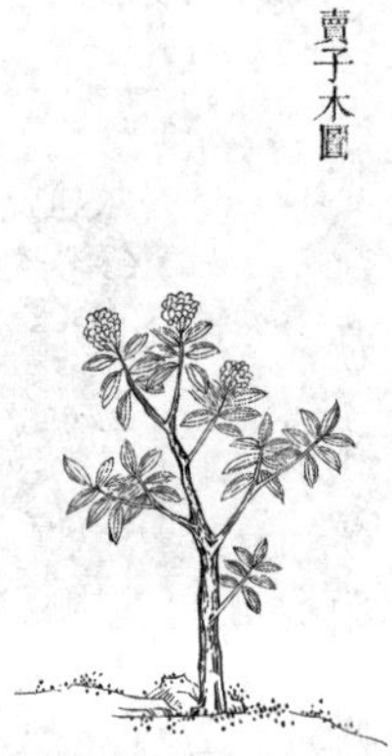

图7 《古今图书集成·草木典》卖子木图

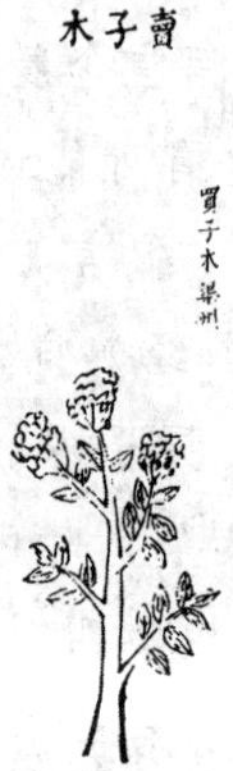

图8 金陵本《本草纲目》卖子木图

三、理化特征和生物活性

一般而言，本草描述矿物药的理化特征，稳定而易解释，弄清名实也相对容易。比如《本草经集注》鉴定硝石，提到"强烧之，紫青烟起，仍成灰，不停沸如朴硝，云是真硝石也"。所言"紫青烟"是鉴别钾盐的焰色反应，"不停沸"则是硝酸盐灼烧引起的爆裂，所以这种硝石的主要成分当为硝酸钾。至于《本草经》说石胆"能化铁为铜成金银"，空青条说"能化铜铁铅锡作金"，曾青条说"能化金铜"，这些"青"肯定是铜盐，可以通过置换反应获得单质铜。

矾石条《名医别录》提到“能使铁为铜”，陶弘景注释说：“其黄黑者名鸡屎矾，不入药，惟堪镀作以合熟铜，投苦酒中，涂铁皆作铜色；外虽铜色，内质不变。”此所描述的即是“水法炼铜”，利用置换反应提取单质铜。如此，这种所谓的“鸡屎矾”应该是硫酸铜矿。但《本草经》没有矾石化铁的说法，则可能别是一物。据《金匮要略》硝石矾石散云：“硝石、矾石等分，右二味为散，以大麦粥汁和服方寸匕，日三服。病随大小便去，小便正黄，大便正黑，是时候也。”处方用了较大剂量的矾石，出现“大便正黑”的效果，如果不是消化道出血的话，这种矾石更像是主要成分为硫酸亚铁的皂矾。

相对来说，有关生物活性的描述往往被研究者忽略。比如苦菜，《诗经·谷风》：“谁谓荼苦，其甘如荠。”《毛传》：“荼，苦菜也。”《尔雅·释草》同，郭璞注：“诗曰谁谓荼苦，苦菜可食。”邢昺疏：“此味苦可食之菜，一名荼，一名苦菜。本草一名荼草，一名选，一名游冬。案，《易纬通卦验玄图》云：苦菜生于寒秋，经冬历春乃成。《月令》孟夏苦菜秀是也。叶似苦苣而细，断之有白汁，花黄似菊，堪食，但苦耳。”注释家的意见基本一致，《诗经》中这种叫“荼”的苦菜，应该是菊科苦荬菜属（Ixeris）或苦苣菜属（Sonchus）植物。《本草经》也收录苦菜，并记别名荼草，正与《尔雅》“荼，苦菜”相合，将其视为《诗经》所咏的菊科苦菜，似乎没有特别大的疑问。但陶弘景注意到《本草经》言苦菜的功效，其中有久服“聪察少卧”一项，于是推测这种苦菜应该是茗荼，即山茶科植物茶 *Camellia sinensis*，《本草经集注》说：“疑此即是今茗。茗一名荼，又令人不眠，亦凌冬不凋，而嫌其止生益州。”《本草经》苦菜究竟是菊科植物，还是山茶科的茗荼，见仁见智，但陶弘景通过经文所描述苦菜的中枢兴奋作用来推断物种，应属开创之举。

现代药理学研究成果更可以为名实研究提供佐证。比如《本草经》载茵陈蒿，用来治疗“黄疸，通身发黄”，《伤寒论》茵陈蒿汤治疗“一身面目俱黄”。陶弘景注：“今处处有，似蓬蒿而叶紧细，茎冬不死，春又生。惟入疗黄疸用。”结合药理学和资源学研究，这种茵陈蒿当是菊科蒿属（Artemisia）的某一类含有茵陈香豆素等利胆成分的植物，如今用之茵陈蒿 *Artemisia capillaris* 正满足此条件，应该一直是药用主流。

与形态特征记载一样，一些关键性的活性描述，也可以作为品种考订的重要证据。如《本草经》杏核人今名杏仁，以杏的种子入药。但古代作为水果的“杏”，对应物种很多，本草中的形态记载和图例不足以解决此问题。

但《本草经》杏核人列下品，标注有毒，后世本草也特别强调其毒性，如《名医别录》说："其两人者杀人，可以毒狗。"由此判断古代使用的主流品种应该是氰苷含量较高的山杏*Prunus armeniaca var. ansu*一类。

本草形容药物的泻下作用有"推陈致新"一词，后世成语"推陈出新"即滥觞于此。《本草经》茈胡、大黄，《名医别录》芒消、朴消、前胡等条都提到"推陈致新"。以其中的大黄为例，《本草经》以来历代医方本草对大黄泻下作用的强调，可以毫无疑问地肯定此种大黄是蓼科大黄属（Rheum）掌叶组植物，所含结合型蒽醌口服后具有接触性泻下作用。至于早期药用大黄的具体来源，难于确指，但根据产地分析，今用三种正品大黄如掌叶大黄*Rheum palmatum*、唐古特大黄*Rheum tanguticum*、药用大黄*Rheum officinale*应该包括在内。不仅如此，《新修本草》提到："（大黄）叶子茎并似羊蹄，但粗长而厚，其根细者，亦似宿羊蹄，大者乃如碗，长二尺。作时烧石使热，横寸截，著石上爆之，一日微燥，乃绳穿眼之，至干为佳。幽、并已北渐细，气力不如蜀中者。今出宕州，凉州、西羌、蜀地皆有。其茎味酸，堪生啖，亦以解热，多食不利人。"按，羊蹄为蓼科酸模属植物*Rumex japonicus*，叶形与今三种正品大黄差别甚大，尤其文中提到一种产于幽并（今河北、山西），而且"茎味酸，堪生啖，亦以解热，多食不利人"的大黄，恐怕是波叶组结合型蒽醌含量甚低的华北大黄*Rheum franzenbachii*或河套大黄*Rheum hotaoense*，甚至有可能就是酸模属（Rumex）植物被苏敬误认。

如果肯定本草中"推陈致新"是指泻下作用，那《本草经》茈胡和《名医别录》前胡功效中的"推陈致新"就变得非常奇怪。陶弘景说柴胡"今出近道，状如前胡而强"，而今用柴胡为伞形科柴胡属（Bupleurum）植物，前胡为伞形科前胡属（Peucedanum）植物，植物形态既不相似，也都没有泻下作用。此则暗示古代之柴胡、前胡品种与今天不一致。其实，柴胡功效古今不一致，寇宗奭在《本草衍义》中已含蓄地提出疑问："茈胡，本经并无一字治劳，今人治劳方中，鲜有不用者。"具体品种问题值得进一步研究。

四、实物证据

实物证据中很重要的一项是资源调查，近百年来，经几代生药学家不懈努力，基本完成绝大多数中药品种的物种、分布、贮量、加工，以及药材假冒伪劣等情况的调研，成果丰硕，现有调研资料足以为多数药物的名实考证提供参考。

以争议甚大的“上党人参”为例。《说文》云：“蓡，人蓡，药草，出上党。”《本草经》也说人参“生上党山谷”。汉代上党郡所出的这种“人参”，究竟是五加科人参属植物人参*Panax ginseng*，抑或根本就是桔梗科党参属（Codonopsis）的物种，各家看法不一，较多的研究者将上党人参确定为五加科人参，而把此植物在山西绝迹的原因归咎于盲目采挖和生态破坏导致的物候变迁。但研究者有意无意之间回避了一个关键问题，人参在自然状态下对环境要求极其苛刻，除人工可能干预的诸如海拔、光照、降水等因素外，每年在低温环境中为期半年的休眠是其正常生长所不可缺少的，而这正是今天的山西或古代的晋地所不具备者。

宋代紫团山有“参园”，据乾隆四十五年刊《山西志辑要》卷3潞安府壶关县古迹条云：“参园，即南极园，在紫团山。石间生参似人形，一名人御，一名神草。旧传有服参飞仙者，本草亦名紫团参为上。”毕竟北宋距今才千年，山西地区物候变化不大，何以今天不能恢复“紫团山人参”的人工种植。通过名实考订，宋代盛称的“紫团参”其实是蓼科拳参*Polygonum bistorta*，并非五加科人参。由此上推汉代的上党人参，恐怕是桔梗科的党参*Codonopsis pilosula*，与辽东出产的人参*Panax ginseng*为同名异物。

又如玄参，名实变化不大，一直以玄参科玄参属（Scrophularia）植物为药用主流。但陶弘景对玄参的描述颇令人困惑，《本草经集注》云：“今出近道，处处有。茎似人参而长大，根甚黑，亦微香，道家时用，亦以合香。”玄参科的植物与五加科人参全无相似之处，故《新修本草》批评说：“玄参根苗并臭，茎亦不似人参，陶云道家亦以合香，未见其理也。”但究竟是陶弘景时代药用玄参另有其物，还是别有原因呢？据1990年代新修《茅山志》，句容茅山地区自然生长的玄参蕴藏量在100~2500 kg之间[1]，此能证明茅山确有玄参科的玄参植物分布，故陶弘景说“今出近道，处处有”，应该合理。至于陶说玄参“茎似人参”，事实当然不是如此，森立之在《本草经考注》中的解释最有道理：“依此语考之，则亦陶不目击真人参之一证也。”意即陶弘景因未见过五加科人参原植物而误说，非玄参果然似人参也。由此再看《本草经集注》人参条说：“人参生一茎直上，四五叶相对生，花紫色。高丽人作《人参赞》曰：三桠五叶，背阳向阴。欲来求我，椵树相寻。”尽

[1] 见茅山志编纂委员会编，《茅山志》，方志出版社，2000年，第316页。

管陶弘景描述的是五加科人参*Panax ginseng*，而他心中构建的人参图像，一定是错谬的。

各种原因留存下来的药物标本也是重要的实物证据，最为大宗者为日本奈良正仓院[1]中的近百件药物。正仓院药物有研究专著[2]，药名与实物对应，是唐代药用品种的实录。北京故宫太医院药房，目前只剩细料贵重药，本身仍有深入研究价值；标注有药名的药橱、药囊内少许药渣，或许还有可能利用现代技术确定基源品种，这其实是明清正品药物的重要标本。除此之外，明清耶稣会士当年作为标本带走的药物，尚有一部分保存在教廷或一些博物馆，全面调查整理，也能获得明清药物品种信息。

出土文物也是实物证据之一。出土的动、植、矿物标本不在少数，但能够满足名实具足条件者其实不多。比如长沙马王堆一号汉墓曾出土一批中药，至今尚可辨认的药物有辛夷、佩兰、茅香、花椒、桂皮、杜衡等10余种，绝大部分是芳香类药物，但这些实物是否就一定对应“辛夷”“兰茝”等名称，则难断言。

五、结语：证据整合

研究药物古今名实，需要整合各种证据共为证明，在不同案例中，药名、形态描述、生物活性、实物证据权重不一，形成结论时，尽可能调和各种矛盾。兹以《本草经》滑石为例，略作阐释。

滑石应该是以质地滑腻得名，如《范子计然》云：“滑石白滑者善。”但这一名称并不具有排他性，故存在同名异物现象。现代矿物学也将滑石分软硬两种，硬滑石即矿物学之滑石（talc），为单斜晶系或斜方晶系的硅酸盐矿物，分子式为$Mg_3(Si_4O_{10})(OH)_2$。《本草经集注》形容滑石：“初取软如泥，久渐坚强，人多以作冢中明器物。”滑石硬度虽低，但并不呈泥状，这种“初取软如泥”的滑石，其实是黏土质滑石，或称为“软滑石”，化学组成大致是$Al_2O_3 \cdot 2SiO_2 \cdot 2H_2O$。日本正仓院藏有唐代滑石标本，经化学分析证实也是软滑石。

但《本草经》时代的滑石则未必是软滑石。从功效上看，《本草经》谓

[1] 公元756年日本光明皇太后将圣武天皇的遗物700余件献给东大寺卢舍那佛，按《种种药账》记载共有60种药物，账外还有20余种。

[2] 见朝比奈泰彦监修，《正仓院药物》，[日]植物文献刊行会，1955年。

滑石“荡胃中积聚寒热”,《名医别录》云其“去留结,令人利中”,这些论述显然都是指其泻下作用而言。软滑石的组成为氧化铝和二氧化硅,生物活性类似于蒙脱石(montmorillonite),对消化道内的病毒、细菌及其产生的毒素、气体有固定和抑制作用,故能止泻;而硬滑石中含有氧化镁,临床上氧化镁常用作抑酸剂,口服后中和胃酸生成氯化镁,可产生盐类的缓泻作用。显然,要达到“令人利中”的效果,只能是硬滑石,而非软滑石。

除此之外,还有一项辅助证据。陶弘景提到滑石可以“作冢中明器物”,即用来制作殉葬的冥器,在湖南、广西汉代墓葬中出土大量滑石器[1],如鼎、壶等仿青铜礼器,璧、圭等仿玉器,和官私印章等,正与陶说相吻合。但这些冥器皆用硬滑石雕琢,并不如陶弘景所言用“初取软如泥,久渐坚强”的软滑石制作,这可能是陶弘景所处时代较晚,信息不全所致。故可以认为,这些制作冥器的石料,在汉代就被叫作“滑石”,也正是《本草经》记载的“滑石”。

---

[1] 见杨文衡:中国古代对滑石的认识和利用,自然科学史研究,1992(4):188。

目录

第一讲
赤箭·天麻·五母麻·天麻草

赤箭载于《本草经》,《开宝本草》又别出天麻条，赤箭与天麻的关系从此纠结不清。受官修本草的影响，“天麻”渐渐取代“赤箭”成为兰科植物天麻*Gastrodia elata*的通用名，“赤箭”一名则隐晦不彰。《本草纲目》将赤箭、天麻合并为一，实属明智之举，但混淆发生的来龙去脉，尚有澄清之必要。

一、《本草经》赤箭之名实

赤箭载于《本草经》草部上品，经文说：

赤箭，味辛，温。主杀鬼精物，蛊毒恶气，久服益气力，长阴，肥健，轻身、增年。一名离母、一名鬼督邮。生陈仓川谷。[1]

《本草经》没有植物形态描述,《吴普本草》以鬼督邮为名，有云：“一名神草、一名阎狗。或生太山，或少室。茎如箭，赤，无叶，根如芋子。三月、四月、八月采根，日干。治痈肿。”[2]《本草经集注》围绕赤箭名称和别名“鬼督邮”进一步阐释说：

按此草亦是芝类，云茎赤如箭杆，叶生其端，根如人足，又云如芋，有十二子为卫，有风不动，无风自摇，如此亦非俗所见。而徐长卿亦名鬼督邮，又复有鬼箭，茎有羽，其疗并相似，而益人乖异，恐并非此赤箭。

[1] 本书所引《本草经》文，主要取自晦明轩本《政和证类本草》白字，并参酌诸家《本草经》辑本的意见。药物产地项属于《本草经》文，作者有专门论述。参见王家葵：《神农本草经》郡县考，《中医药学报》，1989（5）。

[2] 见《太平御览》卷991引《吴氏本草》。

陶弘景的说法其实出自《抱朴子内篇·仙药》，葛洪说：

草芝有独摇芝，无风自动。其茎大如手指，赤如丹，素叶似苋，其根有大魁如斗，有细者如鸡子十二枚，周绕大根之四方，如十二辰也，相去丈许，皆有细根如白发以相连。生高山深谷之上，其所生左右无草。得其大魁末服之，尽则得千岁，服其细者一枚百岁，可以分他人也。怀其大根即隐形，欲见则左转而出之。

《新修本草》的描述更加详细：

此芝类，茎似箭杆，赤色，端有花、叶，远看如箭有羽。根皮肉汁与天门冬同，惟无心脉。去根五六寸，有十余子卫，似芋。其实似苦楝子，核作五六棱，中肉如面，日暴则枯萎也。得根即生啖之，无干服法也。

从《吴普本草》以来的描述基本指向同一种植物，应该没有其他物种混淆其中。再结合《本草图经》两幅赤箭图例（图1-1），足以确定赤箭就是兰科植物天麻*Gastrodia elata*。这是一种与蜜环菌共生的腐生草本植物，其块茎肥厚肉质可供食用，遂被神仙家归为芝草类，并附会若干神奇功效。

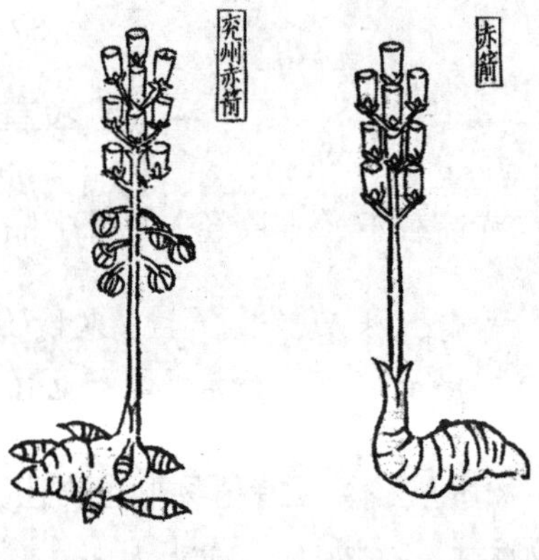

图1-1　晦明轩本《政和证类本草》赤箭图

比照天麻*Gastrodia elata*的生态特征，文献所述赤箭的各种神奇之处，大都可以获得解释。赤箭一名离母，《本草纲目》释名说："离母、合离，以根异而名。"按，天麻根状茎肥厚肉质，块茎状，椭圆形至近哑铃形，此即《抱朴子内篇》所谓"下根如芋魁"者；言"游子十二枚"，应是块茎周围发出侧芽长成的米麻；至于说游子与大魁"以气相属"，或许是形容蜜环菌菌丝体。

二、《开宝本草》新列天麻条

宋初《开宝本草》未对赤箭发表意见，似乎是不识其物，于是另立天麻条，其注释云：

叶如芍药而小，当中抽一茎，直上如箭秆。茎端结实，状若续随子。至叶枯时，子黄熟。其根连一二十枚，犹如天门冬之类。形如黄瓜，亦如芦菔，大小不定。彼人多生啖，或蒸煮食之。今多用郓州者佳。

除了对叶的描述有些奇怪外，对植株、果实和根状茎的描述，都符合兰科天麻*Gastrodia elata*的特征。不仅如此，马志其实了解新增的天麻与《本草经》赤箭存在关联性，故《开宝本草·序》云："天麻根解似赤箭，今又全异，去非取是，特立新条。"马志说天麻根与赤箭"全异"之处，乃在功效，《开宝本草》说：

天麻，味辛，平，无毒。主诸风湿痹，四肢拘挛，小儿风痫惊气，利腰膝，强筋力。久服益气，轻身长年。生郓州、利州、太山、崂山诸山。五月采根，暴干。

果然与《本草经》所记赤箭的补益养生作用毫不相关。还需注意的是，马志是道士，在道经《太上灵宝五符序》卷中里，赤箭的功效更加神奇：

赤箭一名离母，一名鬼督邮，一名神草，一名独摇，一名当苦，一名胜子，一名鬼箭。生陈苍、生少室，生上洛尧流山、太山之阳，或诸名山之南，生南阳诸溪涧，或生谷中阴处。一茎生有节叶，其巅如竹叶，有风不摇。常以三月采取，尽其根无所去，捣绞取其汁，停置器中曝干，其滓干，复纳汁曝干，治服方寸匕，后食，令人不老。十日知效，三十日气大至，百日以上身轻，耳目聪明，一年齿发更生。其茎赤，如弓箭，根似人足跗有指处，但无爪也。其子似小羊儿。一曰根如芋魁，其子似芋子，居其傍不与相连，多者十余枚，朝居母西，暮居母东，日中居母下，尽取之。中央有王，大如指，小者如环之十二枚，四边各三，是其卫也。取之，先斋戒百日，以酒脯醮其母，于日下乃取之。裹以丹囊，盛常置左腋下。其王名六甲父母，隐五百人卫，子能隐一人卫。此药母至死丧生乳者家，药神即去矣。一曰叶如母指大，指有四赤羽上下竟。冬夏生，采无时，主治恶鬼精物，蛊毒恶气，中寒热臃肿，起阴益气，肥健轻身，久服延年。其味苦。

马志可能是不愿意相信习见物种[1]天麻就是神奇药草赤箭，于是才“去非取是，特立新条”。后来修《嘉祐本草》，掌禹锡也只在赤箭条增引《药性论》“赤箭无毒”四字。与《嘉祐本草》配套的《本草图经》虽有长篇文字，多数都是摘引前代记载，字里行间颇能看出官方对赤箭的态度。

苏颂明确说赤箭“今江湖间亦有之，然不中药用”，更表示“今山中虽时复有之，而人莫能识其真，医家绝无用者”，言下之意，对各地收买采送的赤箭持怀疑态度。针对赤箭的各种神奇之处，认为“祥异之物，非世常有，但附其说于此耳”，大有存而不论之意。《嘉祐本草》则在天麻条说：“茎似箭秆，赤色，故茎名赤箭也。”此意味着掌禹锡在一定程度上也认可天麻与赤箭为一物。再看《本草图经》对天麻的描述：

天麻生郓州、利州、泰山、崂山诸山，今京东、京西、湖南、淮南州郡亦有之。春生苗，初出若芍药，独抽一茎直上，高三二尺，如箭秆状，青赤色，故名赤箭脂。茎中空，依半以上，贴茎微有尖小叶。梢头生成穗，开花，结子如豆粒大。其子至夏不落，却透虚入茎中，潜生土内。其根形如黄瓜，连生一二十枚，大者有重半斤或五六两。其皮黄白色，名白龙皮，肉名天麻。二月、三月、五月、八月内采。初取得，乘润刮去皮，沸汤略煮过，暴干收之。嵩山、衡山人或取生者蜜煎作果食之，甚珍。

这当然就是兰科植物天麻*Gastrodia elata*，其图所绘的邵州天麻（图1–2）也是此物。对此陈承《重广补注神农本草并图经》天麻条说得分明：“今就此考之，尤为分明。详此《图经》之状，即赤箭苗之未长大者。二说前后自不同，则所为紫花者[2]，又不知是何物也。”

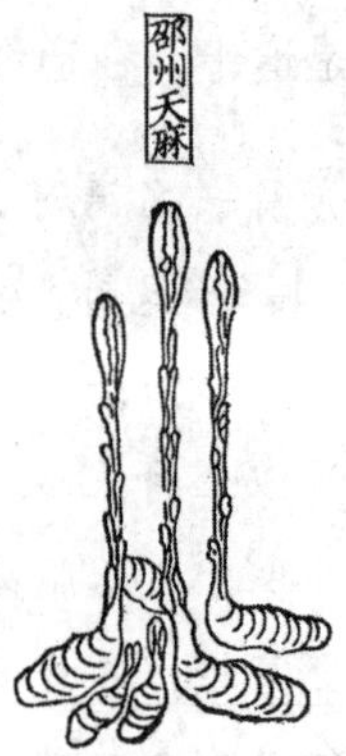

图1–2　晦明轩本《政和证类本草》邵州天麻图

[1]《嘉祐本草》天麻条说：“今处处有之，时人多用焉。”可见当时天麻为常见物种。

[2] 陈承所言“紫花者”，指《嘉祐本草》引陈藏器说天麻“似马鞭草，节节生紫花，花中有子，如青葙子”。

三、后人对赤箭与天麻关系的辨析

因为《本草经集注》以来本草书“滚雪球”式的编辑特征，再加上“疏不破注、注不驳经”的传统著作习惯，《嘉祐本草》《本草图经》两部官修本草的作者或许已经隐约知道《开宝本草》天麻条处理失当，却不加以纠正，于是异说纷呈。沈括[1]最先发现问题，《梦溪笔谈·药议》说：

赤箭，即今之天麻也。后人既误出天麻一条，遂指赤箭别为一物。既无此物，不得已又取天麻苗为之，兹为不然。本草明称“采根阴干”，安得以苗为之？草药上品，除五芝之外，赤箭为第一。此神仙补理养生上药，世人惑于天麻之说，遂止用之治风，良可惜哉。或以谓其茎如箭，既言赤箭，疑当用茎，此尤不然。至如鸢尾、牛膝之类，皆谓茎叶有所似，用则用根耳，何足疑哉。

寇宗奭稍晚于沈括，他虽赞同赤箭、天麻为一物，却主张赤箭用地上部分，天麻为地下部分，而此正是沈括所批评者。《本草衍义》云：“赤箭，天麻苗也，然与天麻治疗不同，故后人分之为二。经中言八月采根暴干，故知此即苗也。”

陈承折中两说，赤箭条说：

谨按，今医家见用天麻，即是此赤箭根。今《补注》与《图经》所载，乃别是一物，中品之下又出天麻一目，注云出郓州。考今之所出，赤箭根苗，乃自齐郓而来者为上。今翰林沈公括最为博识，尝解此。一说云，古方用天麻者不用赤箭，用赤箭者即无天麻，方中诸药皆同，而唯此名或别，即是天麻、赤箭本为一物，并合用根也。今中品之下，所别出天麻一目，乃与此赤箭所说，都不相干，即明别是一物尔。然中品之下所为天麻者，世所未尝见用，今就此赤箭根为天麻，则与今所用不相违。然赤箭则言苗，用之有自表入里之功；天麻则言根，用之有自内达外之理。根则抽苗径直而上，苗则结子成熟而落，返从秆中而下，至土而生，似此粗可识其外内主治之理。

《本草纲目》虽然了解“天麻即赤箭之根，《开宝本草》重出一条”，于是合并为一，但集解项引汪机的意见仍说：“赤箭、天麻一物也，经分为二，

[1] 沈辽（1032—1085）是沈括（1031—1095）的从侄，他有一首《谢履道天麻》，开篇四句说：“仙客饵赤箭，其根乃天麻，延年不复老，飞身混烟霞。”见解也与沈括相同。

以根与苗主治不同也。产不同地者，各有所宜也。”其实是没有真正了解马志分条与致误的缘由。

四、天麻治风功效的来历

从《开宝本草》对天麻的描述来看，仍然指向兰科天麻*Gastrodia elata*，但所记天麻功效又与前代本草赤箭大相径庭，功效中“疗风”作用尤其为赤箭所不具有。按，天麻虽系《开宝本草》增附，但《名医别录》有名未用“五母麻”条中已出现天麻之名，《名医别录》云：

五母麻，味苦，有毒。主痿痹不便，下痢。一名鹿麻、一名归泽麻、一名天麻、一名若一草，生田野，五月采。

五母麻“主痿痹不便”，正与《开宝本草》天麻“主诸风湿痹”一致。

尤其有意思的是，唐代文献中“赤箭”与“天麻”之名皆有使用，但凡称“赤箭”者必与补益功用有关，符合《本草经》“久服益气力，长阴肥健，轻身增年”功效。如《酉阳杂俎》前集卷2记武攸绪升仙，“服赤箭伏苓”。又《淳化阁帖》卷4刻柳公权赤箭帖云：“傥有赤箭，时寄及三五两，以扶衰病，便是厚惠。”又有白居易《斋居》诗句：“黄蓍数匙粥，赤箭一瓯汤。”此外，《资治通鉴》卷210太平公主“与宫人元氏谋，于赤箭粉中置毒进于上。”以上所称“赤箭”为天麻*Gastrodia elata*当无问题。

至于“天麻”，《嘉祐本草》天麻条下引陈藏器《本草拾遗》说：

天麻，寒，主热毒痈肿，捣茎叶傅之，亦取子作饮，去热气。生平泽，似马鞭草，节节生紫花，花中有子，如青葙子。

同样的描述亦见于《备急千金要方》卷23的天麻草汤：

天麻草切五升，以水一斗半，煮取一斗，随寒热分洗乳，以杀痒也。此草叶如麻，冬生，夏着花，赤如鼠尾花也。

《外台秘要》卷34引《集验方》同。陈藏器与孙思邈所说的“天麻”或“天麻草”应该同是一物，大约为唇形科益母草*Leonurus japonicus*一类[1]，这

[1] 参见黄斌：《集验方》“天麻草”的考证，中药材，1989（6）。

或许就是《名医别录》的"五母麻"。《雷公炮炙论》还提到一种"御风草"与天麻相似："勿用御风草，缘与天麻相似，只是叶茎不同，其御风草根、茎、斑叶皆白有青点。使御风草根，勿使天麻。二件若同用，即令人有肠结之患。"至少从名称看，"疗风"是主要功效。

此外，《说郛》卷106收有相马治马病的《王良百一歌》，其中一首说："是药皆治病，唯风却要蛇。防风并半夏，最急是天麻。"诗中的天麻，应该也是五母麻、天麻草一类。

但唐代确实也有将赤箭称为"天麻"者，《嘉祐本草》天麻条引《药性论》云："赤箭脂一名天麻，又名定风草。"鉴于唐代"天麻"一词确实存在同名异物的情况，由此怀疑宋初《开宝本草》的作者误将唇形科"天麻"与兰科"赤箭"混淆为一，《开宝本草》天麻条功效部分主要采自唇形科"天麻"，而植物描述则取材于兰科"赤箭"。

从此以后，本来以补养为主要功效的赤箭，遂被赋予疗风的功效，甚至一度出现地上部分（赤箭）补益，地下部分（天麻）疗风的意见。宋代以后，天麻疗风的作用更加夸大，《本草纲目》为集大成之作，发明项乃竭力阐释疗风之效。先引李杲的意见云："肝虚不足者，宜天麻、芎䓖以补之。其用有四：疗大人风热头痛，小儿风痫惊悸，诸风麻痹不仁，风热语言不遂。"然后李时珍总结说：

> 天麻乃肝经气分之药。《素问》云：诸风掉眩，皆属于木。故天麻入厥阴之经而治诸病。按罗天益云：眼黑头旋，风虚内作，非天麻不能治。天麻乃定风草，故为治风之神药。今有久服天麻药，遍身发出红丹者，是其祛风之验也。

《本草纲目》的意见于是成为定论，对后世极大。现代《中药学》将天麻归类为平肝息风药，总结功效为"息风止痉，平抑肝阳，祛风通络"，几乎不谈其补养作用。

五、赤箭与天麻的图例

《本草图经》绘有赤箭图和兖州赤箭图，同时又有邵州天麻图，如前所论，所描绘的都是兰科天麻 *Gastrodia elata*。有意思的是，苏颂在赤箭条坦承"州郡亦无图上"，既然如此，保存于《证类本草》中的这两幅赤箭图例，更可能是《新修本草》或《蜀本草》图经中插图之孑遗。不管这两幅赤箭图的作者为何人，其一定见过真实物种，而非向壁虚构者。

与宋代的情况不同，明清的本草家恐怕少有见识过天麻原植物者，《本草品汇精要》的三幅图例皆剽掠于《证类本草》，因为是彩绘，两幅赤箭的花被特意涂成紫色（图1–3、图1–4），这显然是比照《本草拾遗》天麻“节节生紫花”的说法而来。

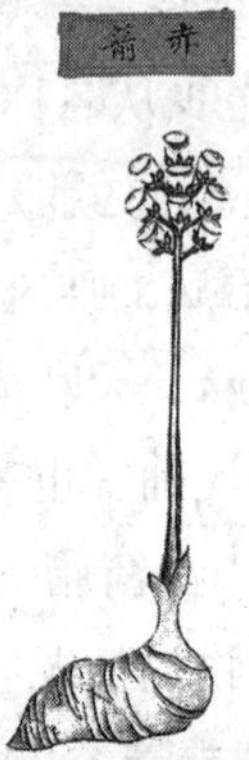

图1–3 《本草品汇精要》赤箭图

李时珍虽然正确地将赤箭与天麻合为一条，但所绘药图则十分荒谬。金陵本所绘（图1–5），应是将《证类本草》邵州天麻与兖州赤箭图像糅合而成，绘图者没有见过真实物种，画蛇添足地增加了基生叶和轮生的茎生叶。后出的江西本、钱蔚起本、张绍棠本对图像略加美化，并没有实质性改变。

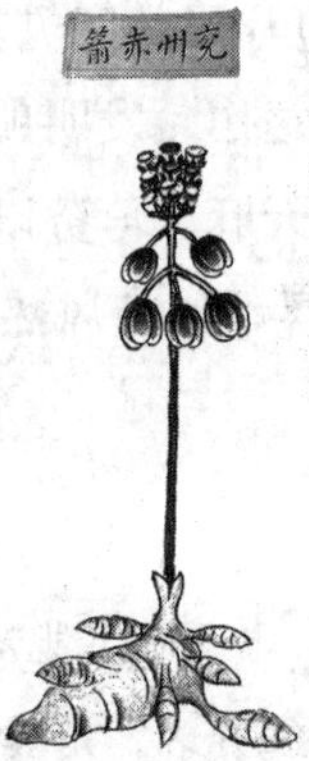

图1–4 《本草品汇精要》兖州赤箭图

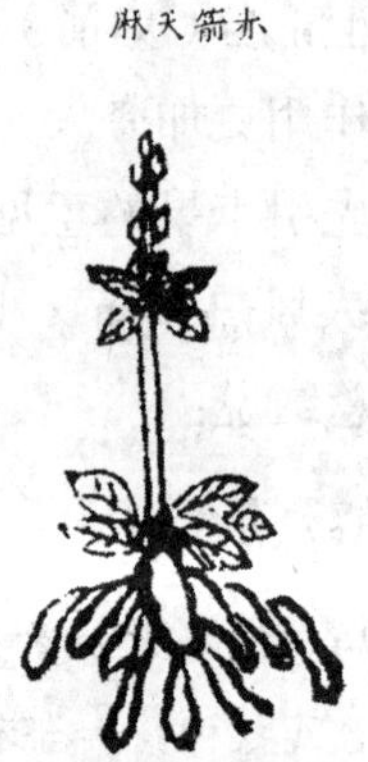

图1–5《本草纲目》金陵本赤箭天麻图

《本草纲目》图中的叶应该是以《开宝本草》所载“叶如芍药而小，当中抽一茎”为据绘制，但兰科天麻是腐生草本，叶鳞片状，膜质，与芍药毫无相似之处；《本草图经》乃将之修饰为“春生苗，初出若芍药”，这是形容天麻初生茎肉红色，近似于芍药的苗芽。事实上，即使用芍药苗芽来形容天麻也不太准确，推测《开宝本草》的撰写者并未见过天麻实物，根据药农呈报的材料，想当然地加以润色；《本草图经》的作者则了解实物，对《开宝本草》的失误稍加矫正。《本草纲目》的图绘者接受《开宝本草》的意见，乃比照芍药叶的形状，为天麻添上基生叶，这就是所谓“谬种流传”了。

第二讲 大黄·土大黄

大黄载于《本草经》，谓其“破癥瘕积聚，留饮宿食，荡涤肠胃，推陈致新”。其中“推陈致新”亦见于芒硝条，显然是形容泻下作用。在医方中大黄也作为重要的泻药，多用于积滞便秘之证，如《伤寒论》大承气汤，主治阳明腑实证，或杂病热结便秘者。

因为大黄作用峻猛，所以又有“将军”之号，据陶弘景解释：“此药至劲利，粗者便不中服，最为俗方所重，道家时用以去痰疾，非养性所需也。将军之号，当取其骏快也。”《本草正义》形容说：“迅速善走，直达下焦，深入血分，无坚不破，荡涤积垢，有犁庭扫穴之功。”大黄作用强烈，用之得当可收奇功，不当则有“伤正”之虑。史书载南北朝后期名医姚僧垣事迹两条，皆与使用大黄有关：

梁武帝尝因发热，欲服大黄。僧垣曰：“大黄乃是快药，然至尊年高，不宜轻用。”帝弗从，遂致危笃。

梁元帝尝有心腹疾，乃召诸医议治疗之方。咸谓至尊至贵，不可轻脱，宜用平药，可渐宣通。僧垣曰：“脉洪而实，此有宿食。非用大黄，必无差理。”梁元帝从之，进汤讫，果下宿食，因而疾愈。[1]

一、大黄的品种

大黄以根的颜色得名，《名医别录》《吴普本草》皆有别名“黄良”，《广雅》云：“黄良，大黄也。”《吴普本草》对大黄的植物形态有详细描述：“二月卷生，生黄赤叶，四四相当，黄茎，高三尺许，三月华黄，五月实黑。

[1] 见《周书·艺术列传·姚僧垣》。

三月采根，根有黄汁，切，阴干。”陶弘景谈到大黄药材谓“好者犹作紫地锦色”，再结合《本草经》以来历代医方本草对大黄泻下作用的强调，可以毫无疑问地肯定，这种大黄是蓼科大黄属（Rheum）掌叶组的植物，所含结合型蒽醌口服后具有接触性泻下作用。至于早期药用大黄的具体来源，难以确指，结合产地分析，今用主流品种如掌叶大黄*Rheum palmatum*、鸡爪大黄*Rheum tanguticum*及药用大黄*Rheum officinale*大致都包括在内。

值得注意者，《新修本草》对大黄植物形态的描述十分另类，苏敬说：“（大黄）叶子茎并似羊蹄，但粗长而厚，其根细者，亦似宿羊蹄，大者乃如碗，长二尺。作时烧石使热，横寸截，著石上爆之，一日微燥，乃绳穿眼之，至干为佳。幽、并已北渐细，气力不如蜀中者。今出宕州，凉州、西羌、蜀地皆有。其茎味酸，堪生啖，亦以解热，多食不利人。”按羊蹄为蓼科酸模属植物*Rumex japonicus*，叶形与今用三种正品大黄差别甚大，尤其文中提到一种产于幽并（今河北、山西广大地区），而且“茎味酸，堪生啖，亦以解热，多食不利人”的大黄，恐怕是波叶组的华北大黄*Rheum franzenbachii*或河套大黄*Rheum hotaoense*，甚至有可能就是酸模属植物而被苏敬误认，这些物种结合型蒽醌含量甚低，所以说“多食不利人”。检《水经注》卷13漯水注引《魏土地记》云：“代城东五十里有到剌山，山上有佳大黄也。”从产地看，可能也是这类大黄。

尽管苏敬的认识可能有误，但唐代所用大黄仍主要以能泻下的大黄属掌叶组植物为主，这可以《本草拾遗》的记载为证明：“大黄，用之当分别其力，若取和厚深沉能攻病者,可用蜀中似牛舌片紧硬者。若取泻泄骏快，推陈去热，当取河西锦文者。”不仅如此，日本正仓院所藏唐代大黄药材，经鉴定也是掌叶大黄或鸡爪大黄[1]。

此外，据《千金翼方》药出州土记载，河东道的隰州（今山西隰县）、陇右道的廓州（今青海贵德县）和剑南道的茂州（今四川茂县）三处产出大黄。从产地来看，陇右道廓州所出，可对应陈藏器言“河西锦文者”，泻下力较强；剑南道茂州所出，应是陈藏器言“蜀中似牛舌片者”，泻下作用相对温和；而河东道隰州所出，则可能即是苏敬所言如羊蹄的波叶组的华北大黄一类。

[1] 见朝比奈泰彦监修：《正仓院药物》，植物文献刊行会，1955年，第270页。

宋代大黄品种依然复杂，《本草图经》提到的大黄种类甚多，苏颂说："今蜀川、河东、陕西州郡皆有之，以蜀川锦纹者佳，其次秦陇来者，谓之土蕃大黄。正月内生青叶，似蓖麻，大者如扇，根如芋，大者如碗，长一二尺，傍生细根如牛蒡，小者亦如芋。四月开黄花，亦有青红似荞麦花者。茎青紫色，形如竹，二月八月采根，去黑皮，火干。又鼎州出一种羊蹄大黄，疗疥瘙甚效。初生苗叶如羊蹄，累年长大，即叶似商陆而狭尖，四月内于押条上出穗五七茎，相合，花叶同色，结实如荞麦而轻小，五月熟，即黄色，亦呼为金荞麦，三月采苗，五月收实并阴干，九月采根，破之亦有锦文，日干之，亦呼为土大黄。"文中叶似蓖麻而开黄花者，当为前面提到的蜀大黄，即药用大黄，而开青花似荞麦花者，则为掌叶大黄及鸡爪大黄。至于鼎州（今湖南常德）所出羊蹄大黄为酸模属植物。《木草图经》人黄插图（图2–1）[1]非常简略，只能简单判断为大黄属掌叶组植物，这应该是药用之主流。

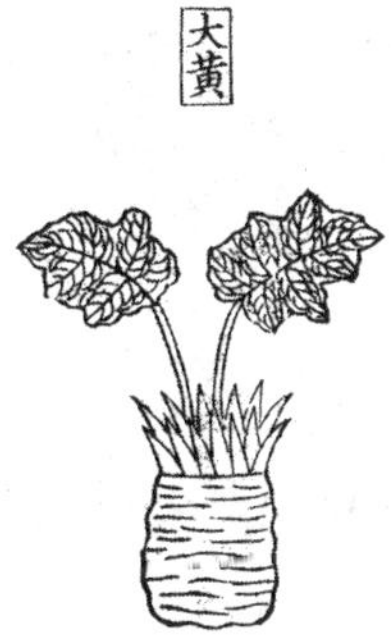

图2–1 晦明轩本《政和证类本草》大黄图

二、南北大黄

大黄在本草书中很早分为南北两种，优劣则说法不一。《吴普本草》云："或生蜀郡北部，或陇西。"颇疑生蜀郡北部者为今之南大黄，即药用大黄一类，而出陇西者为北大黄，以掌叶大黄、鸡爪大黄为主。

陶弘景认为："今采益州北部汶山及西山者，虽非河西、陇西，好者犹为紫地锦色，味甚苦涩，色至浓黑。西川阴干者胜；北部日干，亦有火干者，皮小焦不如而耐蛀堪久。"言下之意，四川所出大黄质优者勉强能与西北产者相当，暗示川产不及河西。盖当时南北分裂，益州属于南朝齐梁，河西、陇西则在北朝，彼土药物需"互市"交易获得，颇为珍罕，故陶弘景对河西大黄的情况也无具体了解，只是觉得本邦不及外来。

《新修本草》的意见正好相反，苏敬云："陶称蜀地者不及陇西，误

[1] 此图取自晦明轩本《政和证类本草》，题名"大黄"，图2–2取自刘甲本《大观证类本草》，构图基本一致，但图名标为"蜀州大黄"。

矣。”但苏敬的看法亦非绝对，如前引陈藏器的观点，两类大黄各有其用，但若以泻下作用来衡量，河西锦文者显然强于蜀中似牛舌片者。

宋代蜀川大黄地位也非常高，《大观本草》（图2-2）和《绍兴本草》的图注都直接写作“蜀州大黄”，与《本草图经》说“以蜀川锦纹者佳”相呼应。《益部方物略记》也说：“（大黄）蜀大山中多有之，尤为东方所贵。苗根皆长盈二尺，本草言之尤详。药市所见，大者治之为枕，紫地锦文。唐人以为产蜀者性和厚沉深，可以治病。形似牛舌紧致者善。”

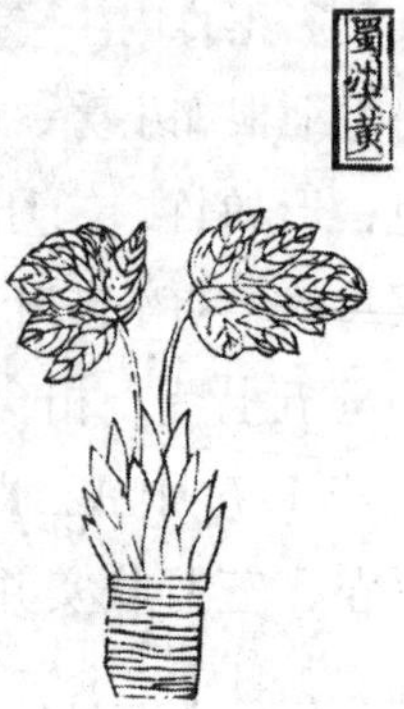

图2-2　刘甲本《大观证类本草》蜀州大黄图

有意思的是，《本草拾遗》与《益部方物略记》都说蜀大黄“和厚深沉”，结合《蜀本草》说“叶似蓖麻，根如大芋，傍生细根如牛蒡，小者亦似羊蹄”，《蜀本草·图经》“高六七尺，茎脆”，这一品种更接近结合型蒽醌含量稍低的药用大黄 *Rheum officinale*。

直到明清，关于南北大黄的优劣仍然分为两派，《本草蒙筌》云：“形同牛舌，产自蜀川，必得重实锦纹，勿用轻松朽黑。”《本草纲目》则说：“今人以庄浪出者为最，庄浪即古泾原、陇西地，与《别录》相合。”则以今甘肃庄浪所产大黄为最优。

从药理学角度来看，南北大黄其实是“效能”的差异，医家按需使用，即陈藏器所言：“若取和厚深沉能攻病者，可用蜀中似牛舌片紧硬者；若取泻泄骏快，推陈去热，当取河西锦文者。”晚来则不太纠结于产地之南北，而通过炮炙或调剂学处理来满足不同要求，欲峻泻则生品后下，虚人则酒炙先煎。

三、《履巉岩本草》之川大黄

《履巉岩本草》是南宋王介仿《本草图经》之例，图写临安（今浙江杭州）慈云岭一带可供药用的植物，并简单记录功效。卷中绘有川大黄（图2-3），谓：“性凉，有小毒。大医肿毒，不以多少，捣烂，敷贴患处。”

按，南宋仍以川产大黄为佳，如《宝庆本草折衷》说：“生川蜀即益蜀州者名川大黄，一名蜀大黄。”王介记录此植物的名称为“川大黄”[1]，“川”字竟成为药名的一部分，足见当时川产大黄之深入人心。但从图例来看，与蓼科大黄属植物全不类似，郑金生先生结合分布情况，将其考订为蓼科钝叶酸模*Rumex obtusifolius*，俗称土大黄[2]，其说可信。

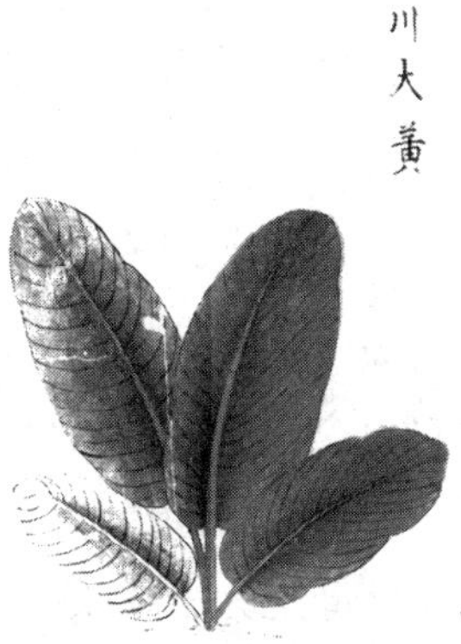

图2-3 《履巉岩本草》川大黄图

[1]《履巉岩本草》卷上还有“川芎苗”，也是以“川”作为药名的一部分。同时也佐证此处“川大黄”不是“山大黄”之类的传抄讹误。

[2] 见郑金生整理：《南宋珍稀本草三种》，人民卫生出版社，2006年，第36页。

第三讲 贝母·土贝母·川贝母·浙贝母

贝母载于《诗经》，雅名为“蝱”。《鄘风·载驰》：“陟彼阿丘，言采其蝱。”《毛传》云：“蝱，贝母也。”又专门说：“采其蝱者，将以疗疾。”《尔雅》《说文》都言“莔，贝母”，段玉裁注释说：“莔正字，蝱假借字也。”

按照《毛传》解释，采贝母是为了疗疾，这是贝母入药的最早记载。后世说诗者间亦取此意见，如《朱子集传》云：“蝱，贝母也。主疗郁结之疾。”本草家更循此加以发挥。陈承《重广神农本草并图经》云：“贝母能散心胸郁结之气，殊有功，则《诗》所谓言采其蝱者是也。盖作诗者，本以不得志而言之，今用以治心中气不快，多愁郁者，殊有功，信矣。”《本经逢原》云：“《墉风》言采其蝱，善解心胸郁结之气，故诗人以此寓焉。肺受心包火乘，因而生痰，或为邪热所干，喘嗽烦闷，非此莫治。”《夕庵读本草快编》亦云：“《诗》云言采其莔，盖作诗者本于心志抑郁，欲采此以解之。仲景独窥其意，治寒实结胸，外无热者，立白散及三物陷胸汤。成无己释之曰：辛散而苦泄，桔梗、贝母之苦辛用以下气而散聚是也。”

一、《本草经》的贝母品种

《本草经》贝母列中品，别名空草，《名医别录》补充药实、苦花、苦菜、商草、勤母诸名。别名“药实”，据《广雅·释草》“贝父，药实也”之言，古文“父”“母”可互用，如“母指”亦称“父指”，则“贝母”“贝父”实为一物。别名“商草”，孙星衍《本草经》辑本校订为“莔草”的讹写，其说合理；别名“空草”，莫枚士《神农本经校注》怀疑也是因“商草”或“莔草”致误，亦可备一家之说。总之，《本草经》贝母与《诗经》等所言“蝱”或“莔”应该同是一物。

贝母以根的特征得名，“贝”正形容其小根如聚贝状，此即陶弘景说：“形似聚贝子，故名贝母。”但其地上部分的形态特征古代却有两说，陆玑《毛诗草木鸟兽虫鱼疏》云：“蝱，今药草贝母也。其叶如栝楼而细小，其子在根下如芋子，正白，四方连累相着，有分解也。”按照陆玑所形容，这种贝母应该是一种攀援状草本植物，如葫芦科假贝母*Bolbostemma paniculatum*之类。茎基呈鳞茎状，肥厚肉质，乳白色，球形，干燥后表面淡红棕色或暗棕色，稍有凹凸不平，质坚硬，断面角质样，符合“贝子”的特征。而郭璞注《尔雅》则云：“根如小贝圆而白花，叶似韭。”其说略接近百合科植物。

《本草经》中的贝母究竟是何种植物，因经文无形态描述，只能作大致推测。从功效来看，《本草经》谓贝母“主伤寒烦热，淋沥，邪气，疝瘕，喉痹，乳难，金创，风痉”，其作用颇与今葫芦科假贝母“散结、消肿、解毒”相合。尤值得注意者，《本草经》只字未提今用百合科贝母的止咳祛痰作用。不仅如此，通检汉代其他方书，如《阜阳万物汉简》谓“贝母已寒热也”，《武威医简》治瘀血方用蝱，即贝母，《伤寒杂病论》两方用贝母，即治寒实结胸之白散方、治妊娠小便难之当归贝母苦参丸，使用皆与《本草经》所记贝母功效相合，未见用其止咳祛痰作用者。《本草经》又谓贝母“生晋地”，距古鄘地（今河南新乡）未远，且葫芦科假贝母在河南、山西皆有分布，故能被诗人咏叹，被本草家收录。《本草经》中的贝母是否一定如陆玑诗疏所言的为葫芦科假贝母，证据尚不充分，但其非今用之百合科贝母属植物则毫无疑问。

葫芦科这种贝母有继承性，宋代《本草图经》分别引用陆玑和郭璞的意见，总结说：“此有数种。《墉诗》‘言采其莔’，陆机[1]疏云：‘贝母也。其叶如栝楼而细小，其子在根下，如芋子，正白，四方连累相着，有分解。’今近道出者正类此。郭璞注《尔雅》云，‘白花，叶似韭’，此种罕复见之。”《本草图经》绘有三幅贝母图例（图3-1），其中图注为“贝母”者，即是葫芦科假贝母*Bolbostemma paniculatum*。北宋张载有一首咏贝母的诗云：“贝母阶前蔓百寻，双桐盘绕叶森森。刚强顾我蹉跎甚，时欲低

[1]《本草图经》引陆玑都作“陆机”，不一定是误字，故保持引文原状。

柔訾寸心。”显然也是指此种。可见，直到宋代，葫芦科假贝母也是贝母的来源之一。

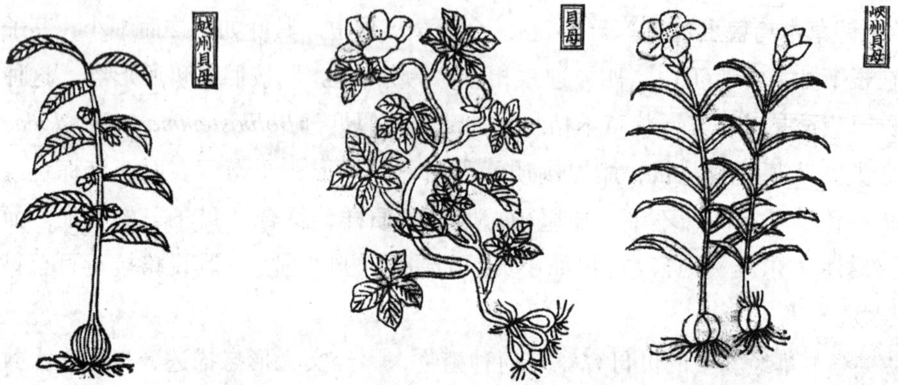

图3–1　晦明轩本《政和证类本草》贝母图

二、百合科贝母

从《名医别录》开始，贝母开始有主“咳嗽上气”的功效，郭璞注《尔雅》也提到“叶似韭”的特征。《新修本草》说：“此叶似大蒜，四月蒜熟时采良，若十月苗枯，根亦不佳也。”渐渐接近于百合科物种。

《本草图经》说贝母有多种，其中一种“根有瓣子，黄白色，如聚贝子，故名贝母；二月生苗，茎细青色，叶亦青，似荞麦，叶随苗出。七月开花碧绿色，形如鼓子花。八月采根，晒干”。此当是百合科荞麦叶大百合 *Cardiocrinum cathayanum*，或称荞麦叶贝母。而所绘三幅药图中的峡州贝母则可能就是贝母属物种[1]，从产地峡州（今湖北宜昌）来看，或许是湖北贝母 *Fritillaria hupehensis*。又绘有越州贝母，虽然产地在浙江，但图形显然不能与后来所称的“浙贝母”（*Fritillaria thunbergii*）相联系。

《本草品汇精要》《本草蒙筌》《本草纲目》贝母条皆无所发明，但《本草纲目》金陵本所绘贝母（图3–2）取材于《证类本草》峡州贝母药图中右

[1] 这种峡州贝母的历史可以上溯到唐代，《新修本草》云：“出润州、荆州、襄州者最佳，江南诸州亦有。”仔细研究唐宋文献，当时贝母产出地应该以荆襄为主，如《千金翼方·药出州土》提到襄州，《新唐书·地理志》言江陵府江陵郡土贡贝母，《太平寰宇记》载郢州、荆州出贝母，以上诸地皆在湖北，这应该是《证类补充》峡州（今湖北宜昌）贝母的渊源所在。

侧一株，经修饰后的造型更加接近贝母属植物[1]，这应该是明代贝母的主流，“川贝母”之名大约也在此前后出现。

张景岳《本草正》设立土贝母条，专门提到其“性味俱厚，较之川贝母，清降之功不啻数倍”。此后的医家则视川贝母之“淡”为优点，《本草汇言》有“川者味淡性优”之说，《本草崇原》云：“贝母川产者味甘淡，土产者味苦辛。”又：“根形象肺，色白味辛，生于西川，清补肺金之药也。”乃知贝母重川产开始于明代中后期，对应的物种应该包括今天作川贝入药的川贝母 *Fritillaria cirrhosa*、暗紫贝母 *Fritillaria unibracteata*、甘肃贝母 *Fritillaria przewalskii*、梭砂贝母 *Fritillaria delavayi* 等数种。

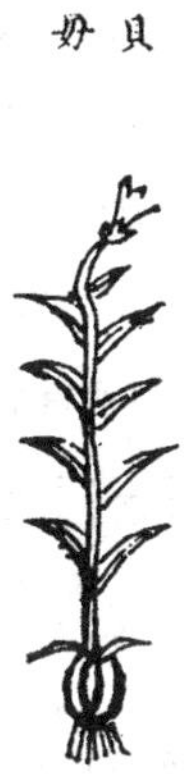

图 3–2 《本草纲目》金陵本贝母图

浙贝母的名称稍晚出，而且最初是以伪品或代用品面目出现。明万历四十五年（1617）刊行的《医学疑问》是太医院傅懋光与前来访学的朝鲜内医院教习御医崔顺立之间的对话，其中有一段关于贝母的问答：

> 问：“顷年贝母，自天朝贸去者，大如栗瓣，其色且黄，近古所未见之物也。其形则略似，而大小极不相类，欲详真假与否，切愿详知。”答曰：“贝母荆襄多生，因瓣如聚贝子，故人以贝母名。洁白轻松，形圆而如小算盘子者佳。迩来市家贸利，多采辽东或两浙产者，即所问大如栗而其色黄、坚硬，竟抵贝母以欺众目，本院不用。”

稍后《本草汇言》也有同样的看法，谓“江南诸州及浙江金华、象山亦有，但味苦恶，仅可于破血解毒药中用之”。该书并附有川贝母、南贝母、西贝母药材图（图3–3），从药材形状看，所绘川贝母应是松贝、炉贝一类，南贝母从产地推测有可能是浙贝母 *Fritillaria thunbergii*，至于西贝，或许是清代《本草纲目拾遗》所说：“出陕西者名西贝，又号大贝。”《增订伪药条辨》言：“又有一种伪货名西贝，其性不能润肺化痰，更相反也。”恐为百合

[1]《本草纲目药物彩色图鉴》说：“结合《本草纲目》（金陵版）附图，乃指以川产川贝母和暗紫贝母为主的贝母属植物。”结论不够严谨。

科胡莲*Huolirion Montana*之类。

最初贝母的川浙产地差异只代表内在质量的优劣，如《本草汇笺》云："历考诸本，贝母产地甚多而不及川，今人多尚川贝母。别有象山贝母，大如龙眼，诸本亦未见，而味加苦厚，无川产清和之气，然用之亦效，疡科更宜。"《本经逢原》云："川产者味甘最佳，西者味薄次之，象山者微苦又次之，一种大而苦者，仅能解毒。"《得配本草》云："川中平藩者味甘最佳，象山者味苦。"其后本草医家渐渐注意到几种贝母在功用上的差异，如《本草从新》云："川者最佳，圆正底平，开瓣味甘。象山贝母，体坚味苦，去时感风痰。土贝母，形大味苦，治外科证痰毒。"《本草求真》云："大者为土贝母，大苦大寒，（原注：如浙江贝母之类）清解之功居多。小者川贝母，味甘微寒，滋润胜于清解，不可不辨。川产开瓣者良。"从此以后，川贝母、浙贝母正式分化成两种药物。

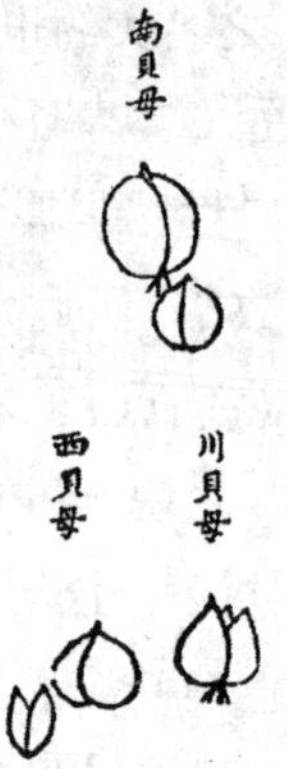

图 3–3 《本草汇言》贝母药材图

需要指出的是，川、浙贝母的历史渊源确实难以追溯到明代以前。明清以来浙贝母*Fritillaria thunbergii*的正宗产地为浙江象山（宁波），尚有南宋方志《宝庆四明志》存世，志中亦无出产贝母的记载。不仅如此，《证类本草》中所绘越州（今浙江绍兴）贝母，甚至不能确定为贝母属植物。因此无论川贝母或浙贝母，其药用历史只宜追溯到明代为止，此前即使有所记载，亦未必与今用品种相合。

三、关于"土贝母"

如前所引《医学疑问》，浙贝母其实是从劣次品逐渐上升，最初可能占用了"土贝母"之名。如《本草正》土贝母条说：

土贝母反乌头。味大苦，性寒。阴也，降也。乃手太阴、少阳，足阳明、厥阴之药。大治肺痈肺痿，咳喘，吐血衄血，最降痰气，善开郁结，止疼痛，消胀满，清肝火，明耳目，除时气烦热，黄疸淋闭，便血溺血，解热毒，杀诸虫，及疗喉痹瘰疬，乳痈发背，一切痈疡肿毒，湿热恶疮，痔漏金疮出血，火疮疼痛。为末可敷，煎汤可服。性味俱厚，较之川贝母清降之功不啻数倍。

虽无形态描述，但从功效看似乎就是后来的浙贝母。其后《得配本草》亦有土贝母条，依然含糊其词。至《本草纲目拾遗》乃单独列出浙贝条，并附录土贝母。浙贝别名土贝，赵学敏引《百草镜》云："浙贝出象山，俗呼象贝母。皮糙微苦，独颗无瓣，顶圆心斜。入药选圆白而小者佳。"又引叶闇斋云："宁波象山所出贝母，亦分为两瓣，味苦而不甜，其顶平而不尖，不能如川贝之象荷花蕊也。"这种象贝为浙贝母*Fritillaria thunbergii*无疑，而此处说川贝的特征"荷花蕊"与今人形容川贝药材"怀中抱月"一样，指小鳞茎紧裹于大鳞片之中，所露出的呈新月状部分。由此看来，川贝母、浙贝母的品种来源在清代中叶已基本稳定。至于引叶闇斋说："土人于象贝中拣出一二与川贝形似者，以水浸去苦味，晒干，充川贝卖，但川贝与象贝性各不同。"此言以象贝之小者冒充川贝，乃是经济利益所驱动，此风气明代已然，即前引《医学疑问》提到的"市家贸利，多采辽东或两浙产者"云云。

但《本草纲目拾遗》关于"土贝母"的论述依然含混，赵学敏云：

土贝母一名大贝，《百草镜》云：土贝形大如钱，独瓣不分，与川产迥别。各处皆产，有出安徽六安之安山者，有出江南宜兴之章注者，有出宁国府之孙家阜者，浙江惟宁波鄞县之樟村及象山有之。入药选白大而燥，皮细者良。又云：按贝母有甜苦之分，川象之别。《百草镜》云：出川者曰川贝，出象山者名象贝，绝大者名土贝。川产者味甘，间有微苦，总不似他产之一味苦而不甘者也。入药能补气利痰而不寒，虚人宜之。象贝一味苦寒，能化坚痰，性利可知。若土贝，功专化脓，解痈毒，性燥而不润。以象贝皆小，土贝独大，于川产者亦异，《纲目》不分著功用，或其时尚未有此种耳。

尽管多数关于贝母名实的考证都认为这段文字中的土贝母即是葫芦科假贝母*Bolbostemma paniculatum*[1]，但据《百草镜》说，"出象山者名象贝，绝大者名土贝"，似所言的土贝母就是浙贝母中个大者。且本条后文《外科全生》治疗乳痈，用紫河车草、浙贝各三钱，引赵贡栽也说："浙贝乃宁波土贝母也。"

据谢宗万先生《中药材品种论述》谓，葫芦科*Bolbostemma paniculatum*

[1] 见谢宗万著：《中药材品种论述》，上册，第二版，上海科技出版社，1990年，第400页。

别名有大贝母、藤贝母、假贝母，湖北巴东叫猪屎贝，利川叫垒贝，山东地区称土贝母，河北安国混称贝母。可见“土贝母”并非此物的主流药名，《中国植物志》将此种中文名确定为“假贝母”，把百合科Bolbostemma属称作“假贝母属”，乃是晚出的百合科贝母占用了“贝母”之名，令更早的葫芦科贝母物种，不得不冠“假”字以示区别[1]。

四、《植物名实图考》中的贝母

《植物名实图考》卷7贝母条征引各家意见之后，吴其濬云：

今有川贝、浙贝两种。按陆疏以为似栝楼叶而细小，郭注以为似韭叶，宋《图经》以为似荞麦叶，各说既不同，原图数种，亦不甚符。今川中图者一叶一茎，叶颇似荞麦叶。大理府点苍山生者，叶微似韭而开蓝花，正类马兰花，其根则无甚异，果同性耶？

所言“今川中图者”云云，当是吴其濬托人绘川贝母植物图，此事亦见于该书卷23半夏条，其略云：

半夏一茎三叶，诸书无异词，而原图一茎一叶，前尖后歧，乃似茨姑叶。余曾遣人绘川贝母图，正与此合，岂互相舛误耶？抑俗方只此一物而两用耶？二者皆与图说不相应，非书不备，则别一物。

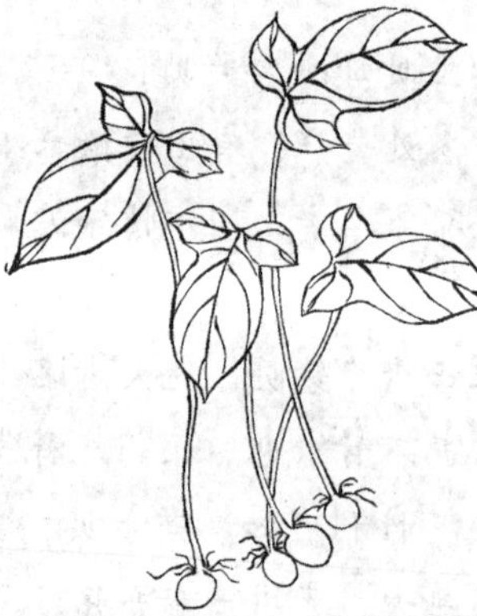

图3-4 《植物名实图考》贝母图

从《植物名实图考》贝母条图例（图3-4）来看，更像是天南星科植物半夏*Pinellia ternata*的幼苗，此吴其濬为人所欺殆，或当时川中确有以半夏冒充贝母者，不得而知。至于吴其濬提到点苍山所生的贝母，应该就是在大理苍山有自然分布的川贝母*Fritillaria cirrhosa*，但遗憾未绘图例[2]。

---

[1] *Bolbostemma paniculatum* 最早中文名为“土贝母”，后来将名称修订为“假贝母”，一定程度也是为了与古代文献中的“土贝母”划清界限。

[2] 吴其濬曾任云南巡抚署云贵总督，故《植物名实图考》对滇中植物解说图绘甚详，但此书在吴其濬去世以后才付版刻，可能有所遗漏。

第四讲
当归·草当归·杜当归·土当归

当归得名的确切缘由不详，医学家习惯用功效解释。陈承《重广补注神农本草并图经》说："气血昏乱者，服之即定，即使气血各有所归，则可以于产后备急，于补虚速效，恐圣人立当归之名，必因此出矣。"《本草纲目》释名进一步阐释："古人娶妻为嗣续也，当归调血为女人要药，有思夫之意，故有当归之名。正与唐诗'胡麻好种无人种，正是归时又不归'之旨相同。"皆过于迂曲，遂不可信。

《尔雅·释草》："薜，山蕲。"郭璞引《广雅》："山蕲，当归。"注说："今似蕲而粗大。"据《经典释文》言"蕲，古芹字"，《本草纲目》据此发挥，释名项李时珍说："蕲即古芹字。郭璞注云：当归也，似芹而粗大。许慎《说文》云：生山中者名薜，一名山蕲。然则当归芹类也，在平地者名芹，生山中粗大者名当归也。"王闿运《尔雅集解·释草》提出："凡言'山'皆香草，非分家野也。"[1]如此说来，山蕲大概率为伞形科的某种香草，如蘼芜、辟芷之类，是骚人咏叹起兴的香草之一。

至于当归名称的由来，或许就是字面意义，用来寄托远方游子思归的情绪。从产地看，《本草经》说当归"生陇西川谷"，《吴普本草》说"或生羌胡地"，都是蛮荒或征战之地，唐代诗人陈陶《陇西行》"可怜无定河边骨，犹是春闺梦里人"句，正是写实之语。汉家兵将战斗至此，睹此草而生联想，于是得名"当归"。崔豹《古今注》云："相招赠之以文无，文无亦名当归也。"以当归隐喻归来，文献屡见不鲜，《三国志·吴志·太史慈传》云："曹公闻其名，遣慈书，以箧封之。发省无所道，但贮当归。"《晋书·五行志》云："魏明帝太和中，姜维归蜀，失其母。魏人使其母手书呼维令反，并送当归以譬之。维报书曰：良田百顷，不计一亩，但见远志，无有当归。"

[1] 见王闿运著：《尔雅集解》，岳麓书社，2010年，第222页。

又《神僧传》卷7一行条云：“（玄宗）尝问国祚几何，有留难否。行曰：銮舆有万里之行，社稷终吉。帝惊问其故，不答，退以小金合进之曰：至万里即开。帝一日发合视之，盖当归少许。及禄山乱驾幸成都，至万里桥忽悟，未几果归。”在这些故事中都以“当归”寄寓回归之意。

一、当归的名实

当归的得名既有所取譬，则各地皆有以类似香草称作“当归”者，《本草经集注》揭示南北朝时期品种混乱情况：“今陇西叨阳黑水当归，多肉少枝，气香，名马尾当归，稍难得。西川北部当归多根枝而细。历阳所出，色白而气味薄，呼为草当归，阙少时乃用之，方家有云‘真当归’，正谓此，有好恶故也。”此处至少提到了三种当归，有黑水所出马尾当归、西川北部当归以及历阳所出的草当归，前两种大致对应《本草经》“生陇西川谷”的当归，和《吴普本草》“生羌胡地”的当归，历阳所出的草当归后文另说。

陇西即陇山以西，秦汉时期设陇西郡，地在今甘肃定西市及其周边。甘肃自古为当归的道地产区，不仅《本草经》说：“当归生陇西川谷。”《范子计然》亦云：“当归出陇西，无枯者善。”《列仙传》卷下谓陇西人山图“服地黄、当归、羌活、独活、苦参散”。文献所称陇西一般为泛指，其地约在今甘肃定西市及其周边。《梁书·诸夷传》云：“天监四年，（宕昌国）王梁弥博来献甘草、当归。”宕昌即今甘肃定西市所辖的岷县，至今仍是当归的道地产区。

当归的产地有继承性，《新修本草》说：“今出当州、宕州、翼州、松州，宕州最胜。”描述马尾当归“似大叶芎䓖”，只是“茎叶卑下于芎䓖也”。《本草图经》绘有文州当归（图4-1）和滁州当归（图4-2）两图，文州今为甘肃文县，属陇南市，此图虽未绘出花序，对应苏颂说：“春生苗，绿叶有三瓣，七八月开花似时罗，浅紫色，根黑黄色。”从形态特征并结合产地，可以确定为伞形科植物当归*Angelica sinensis*，这应

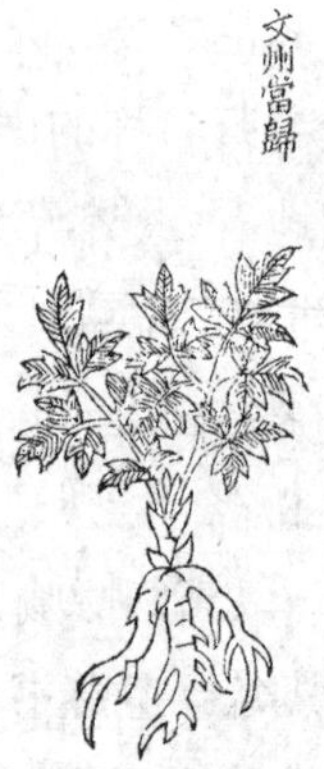

图4-1　晦明轩本《政和证类本草》文州当归图

该是当归入药的主流品种，沿用至今。

据考证，陶弘景《本草经集注》所说“西川”可能是汶山郡（今四川阿坝藏族羌族自治州茂县、松潘、理县、汶川）下辖的部分地区[1]，正与文县相邻接，与《吴普本草》说当归“或生羌胡地”也相吻合，所出当归应该也以*Angelica sinensis*为主。

唐代当归产地集中在甘肃、四川，其中剑南道所辖州县出当归者尤多，综合《新修本草》《千金翼方》《通典》《唐六典》《元和郡县图志》《新唐书》等的记载，剑南道之茂州、翼州、维州、松州、当州、悉州、静州、柘州、恭州等9州皆土贡当归，但仍如《新修本草》所言，以“（甘肃）宕州最胜”。

宋代当归则重川产，《本草图经》说：“当归生陇西川谷，今川蜀、陕西诸郡及江宁府、滁州皆有之，以蜀中者为胜。”据《旧唐书·地理志》剑南道有“当州”，云：“贞观二十一年，析置当州，以土出当归为名。”当州即今四川省阿坝州黑水县，《太平寰宇记》卷81亦谓：“（当州）以州土出当归为名。”《舆地广记》同。而四川当归能够在宋代取得道地优势，应与平原地区规模性的人工种植有关。如《本草衍义》云：

新书《图经》[2]以谓当归芹类也，在平地者名芹，生山中粗大者名当归。若然，今川蜀皆以平地作畦种，尤肥好多脂肉，不以平地、山中为等差，但肥润不枯燥者佳。今医家用此一种为胜。

明代川陕当归种植较多，《本草纲目》提到：“今陕蜀秦州、汶州诸州人多栽莳为货，以秦归头圆、尾多、色紫，气香肥润者名马尾归，最胜他处。头大、尾粗、色白、坚枯者为镵头归，止宜入发散药尔。”此处所说的质量最佳的马尾归也与今用品种一致。

二、草当归及其他

南北朝时期，主要北地出产的药材来源成问题，于是出现赝伪或者代用品，陶弘景所言历阳（今安徽和县）当归即是如此。这种当归被称为“草当归”，据甘遂条陶弘景针对“草甘遂”专门说：“盖谓赝伪之草，非言草石之

[1] 见王家葵著：《本草博物志》，北京大学出版社，2020年，第395页。

[2] 所言“新书《图经》”，指苏颂《本草图经》。

草也。”此言“草当归”，显然也是这样的情况。至于后文说“方家有云真当归，正谓此，有好恶故也”，意思是说，当时医家有认为历阳当归为佳，甚至称之为“真当归”，但陶弘景对其内在质量表示怀疑，并在《本草经集注·序录》用来举例：“江东已来，小小杂药多出近道，气力性理不及本邦。假令荆益不通，则全用历阳当归、钱塘三建，岂得相似。所以疗病不及往人，亦当缘此故也。”据《太平御览》卷989引《建康记》也说：“建康出当归，不堪用。”意见正与陶弘景相同。

唐代仍有“历阳当归”，《新修本草》谓其似细叶芎䓖，又名“蚕头当归”。《本草图经》所绘滁州当归（图4-2），所表现的应该就是南朝以来的历阳当归，原植物为伞形科紫花前胡*Angelica decursiva*。据谢宗万先生调查，直到晚近江苏、安徽民间普遍称紫花前胡为“土当归”[1]，此即是陶弘景所记之“草当归”。

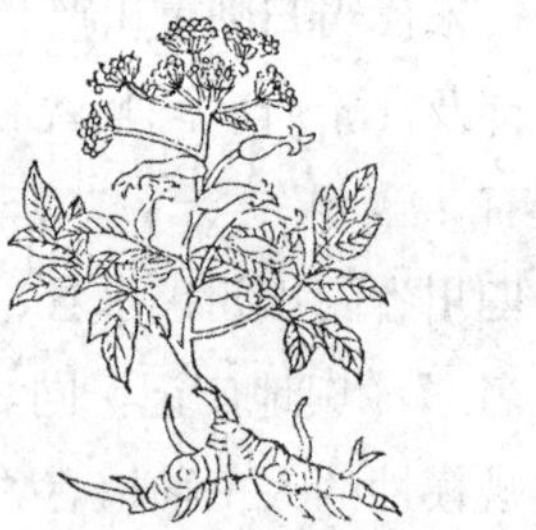

图4-2　晦明轩本《政和证类本草》滁州当归图

别有“杜当归”，见《救荒本草》。按，字书“杜”并无赝伪之义，或许是“土”字记音讹传为“杜”[2]。《救荒本草》云：“生密县山野中。苗高一尺许，茎圆而有线楞，叶似山芹菜叶而硬，边有细锯齿刺，又似苍术叶而大，每三叶攒生一处，开黄花，根似前胡根，又似野胡萝卜根。其叶味甜。”治病项特别提到“今人遇当归缺，以此药代之”，看来也是当归的代用品。根据杜当归的图例（图4-3），谢宗万释为伞形科变豆菜Sanicula chinensis，此种在贵州荔波、平塘被称为野当归；王锦绣认为是五加科东北土当归*Aralia continentalis*，在河南俗名土当归[3]。图例相对简单，两说皆备参考。

按，此前《履巉岩本草》自摇草亦名杜当归，有云：“性温，无毒，治风气，活血，去头风。一名杜当归。”图例（图4-4）叶作2回3出羽状分裂，

[1] 见谢宗万著：《中药材品种论述》，中册，第二版，上海科技出版社，1994年，第440页。

[2]《方言》：“杜、跷，躍也，赵曰杜。”郭璞注：“今俗语通言躍如杜，杜梨子躍，因名之。”但明距离汉已远，方言未必一以贯之，且《救荒本草》明言“其叶味甜”，并无涩味。又考《履巉岩本草》有杜天麻、杜牛膝，皆不是正品天麻、牛膝，也是表示“土”的意思。

[3] 见王锦绣、汤彦承译注：《救荒本草译注》，上海古籍出版社，2015年，第140页。

与《救荒本草》杜当归不同。郑金生据《杭州药用植物志》载伞形科白花前胡*Peucedanum praeruptorum*在当地称为“土当归”，且分布极广，或即是此[1]。

《本草纲目》卷13又有土当归，集解项无内容，但在独活条下李时珍有注释说：“近时江湖中出一种土当归，长尺许，白肉黑皮，气亦芳香，如白芷气，人也谓之水白芷，用充独活。”结合所绘土当归药图（图4-5），其原植物或是五加科土当归，又称九眼独活*Aralia cordata*者[2]。

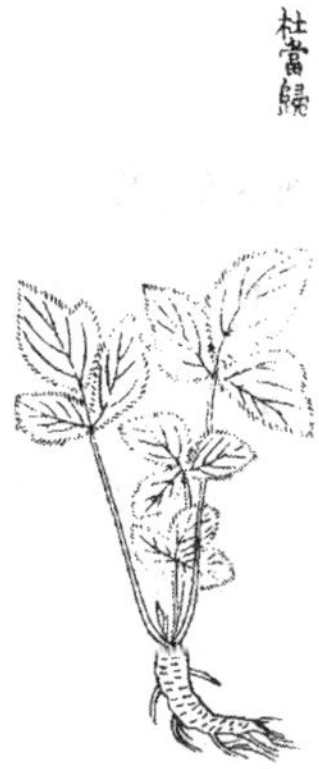

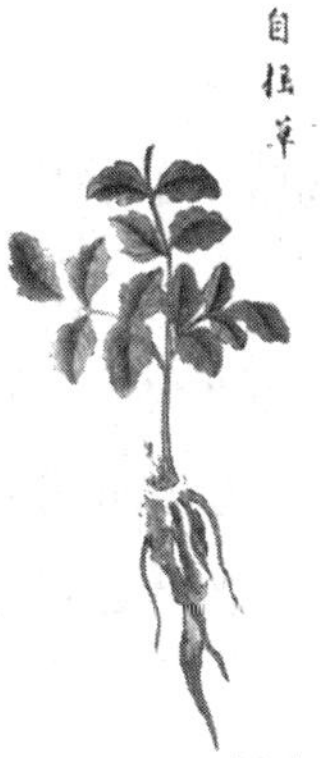

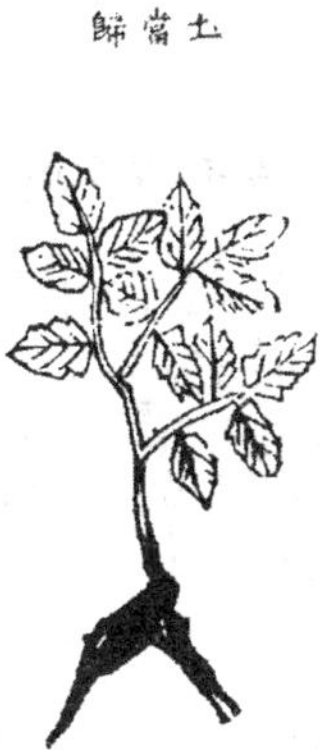

图4-3 《救荒本草》杜当归图　图4-4《履巉岩本草》自摇草图　图4-5《本草纲目》金陵本土当归图

《植物名实图考》卷25当归之后列有土当归。当归条提到：“李时珍谓花似蛇床，今时所用者皆白花，其紫花者叶大，俗呼土当归。”土当归条说：“土当归，江西、湖南山中多有之，形状详《救荒本草》。惟江湖产者花紫。李时珍以入山草，未述厥状；但于独活下谓之水白芷，亦以充独活，今江西土医犹以为独活用之。”从所绘土当归图例（图4-6）来看，应该是紫花前胡*Angelica decursiva*。

需要说明的是，《植物名实图考》之当归，从图例（图4-7）来看，也不是正品当归*Angelica sinensis*，而似伞形科鸭儿芹*Cryptotaenia joponica*[3]。

---

[1] 郑金生整理：《南宋珍稀本草三种》，人民卫生出版社，2007年，第57页。

[2] 陈重民、黄胜白著：《本草学》，第二版，东南大学出版社，2005年，第128页。

[3] 吴征镒主编：《新华本草纲要》，第一册，上海科技出版社，1988年，第357页。

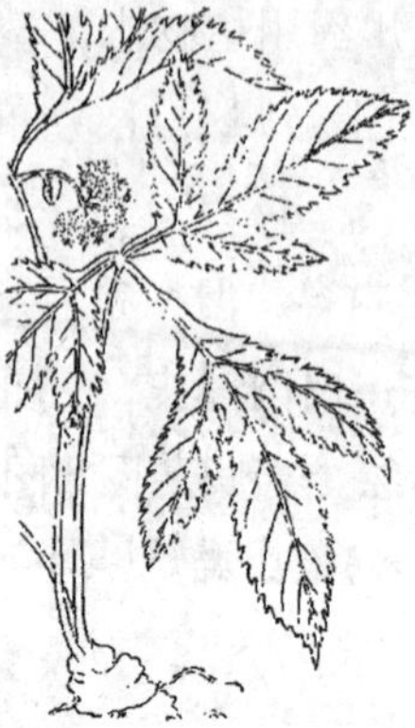

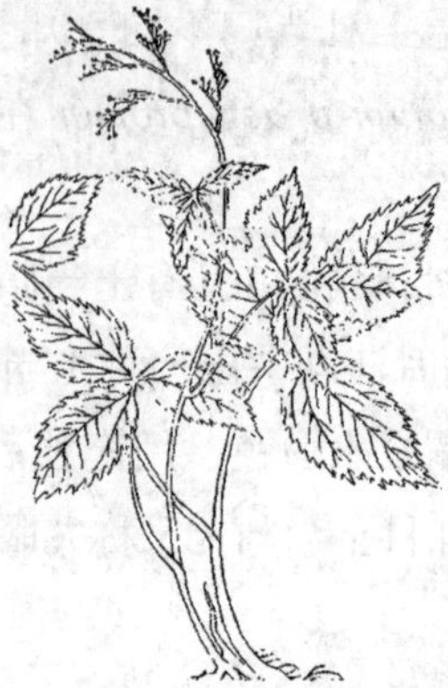

图4-6 《植物名实图考》土当归图　图4-7 《植物名实图考》当归图

《本草纲目拾遗》也提到一种土当归，有云："荷包牡丹之根，今人呼和血草，即土当归也。汪连仕云：用其根捣汁，酒冲服之，令人沉醉，金疮之圣药也。"此为罂粟科荷包牡丹*Dicentra spectabilis*，或是因为和血止痛功效而有当归之名，与前面草当归、土当归等因形态相近得名者不同。

第五讲
木香·沉香·青木香·土木香·川木香

《本草经》谓木香"生永昌山谷"，永昌即今云南保山地区。因今用之菊科植物云木香*Saussurea costus*在云南未见野生品种，《本草学》根据《新修本草》的描述，将《本草经》《名医别录》中的木香考订为菊科土木香*Inula helenium*[1]，其说法的主要依据是吴其濬在《植物名实图考》中所言，"《本经》所载，无外蕃所产"，即《本草经》所载药物皆本国所出。但这一说法其实经不起推敲，以犀角为例，《本草经》亦谓其"生永昌山谷"，而据《说文》云："犀，南徼外牛。"《后汉书·和帝纪》云："永元六年春正月，永昌徼外夷遣使译献犀牛。"显然《本草经》的犀角正来源于域外，永昌不过是入境口岸；同样被记载为生永昌山谷的木香很可能也是如此。

一、木香恐是"香木"之意

今天所言的木香或各种"土木香"，绝大多数都是菊科植物，如风毛菊属云木香*Saussurea costus*、旋覆花属土木香*Inula helenium*、川木香属的川木香*Vladimiria souliei*或越西木香*Vladimiria denticulata*等。早期文献中的木香未必是这些物种，很难想象古人会将这些草本植物命名为"木"香，颇怀疑汉代魏晋这种从永昌进口的"木香"，其实是今天的瑞香科植物沉香*Aquilaria agallocha*。

从别名来看，《名医别录》谓木香"一名蜜香"，据二孙辑《本草经》谓鲍刻《太平御览》作"一名木蜜香"。按，"蜜香""木蜜香"或"木蜜"在多数魏晋文献中都是沉香的别名。《北户录》卷3引杨孚《交州异物志》云："蜜香，欲取，先断其根，经年外皮烂，中心及节坚黑者，置水中则沉，

[1] 陈重明、黄胜白等编著：《本草学》，第二版，东南大学出版社，2005年，第111页。

是谓沉香。"《法苑珠林》卷49引《异物志》云:"木蜜香名曰香树,生千岁,根本甚大。先伐僵之,四五岁乃往看,岁月久,树根恶者腐败,唯中节坚贞,芬香独在耳。"《太平御览》卷982则引作"木蜜"。按其所述,皆指沉香或同属植物,与菊科木香无关。

《本草拾遗》木部载有"蜜香",谓其"生交州,大树节如沉香",并引《异物志》说:"树生千岁,斫仆之,四五岁乃往看,已腐败,惟中节坚贞是也。树如椿。"从描述来看,这种植物就是沉香。对此《本草图经》的意见也十分明确,苏颂在沉香条说:"交州人谓之蜜香。"[1]

在魏晋文献中,"木香"也曾是沉香的别名,《法苑珠林》卷49引《南州异物志》云:"木香出日南,欲取当先斫坏树,着地积久,外白朽烂,其心中至坚者,置水则沉,名曰沉香。"又称"沉木香",《梁书·诸夷传》提到林邑、扶南皆出沉木香,并说:"沉木者,土人斫断之,积以岁年,朽烂而心节独在,置水中则沉,故名曰沉香。次不沉不浮者,曰馢香也。"

所以,《本草经》之木香在汉代更像是指木本植物沉香,"木香"可能就是"香木"之倒乙,并由此得名。

二、青木香之出现

《南州异物志》为三国时吴人万震著,《法苑珠林》卷49既引该书"木香出日南"云云,又引《南州异物志》云:"青木香出天竺,是草根,状如甘草。"[2]同书既有木香又有青木香,显然该书的作者不认为二者是一物。如前所论,这种木香即是沉香,而言青木香"是草根",从"状如甘草"来看,似是形容菊科云木香*Saussurea costus*近木质化的粗壮主根。

《本草经》中的木香究竟是否为沉香,姑且存疑,但从《本草经集注》

[1]《本草拾遗》草部另有"兜木香",功效"烧去恶气,除病疫",引《汉武帝故事》说:"西王母降,上烧兜木香末。兜木香,兜渠国所献,如大豆,涂宫门,香闻百里。关中大疫,疫死者相枕,烧此香,疫则止。"陈藏器说:"此则灵香,非中国所致,标其功用,为众草之首焉。"这是陈藏器根据传说收载的一种香药,《法苑珠林》《太平御览》引《汉武故事》皆作"兜末香",未知孰是。如果"兜木香"文字不误的话,可以解为兜渠国出产的木香。但又说"如大豆",也不排除这种兜木香是几种香料的混合品。《古乐府》云:"氍毹毾㲪五木香,迷迭艾纳与都梁。"梁代吴筠《行路难》仿效这样的句式说:"博山炉中百和香,郁金苏合及都梁。"那前一句中的"五木香",就跟后一句的"百和香"一样,也是复合香料。

[2]《证类本草》木香条引《南州异物志》同。

开始木香便被呼为“青木香”，而别立有沉香条，木香的品种混乱也由此展开。木香条陶弘景注释说：“此即青木香也，永昌不复贡，今皆从外国舶上来。乃云大秦国以疗毒肿，消恶气有验。今皆用合香，不入药用。惟制蛀丸用之，常能煮以沐浴，大佳耳。”木香为什么被呼作“青木香”，确切原因不得而知，或许是为了区别以前的木香，乃将这种从海路进口的香药呼为“青木香”。但从此以后，直到明代，木香与青木香在本草学家眼中都被混为一物，不加分别。不过检现存南北朝医方，陶弘景说青木香“皆用合香，不入药用”，确是实情，当时青木香多与鸡舌、沉香、麝香等配合，外用疗狐臭等。

需指出的是，尽管《南州异物志》所描述的青木香接近菊科云木香，但毕竟此系外来之物，多数文献依然不解其名实，遂有多种传说，简举数例：《法苑珠林》卷49引徐衷《南方记》曰：“青木香出天笃国，不知形状。”或说众香共是一木，其花为鸡舌香，胶为熏陆香，木节为青木香，木根为栴檀香，木叶为藿香，木心为沉香，见俞益期《与韩康伯笺》。更有甚者则说此诸香总为一香，便是青木香，如《说郛》卷98引《三洞珠囊》云：“五香，一株五根，一茎五枝，一枝五叶，一叶间五节，五五相对，故先贤名之五香之木，烧之十日，上彻九星之天。即青木香也。”《本草图经》引《杂修养书》云：“正月一日取五木煮汤以浴，令人至老须发黑。”又引徐锴注云：“道家谓青木香为五香，亦云五木。道家多以此浴，当是其义也。”王观国《学林》也认可此说，谓：“古药方有五香散，而其方中止用青木香，则五木香乃青木香也。”其说恐误，《云笈七签》卷41引《三皇经》：“凡斋戒沐浴，皆当盥汏五香汤。”五香为兰香、荆花、零陵香、青木香、白檀。又引《太上七晨素经》沐浴用的五香为鸡舌香、青木香、零陵香、熏陆香、沉香五种。皆非仅用青木香而称“五香”或“五木香”者。

尽管异说纷呈，但南北朝时期的青木香都来自域外，丝毫未与本土所出植物发生混淆。

三、青木香之品种嬗变

1.唐代正品青木香

青木香作为药物在唐代使用极其普遍，《外台秘要》中有一百个以上的处方用到了青木香。《新修本草》说：“此有两种，当以昆仑来者为佳，出西胡来者不善。叶似羊蹄而长大，花如菊花，结实黄黑，所在亦有之。”这段话虽然出自木香条，但承接陶弘景“此即青木香也”立言，主语应该是青木香。同时代的《四声本草》云：“青木香功用与此（指木香）同。”又云：“昆仑船上来，形如枯骨者良。”看来直到唐代（青）木香一直仰赖进口。据《新修本草》说其来源有二，一出昆仑，但昆仑究竟是指何地，诸家颇有异说，今据《太平御览》卷789昆仑国条引《南夷志》云：“昆仑国王北去西洱河八十一程，出象及青木香。”据唐义净《南海寄归传》、慧琳《一切经音义》所释，此昆仑国当是东南亚诸国之一。青木香的另一出处为西胡，西胡大约指今阿富汗、伊朗一带，这与《隋书·西域传》记载波斯国出产“熏陆、郁金、苏合、青木等诸香”相吻合，从分布来看，两种进口的青木香皆有可能是正品云木香*Saussurea costus*。

值得注意的是苏敬对（青）木香植物的描述：“叶似羊蹄而长大，花如菊花，结实黄黑，所在亦有之。”前引《本草学》据此认为是菊科旋覆花属的土木香*Inula helenium*，其说固然不差，但这是否就是唐代的正品木香，颇值得商榷。土木香分布甚广，确如苏敬所说“所在亦有之”，若此种是木香或青木香的正品，六朝以来直至唐代就不至于间关千万里从海路或陆路进口了。故苏敬所描述的植物其实只是当时木香的代用品或混乱品之一，恰好此种的根亦有辛香之气，遂被误认。这种谬误一直延续到宋代，《蜀本草》说：“今苑中种之，花黄，苗高三四尺，叶长八九寸，皱软而有毛。”这无疑是土木香。寇宗奭曾亲眼见过此种植物，在记述木香的功用以后，《本草衍义》云：“又一种，尝自岷州出塞，得生青木香，持归西洛。叶如牛蒡，但狭长，茎高三四尺，花黄，一如金钱，其根则青木香也。生嚼之极辛香，尤行气。”这当然也是指土木香，但《本草衍义》中寇宗奭用“又一种”来引起话题，正表明其与常规使用者有所区别。

2.土青木香的来历

唐代不仅以土木香*Inula helenium*混称（青）木香，也开始以马兜铃的根冒充（青）木香。初唐时期马兜铃根尚以“土青木香”为名，《新修本草》草部下品新增药独行根条云：“蔓生，叶似萝摩，其子如桃李，枯则头四开，悬草木上。其根扁长尺许，作葛根气，亦似汉防己，生古堤城旁。山南名为土青木香，疗疔肿大效，一名兜铃根。”此即马兜铃科植物马兜铃*Aristolochia debilis*，之所以称为“土青木香”，乃与海外舶来的正宗青木香相区别也。而大约在晚唐，据《开宝本草》木香条引“别本注”云：“叶似署预而根大，花紫色，功效极多，为药之要用。陶云不入药用，非也。”这就完全将马兜铃根视为正宗的（青）木香了。

当然宋代直至明初的主流文献仍然坚持菊科“青木香”与马兜铃科“土青木香”之间的界线，如《本草图经》说：“亦有叶如山芋而开紫花者，不拘时月采根芽为药，以其形如枯骨者良。江淮间亦有此种，名土青木香，不堪入药用。”《通志》卷75也说：“独行根曰云南根，曰兜零根，山南人谓之土青木香，其实曰马兜零。”《救荒本草》说：“马兜零，一名云南根，又名土青木香。生关中及信州、滁州、河东、河北、江淮、夔、浙州郡皆有，今高阜去处亦有之。”

图5-1　晦明轩本《政和证类本草》海州青木香图

虽然苏颂说土青木香不堪入药用，而《本草图经》所绘海州青木香（图5-1）、滁州青木香（图5-2）药图其实正是土青木香，即马兜铃，至于广州木香（图5-3）被绘为一种莫名其妙的木本植物，固然表明苏颂没有见过菊科云木香原植物，同时也暗示苏颂并不认可《新修本草》所说的那种菊科土木香*Inula helenium*。尽管陈承在《重广补注神农本草并图经》批评苏颂说：“木香今皆从外国来，即青木香也，陶说为得。本在草部，而《本草图经》所载广州一种，乃是木类。又载滁州、海州者，乃马兜铃根，此山乡俗名尔。治疗冷热，殊不相似。”但这些药图已经为后世马兜铃根作为正品青木香埋下了祸根。

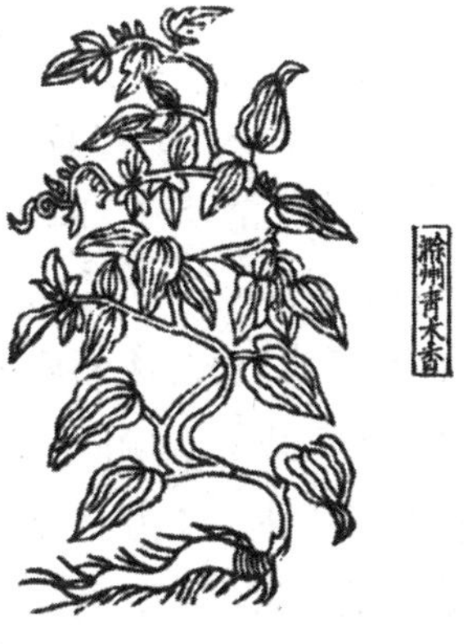

图5-2　晦明轩本《政和证类本草》滁州青木香图

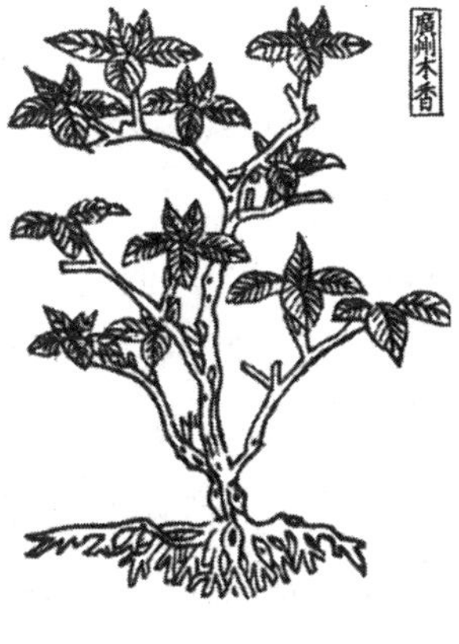

图5-3　晦明轩本《政和证类本草》广州木香图

3.马兜铃科土青木香占用青木香之名

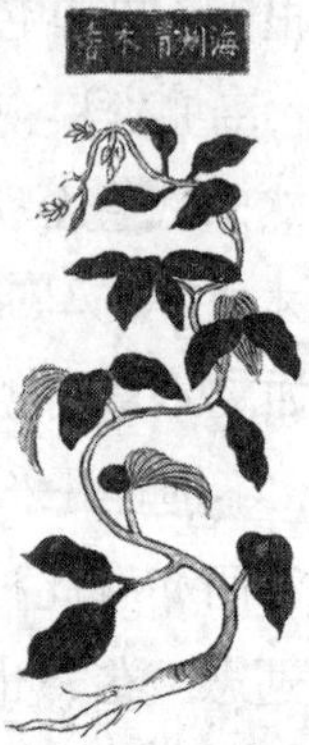

图5-4 《本草品汇精要》海州青木香图

木香与青木香的品种分化开始于明代，《本草品汇精要》卷7草部上品之上，木香与青木香各自一条，木香属草之木，谓出《本草经》，药图采自《证类》之广州木香；青木香属草之草，其正文虽题作“名医所录”，其实出自《药性论》，药图则用《证类本草》之海州青木香（图5-4）、滁州青木香。《本草品汇精要》在明代未能正式流传，故影响有限，但年代稍晚的《本草蒙筌》也以木香与青木香各条，陈嘉谟并在马兜铃条下明确说：“根名青木香，亦为散气药。”《本草纲目》说：“木香，草类也，本名蜜香，因其香气如蜜也。缘沉香中有蜜香，遂讹此为木香尔。昔人谓之青木香，后人因呼马兜铃为青木香，乃呼此南木香、广木香以别之。”从此以后，马兜铃科马兜铃成为青木香的正品，而自陶弘景以来即被称为青木香的菊科云木香，则被称为称南木香、广木香，或径称为木香。

因为来源于马兜铃科的青木香所含马兜铃酸（aristolochic acids）有强烈的肾脏毒性，可引致肾衰和泌尿生殖系统肿瘤，从2005年版《中国药典》起停止收载，不再入药。

四、菊科木香的品种分化

正品菊科云木香*Saussurea costus*原产印度、缅甸，主要依靠进口，故名“广木香”。1930年代华侨从印度取得木香种子，在云南鲁甸县引种成功，故商品也称“云木香”，以云南省的丽江地区和迪庆州产量较大，四川、湖北、湖南、陕西、甘肃、广西、广东、西藏等省区也有栽培。

毕竟云木香非我国原产，在20世纪以前似乎没有引种，《新修本草》以来即有以同科土木香*Inula helenium*作为进口木香替代品的倾向。据赵燏黄《祁州药志》报告，民国时期祁州西郊农民依然有栽种，作为青木香或“祁木香”销售，赵燏黄将之称为“土木香”。

至于川木香*Vladimiria souliei*的来历比较奇特，陈仁山《药物出产辨》木香条提到："有产四川，名川木香，味轻清。"检民国二十九年（1940）陕西西京市（西安市）国药商业同业公会《药材行规》，确有川木香条，但这是否一定是川木香属的川木香，实不得而知。据谢宗万先生介绍，20世纪60年代因木香药源紧张，广泛寻找代用品，在四川越西一带又发现了菊科越西木香*Vladimiria denticulata*等数种植物可以作木香入药，统称"越西木香"，正是在这样的背景下，川木香载入1963年版《中国药典》，相沿至今。

五、木香之同名异物

《本草纲目》木香条释名项提到："今人又呼一种蔷薇为木香，愈乱真矣。"《植物名实图考》卷21引《花镜》云："木香一名锦棚儿。藤蔓附木，叶比蔷薇更细小而繁。四月初开花，每颖三蕊。极其香甜可爱者，是紫心小白花；若黄花，则不香；即青心大白花者，香味亦不及。至若高架万条，望如香雪，亦不下于蔷薇；剪条扦种亦可，但不易活；惟攀条入土壅泥压护，待其根长，自本生枝外，剪断移栽即活。腊中粪之，二年大盛。"又引《曲洧旧闻》云："木香有二种，俗说檀心者号酴醾，不知何所据也。京师初无此花，始禁中有数架，花时民间或得之相赠遗，号禁花，今则盛矣。"按，宋人呼荼蘼为木香，如《墨庄漫录》卷9云："酴醾花或作荼蘼，一名木香。有二品：一种花大而棘，长条而紫心者，为酴醾；一品花小而繁，小枝而檀心者，为木香。"《植物名实图考》绘有图例（图5-5），当是蔷薇科植物木香花*Rosa banksiae*或同属近缘物种。

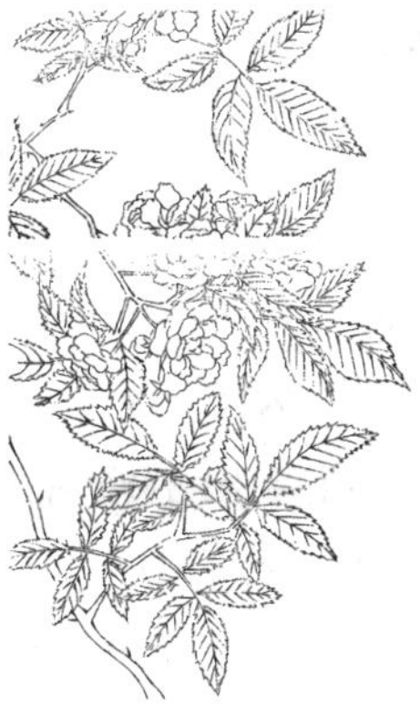

图5-5 《植物名实图考》木香图

第六讲
藿香·广藿香

古代植物性香料的大量进口，大约与佛教以诸香作供养的习惯有关。在诸香中藿香亦是常用之品，如《大佛顶广聚陀罗尼经》卷5烧香方用十二种香，第一即为藿香，梵名钵多罗香。又四月初八浴佛，其水乃以三种草香，即都梁香、藿香、艾纳香渍成，载见《法苑珠林》卷33。此外，诸经中“兜娄婆香”“多摩罗跋香”“迦算香”等皆被认为是藿香，《本草纲目》藿香条释名说：“《楞严经》云‘坛前以兜娄婆香煎水洗浴’即此。《法华经》谓之多摩罗跋香，《金光明经》谓之钵怛罗香，皆‘兜娄’二字梵言也。《涅盘》又谓之迦算香。”

藿香香味清淡，颇受追捧，江淹有《藿香颂》说：“桂以过烈，麝以太芬。摧阻天寿，夭折人文。讵及藿香，微馥微熏。摄灵百仞，养气青氛。”因藿香主要出于外国，故早期文献对其植物特征的记载错谬甚多，典型的说法如东晋俞益期《与韩康伯笺》云：“外国胡老说，众香共是一大木，木花是鸡舌，木胶是熏陆，木节是青木，木根是旃檀，木叶是藿香，木心是沉香。”[1]

一、舶来香药

早期藿香完全仰赖进口，随着交流的增加，错讹逐渐得到纠正。据《法苑珠林》卷36华香篇所引各书，《广志》曰：“藿香出日南诸国。”《吴时外国传》曰：“都昆在扶南，出藿香。”《南州异物志》云：“藿香出典逊，海边国也，属扶南。香形如都梁，可以着衣服中。”又《太平御览》卷982引

[1]《金楼子》卷5亦有类似说法：“扶南国今众香皆共一木，根是旃檀，节是沉香，花是鸡舌，叶是藿香，胶是熏陆。”

《南方草木状》云："藿香榛生，民自种之，五六月采，曝之，乃芬芳耳。出交趾、武平、兴古、九州。"又引《交州记》云："藿香似苏合。"[1]此外杜佑《通典》卷188亦说："顿逊国出藿香，插枝便生。叶如都梁，以裛衣。"从"叶如都梁"来看，应该就是今用之唇形科植物广藿香*Pogostemon cablin*一类。按，交州地近越南，典逊亦即顿逊,都昆一名都军,均在今之马来半岛，由此可知古代所用藿香最早是从越南、菲律宾、马来西亚等国传入。

早期藿香主要作香料熏衣或作香粉外用,《肘后备急方》卷6有隐居效方治狐臭云："青木香、藿香、鸡舌香、胡粉各二两，右四味为散，内腋下，绵裹之，常作差。"同卷六味薰衣香方云："沉香一片，麝香一两，苏合香蜜涂，微火炙，少令变色，白胶香一两。捣沉香令破如大豆粒，丁香一两，亦别捣，令作三两段。捣余香讫，蜜和为炷，烧之，若薰衣，着半两许。又方加藿香一两，佳。"此即《南州异物志》所言"可以着衣服中"。

陶弘景可能是惑于俞益期五香共一树之说[2],《本草经集注》将沉香、熏陆香、鸡舌香、藿香、詹糖香、枫香合为一条，藿香的功效仅有"疗霍乱心痛"数字，另注释说："此六种香皆合香家要用，不正复入药，唯疗恶核毒肿，道方颇有用处。"《新修本草》因之，仍以诸香共为一条。至宋《嘉祐本草》始别出，并增补功效云："疗风水肿毒，去恶气。"但仍在木部，故陈承《补注神农本草并图经》批评说："藿香,《图经》云'二月生苗'，旧虽附五香条中，今详枝梗，殊非木类，恐当移入草部尔。"至明代《本草品汇精要》始移入草部下品之中。

二、引种栽培

藿香的规模化种植应该开始于宋代,《本草图经》云："藿香旧附五香条，不著所出州土，今岭南郡多有之，人家亦多种植。二月生苗，茎梗甚密，作丛，叶似桑而小薄。六月、七月采之暴干，乃芬香，须黄色然后可收。"据所绘蒙州藿香（图6-1），可确定为唇形科广藿香*Pogostemon*

[1] 按藿香为唇形科植物，与苏合香差别甚大,《艺文类聚》卷81引作"藿香似苏"，则近似之。《本草纲目》藿香条集解项李时珍辩解说："刘欣期《交州记》言藿香似苏合香者，谓其气相似，非谓形状也。"

[2] 如《本草图经》即认为："《金楼子》及俞益期笺皆云：扶南国人言众香共是一木，根便是栴檀，节是沉水，花是鸡舌，叶是藿香，胶是熏陆。详本经所以与沉香等共条，盖义出于此。"

cablin。[1]

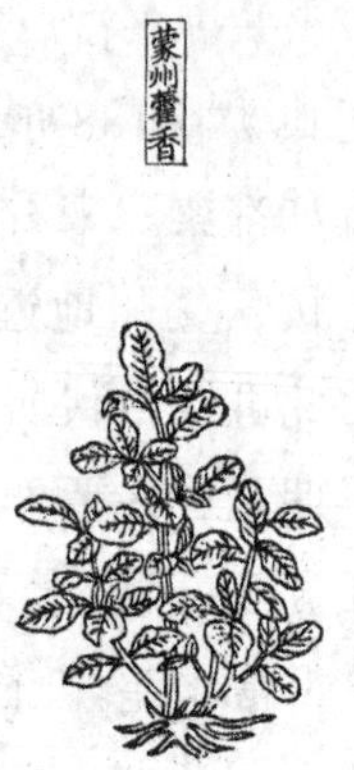

图6-1　晦明轩本《政和证类本草》蒙州藿香图

如前所述，藿香大约在魏晋之际从东南亚诸国传入中土，最初只用其叶，曾被误传为是木树之叶，乃至有五香共一木的记载，其后由于引种成功，对此植物的了解渐多。至于汉地引种藿香的时间，谢宗万在《中药材品种论述》称梁代《广志》提到“岭南多有之”，遂认为“至少在梁以前广藿香已在我国有引种栽培”[2]。今检核各种类书引《广志》，皆言“藿香出日南诸国”，不云生岭南，且唐代本草尚误会藿香为木本，则当时尚未广泛种植也明，故岭南引种时间，应该据《本草图经》所说，开始于宋代。又《本草图经》绘蒙州藿香，蒙州即今广西蒙山县，则宋代藿香的种植，广东以外，尚及广西。

从民国陈仁山、曹炳章的记载能看出广藿香*Pogostemon cablin*的产出情况，《药物出产辨》云：“藿香产广东，以番禺、河南宝岗、喃呒庄、石牌为好。肇庆、六步为肇香，次之。琼州属产者，为南香更次。”《增订伪药条辨》云：“藿香，本草名兜娄婆香，产岭南最为道地。在羊城百里内之河南宝岗村及肇庆者，五六月出新，方梗，白毫绿叶，揉之清香气绕鼻而浓厚。味辛淡者，名广藿香，广东省垣各山货行，收买拣净发行，首推巨昌与泰昌为最道地。如雷州、琼州等处产者，名海南藿香，即今所谓洋藿香也，其气薄而浊，味辛辣燥烈，叶细而小，梗带圆形，茎长，根重为最次。其他如江浙所产之土藿香，能趁鲜切片，烈日晒干，贮于缸甏，使香气收贮不走，入药效能亦甚强，不亚于广藿香也。”

三、赝伪与冒名

藿香入药古代专用其叶，《本草纲目》集解项李时珍说：“藿香方茎有

[1] 谢宗万在《中药材品种论述》中注意到，唇形科广藿香 *Pogostemon cablin* 通体密被灰黄色茸毛状柔毛，叶干燥后呈黄绿色或黄棕色，而土藿香 Agastache rugosa 之叶干后仍为绿色，故《本草图经》言“须黄色然后可收”，应该就是广藿香 *Pogostemon cablin*。

[2] 谢宗万著：《中药材品种论述》，中册，第二版，上海科技出版社，1994 年，第 260 页。

节中虚，叶微似茄叶。洁古、东垣惟用其叶，不用枝梗，今人并枝梗用之，因叶多伪故耳。”今检《太平惠民和剂局方》《传信适用方》等，果然多书“藿香叶”，并要求“去沙土枝梗”。又《本草蒙筌》提到：“岭南郡州，人多种莳，七月收采，气甚芬香。市家多掺棉花叶、茄叶假充，不可不细择尔。捡去枝梗入药，专治脾肺二经。”乃知后世藿香改以地上部分植株全体入药，乃是为了杜绝赝伪的缘故。

当时不仅以其他植物的叶子假冒藿香，各地也以一些芳香植物混称为“藿香”。《滇南本草》有“土藿香”，治胃热，小儿牙疳溃烂，整理者将其原植物考订为唇形科植物土藿香*Agastache rugosa*，这一植物从明代后期开始冒用藿香之名。

据《本草乘雅半偈》云：“藿香出交趾、九真、武平、兴古诸国，吏民多种之，今岭南颇饶，所在亦有。二月宿根再发，亦可子种，苗似都梁，方茎丛生，中虚外节，叶似荏苏，边有锯齿。七月擢穗，作花似蓼，房似假苏，子似茺蔚。五六月未擢穗时采茎叶曝干。”《本草汇言》所载略同。按，国内栽种之广藿香*Pogostemon cablin*极难开花结实，主要通过扦插繁殖，则卢之颐、倪朱谟等所描述的这种叶似紫苏，开花作穗的藿香，其实就是土藿香*Agastache rugosa*，但在当时已不再用使用“土藿香”之名，而径称为“藿香”。

这种土藿香在清代可能是药用的主流，不仅多数本草都袭用《本草乘雅半偈》的描述，《植物名实图考》卷25藿香条也说：“藿香《南方草木状》有之，《嘉祐本草》始著录。今江西、湖南人家多种之。为避暑良药，盖以其能治脾胃吐逆，败霍乱必用之。”据所附插图（图6–2），亦为土藿香*Agastache rugosa*。既然清代土藿香*Agastache rugosa*占用了藿香之名，主产两广地区的广藿香*Pogostemon cablin*遂被迫改称“广藿香”以示区别。

《植物名实图考》卷25藿香条之后又有野藿香（图6–3），其略云：“野藿香，南安山中多有之。形如藿香，叶色深绿，花色微紫，气味极香，疑即古所谓薰草叶如麻者。盖自兰草今古殊名，而蕙亦无确物矣。”谢宗万认为可能是唇形科血见愁*Teucrium viscidum*，福建民间称为“山藿香”；《植物名实图考新释》则认为是同科植物广防风*Epimeredi indica*[1]，亦有俗名“土藿香”。

[1]王锦绣、汤彦承、吴征镒著：《植物名实图考新释》，上海科技出版社，2021年，第1347页。

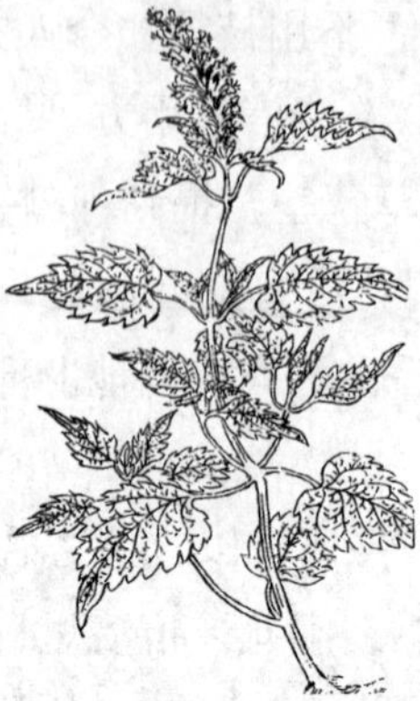

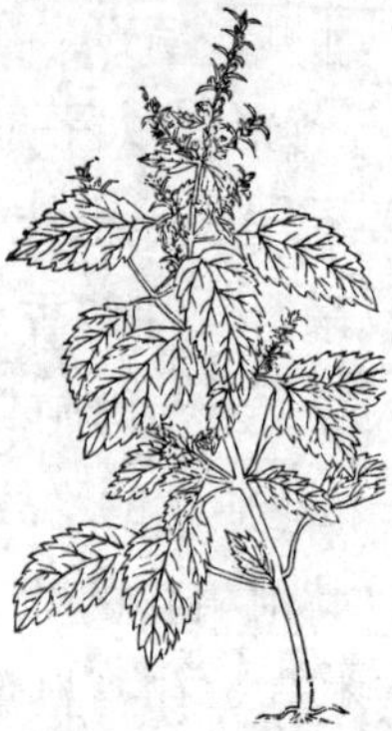

图6-2 《植物名实图考》藿香图　图6-3 《植物名实图考》野藿香图

第七讲
丹参

丹参在《本草经》中与人参、沙参、玄参、苦参、紫参合为六参，若不包括紫参，则称“五参”，如沙参条陶弘景注释谓“此沙参并人参是为五参”，与五行相对应[1]。

一、品种考订

丹参因根赤色得名，故《名医别录》又名“赤参”。《吴普本草》并载其形态云：“茎叶小方，如荏有毛，根赤，四月华紫，三月五月采根阴干。”荏即白苏，陶弘景亦说：“茎方有毛，紫花，时人呼为逐马。”按其描述，比较接近唇形科鼠尾草属（Salvia）植物。

《本草经》记其别名郄蝉草，《广雅·释草》谓“郝蝉，丹参也”，此或传写之误[2]。陶弘景也说：“时人呼为逐马。”所谓“逐马”，乃与莨菪子条言“走及奔马”一样，形容脚力健壮，所以《四声本草》云：“酒浸服之，治风软脚，可逐奔马，故名奔马草。”郑樵《通志》则说：“俗谓之逐马，言驱风之快也。”

《蜀本草·图经》云：“叶似紫苏，有细毛，花紫，亦似苏花，根赤，大者如指，长尺余，一苗数根。今所在皆有，九月十月采根。”这是川产丹参的最早记载。《本草图经》亦云：“二月生苗，高一尺许，茎干方棱，青色。叶生相对，如薄荷而有毛，三月开花，红紫色，似苏花。根赤大如指，长亦

[1] 五参配五行对应五脏，《本草纲目》丹参条释名项别有说法云：“五参五色配五脏。故人参入脾曰黄参，沙参入肺曰白参，玄参入肾曰黑参，牡蒙入肝曰紫参，丹参入心曰赤参，其苦参则右肾命门之药也。古人舍紫参而称苦参，未达此义尔。”

[2] 王念孙《广雅疏证》作“郝蝉，丹蔘也”，钱大昭《广雅疏义》即校订为“郄蝉，丹蔘也”。

尺余，一苗数根。”根据所绘随州丹参药图（图7-1），并结合产地及形态描述，基本上可以将其订为今用正品唇形科植物丹参*Salvia miltiorrhiza*。此后《本草纲目》的描述只是更加细致，品种应无较大变化，李时珍说：“处处山中有之。一枝五叶，叶如野苏而尖，青色皱皮。小花成穗如蛾形，中有细子，其根皮丹而肉紫。”

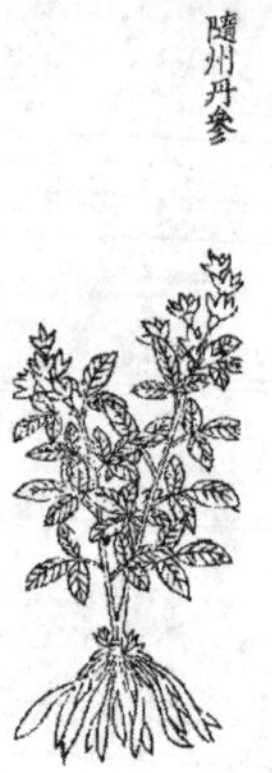

图7-1　晦明轩本《政和证类本草》随州丹参图

《植物名实图考》卷5丹参条极简略，仅云：“《本经》上品，处处有之，春花，亦有秋花者，南方地暖，得气早耳。”图绘（图7-2）则较精准，茎方形，奇数羽状复叶对生，小叶7枚，总状花序顶生，花冠唇形，亦是本种。

从历代本草记载来看，丹参品种古今变化不大，需稍加说明者，《救荒本草》葛公菜条（图7-3）云：“生密县韶华山山谷间。苗高二三尺，茎方，窊面四楞，对分茎叉，叶亦对生，叶似苏子叶而小，又似荏子叶而大，稍间开粉红花，结子如小米粒而茶褐色。味甜，微苦。”《植物名实图考》卷5引录此条，药图亦相似。王作宾先生“《农政全书》所收《救荒本草》及《野菜谱》植物学名”将其考订为丹参*Salvia miltiorrhiza*，其说可能有误。丹参小叶3~7枚，通常5小叶，即李时珍所说的“一枝五叶”，此则为3小叶，且丹参为紫蓝色花，亦与此处所说粉红花不同，不过认为葛公菜为唇形科鼠尾草属植物则大致不差。

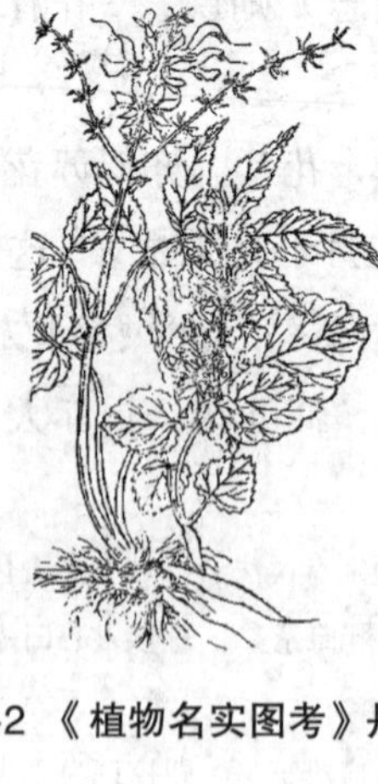

图7-2 《植物名实图考》丹参图

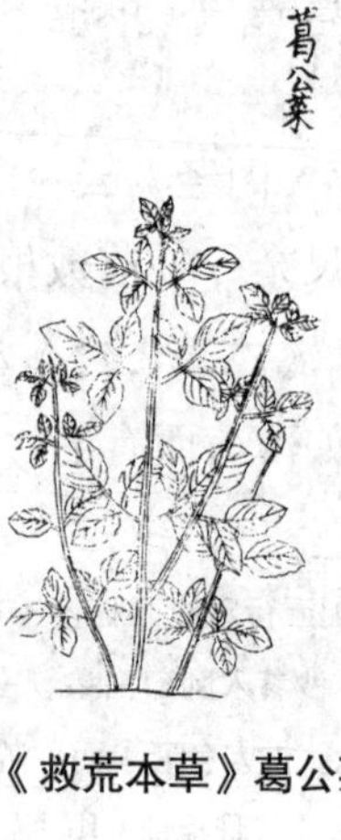

图7-3 《救荒本草》葛公菜图

二、道地沿革

《本草经》《名医别录》载丹参产地“生桐柏山谷及太山”，陶弘景注：“此桐柏山是淮水发源之山，在义阳，非东江临海之桐柏也，今近道处处有之。”

今用正品丹参各地广有分布，唐代《千金翼方·药出州土》华州贡丹参，华州在陕西，五代《蜀本草》提到四川产丹参，宋代《本草图经》则谓“今陕西河东州郡及随州皆有之”，而据药图，似以湖北随州所出为正。宋《乾道临安志》卷2提到南宋杭州附近亦出丹参。

据《四库全书》所收清代省志，记载有丹参产出的方志有《钦定盛京通志》卷107、《畿辅通志》卷56、《浙江通志》卷269、《湖广通志》卷18、《河南通志》卷29、《山东通志》卷24、《陕西通志》卷43、《贵州通志》卷45，几乎遍及南北各地。

民国陈仁山与曹炳章对丹参道地性的看法正好相反，《药物出产辨》云：“丹参产四川龙安府为佳，名川丹参。有产安徽、江苏，质味不佳。”而《增订伪药条辨》则云：“丹参产安徽古城者，皮色红，肉紫有纹，质燥体松，头大无芦，为最佳。产滁州全椒县者，形状同前，亦佳。产凤阳、定远、白阳山、漳洧者，芦细质松，多细枝，次。产四川者，头小枝粗，肉糯有白心，亦次。”孰是孰非，真是见仁见智。据乾隆五十四年（1789）四川《中江县志》已经提到丹参在当地广有栽种，民国十九年（1930）《中江县志》云：“丹参一物，用途甚隘，而吾邑种植数十年，尤甚于民国初期，始发及三四十万斤，销路专恃生庆番舶，运出海外。”由此看来，目前四川丹参的产地优势很可能与清代中江一带大规模栽种有关。

第八讲
石斛·金钗石斛·霍山石斛

“石”与“斛”都是容量单位，《说苑·辨物》说“十斗为一石”，《说文》谓“斛，十斗也”，两字连用成为“石斛”药名，则不详来历[1]。

《本草经考注》据陶弘景说本品“形似蚱蜢髀者为佳”，乃认为石斛系“石螽”之音转，按《尔雅·释虫》“螽，天蝼”之说，郭璞注：“蝼蛄也。”森立之说：“此物生石上，茎有节，形似蝼蛄故以为名欤。”[2]洪咨夔咏石斛诗说：“蚱蜢髀多节，蜜蜂脾有香。藓痕分磥砢，兰颖聚琳琅。药谱知曾有，诗题得未尝。瓦盆风弄晚，披拂一襟凉。”即用此意。桂馥《札朴》卷10云：“顺宁山石间有草，一本数十茎，茎多节，叶似竹叶，四五月开，花纯黄，亦有紫白二色者，土人谓之石竹。案，即石斛也，移植树上亦生。”夏纬瑛《植物名释札记》引此，有云：“石斛即石蓫，石蓫又和石竹同音，而石斛又有石竹的名称。石斛的茎多节而叶又似竹，则石斛即石竹，意思即是生长在山石间的竹。”[3]《本草名考》则引赵翼诗“石斛花论价，桄榔面可溲”，谓：“其色金黄，茎如钗股，且采之不易，若论价值谷十斗，言其贵重而又难得，故名石斛。”[4]

按，三种解释可能都有些牵强。石斛为附生草本，多附生岩石或树木，尤其多附生于石上，《名医别录》谓其“生水旁石上”，络石条陶弘景注：“既云或生人间，则非石，犹如石斛等系石以为名尔。”药名中“石”字或因此而来。至于“斛”，或许是节略膨大近似斛形的缘故。难波恒雄亦有类似解释：“斛系一种古代的量器，形状如太鼓形，即中部膨大的圆筒柱状。

[1]《玉篇》有“蔛”，释作“石蔛草”，乃后起俗字，不足为训。

[2]见森立之著，郭秀梅点校：《本草经考注》，修订版，学苑出版社，2020年，第170页。

[3]见夏纬瑛著：《植物名释札记》，农业出版社，1990年，第30页。

[4]见赵存义、赵春塘著：《本草名考》，中医古籍出版社，2000年，第128页。

石斛可能因其植株形态似斛而又生于石上而得名。"《本草图经》所绘春州石斛图（图8–1）大致也反映这一点。

历代所用石斛大约都以兰科石斛属（Dendrobium）植物为正，但产地、品种则因时代不同而有差异。其中稍例外的是《新修本草》除常规石斛外，又提到："今荆襄及汉中、江左又有二种，一者似大麦，累累相连，头生一叶而性冷；一种大如雀髀，名雀髀斛，生酒渍服，乃言胜干者，亦如麦斛，叶在茎端。其余斛如竹节间生叶也。"这种如大麦的"麦斛"一般认为是兰科石豆兰属植物麦斛*Bulbophyllum inconspicuum*，亦即《植物名实图考》卷16所称之"石豆"。而所谓"雀髀斛"则可能是兰科石仙桃属（Pholidota）植物或金石斛属（Ephemerantha）植物。石斛属中有十数种植物皆作石斛使用，此处主要讨论影响较大的"金钗石斛"与"霍山石斛"的来历，兼及《中国药典》所规定的其他石斛品种。

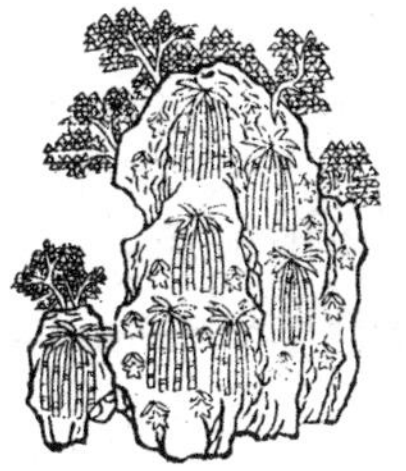

图8–1　晦明轩本《政和证类本草》春州石斛图

一、金钗石斛

最早石斛并不与金钗直接比附，如《南方草木状》卷上吉利草条云："吉利草，其茎如金钗股，形类石斛，根类芍药。"按，金钗股见《本草拾遗》，谓其"生岭南山谷，根如细辛，三四十茎，一名三十根钗子股，岭南人用之"。《本草纲目》将之并入《海药本草》钗子股条，李时珍云："石斛名金钗花，此草状似之，故名。"其原植物为兰科钗子股*Luisia morsei*及同属近缘物种。显然，早期文献中，石斛与金钗并非一物。年代稍后的盛弘之《荆州记》说："隋郡永阳县有龙石山，山上多石斛，精好如金环也。"亦不将石斛比为金钗。

"金钗石斛"之说大约开始于唐末宋初，钱易《南部新书》戊集说："泷州又出石斛，茎如金钗股，亦药中之上品。"泷州在今广东罗定市，所言如金钗股的石斛，很可能仍是钗子股一类。但从兹以后，"金钗石斛"之说渐渐流行。正统《道藏》有晚唐宝历年间卢遵元所撰《太上肘后玉经方》，其中王君河车方用到金钗石斛，小字注功用为“添筋”[1]。《太平惠民和剂局方》卷5治诸虚有“金钗石斛圆”，此外《博济方》之丁沉丸、保生丸，《圣济总录纂要》石斛散等皆用到金钗石斛。《通志》卷75也说：“石斛之茎如金钗，故谓之金钗。”

但以上这些所谓的“金钗石斛”是钗子股冒充，或是某一石斛种类，尚难缺考。据《本草衍义》揭露，当时所谓的“金钗石斛”其实是世人好奇，用“木斛”制造而成，寇宗奭云：

石斛细若小草，长三四寸，柔韧，折之如肉而实。今人多以木斛浑行，医工亦不能明辨，世又谓之金钗石斛，盖后人取象而言之，然甚不经。将木斛折之，中虚如禾草，长尺余，但色深黄，光泽而已。真石斛治胃中虚热有功。

在这段话中寇宗奭将“金钗石斛”与“真石斛”区分开来，文中所谓“木斛”，即陶弘景说“宣城间生栎树上者名木斛，其茎形长大而色浅”，应是今之“黄草石斛”类植株较大且附生树木的石斛属植物，其中可能包括今之金钗石斛*Dendrobium nobile*。

明代开始情况有所变化，《本草品汇精要》于石斛无所发明，《本草蒙筌》则云：“多产六安，亦生两广。茎小有节，色黄类金。世人每以金钗石斛为名，盖亦取其象也。其种有二，细认略殊。生溪石上者名石斛，折之似有肉，中实，生栎木上者名木斛，折之如麦秆，中虚。”又说：“石斛有效难寻，木斛无功易得。卖家多采易者代充，不可不预防尔。”陈嘉谟的描述基本上是《本草衍义》的发挥，但与寇宗奭不同者，《本草蒙筌》乃将“金钗石斛”视为优质石斛的专名，足见明代对金钗石斛之重视。《本草纲目》也因此为石斛增加别名“金钗”，释名项李时珍解释说：“其茎状如金钗之股，故古有金钗石斛之称。今蜀人栽之，呼为金钗花。盛弘之《荆州记》云：耒阳龙石山多石斛，精好如金钗，是矣。”《本草纲目》引《荆州记》石斛如金钗，与《太平御览》引作金环不同，或是版本差异，在集解项李时珍对这种植物形态有详细描述：

石斛丛生石上，其根纠结甚繁，干则白软。其茎叶生皆青色，干则黄

[1] 此方亦见于《云笈七签》卷74，所记皆同。

色。开红花。节上自生根须，人亦折下，以砂石栽之，或以物盛挂屋下，频浇以水，经年不死，俗称千年润石斛，俗称为千年润。

开红花是一项重要特征，结合所绘图例（图8–2），基本可以订为金钗石斛*Dendrobium nobile*。明代蜀人杨慎诗句“满城连日黄梅雨，开遍金钗石斛花”，所吟咏者大约也是此种。

清代金钗石斛之说更加流行，徐大椿《神农本草经百种录》石斛条甚至将寇宗奭关于金钗石斛的论述篡改为：“石斛其说不一，出庐江六安者，色青，长二三寸，如钗股，世谓之金钗石斛，折之有肉而实，咀之有腻涎，黏齿，味甘淡，此为最佳。无味者皆木斛也。”本来被寇宗奭贬为“后人取象而言之，然甚不经”的金钗石斛，经徐大椿的修饰，则成了最佳品。

吴其濬《植物名实图考长编》引檀萃《农部琐录》云：“金钗石斛本为珍药，而出禄劝（今云南禄劝县）之普渡河石壁者，独备五色，尤为诸品之珍。大抵五色齐全，究以绀红深者为佳耳。”又考《植物名实图考》所绘石斛第二图（图8–3），“扁茎，有节如竹，叶亦宽大，高尺余，即《竹谱》所谓悬竹，衡山人呼为千年竹，置之筒中，经时不干，得水即活”，从特征看，亦是金钗石斛*Dendrobium nobile*。

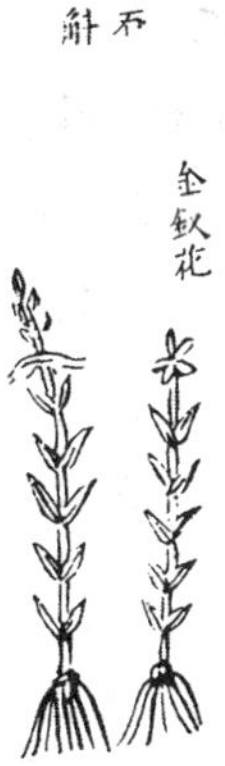

图8–2　金陵本《本草纲目》石斛图

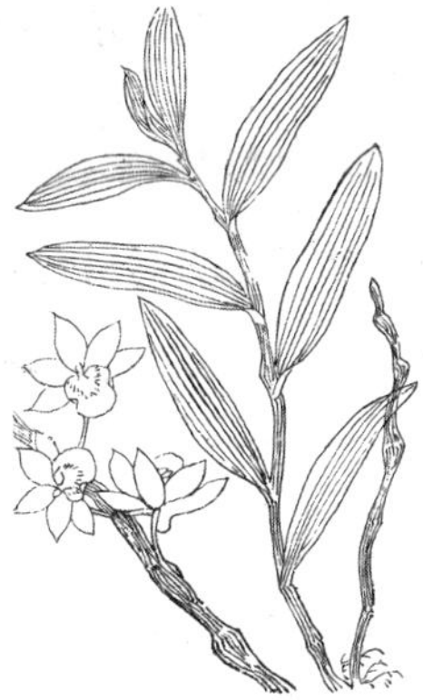

图8–3　《植物名实图考》石斛第二图

二、霍山石斛

霍山石斛又名霍石斛、霍斛、霍斗、大别山石斛，当地土称米斛，按照谢宗万先生的意见，霍山石斛包括三个品种：霍山石斛*Dendrobium* *huoshanense*、黄花石斛*Dendrobium tosaense*以及铁皮石斛*Dendrobium candidum*，尤其以前两种为代表[1]；而《新华本草纲要》则将霍山石斛订为*Dendrobium moniliforme*，一般称为细茎石斛。

汉代六安是石斛的重要出产地，不仅《本草经》谓石斛“生六安山谷”，《范子计然》也云“石斛出六安”，《易林》亦有“南巴六安，石斛戟天”之说。六安即今安徽六安市，下辖霍山县，故多数研究者认为霍山石斛是文献记载最早的石斛，但从陶弘景开始直到清代，安徽虽有石斛产出，但似未占主流地位。如《本草经集注》云：“今用石斛出始兴，生石上，细实，桑灰汤沃之，色如金，形似蚱蜢髀者为佳。近道亦有，次。宣城间生栎树上者名木斛，其茎形长大而色浅。六安属庐江，今始安亦出木斛，至虚长，不入丸散，惟可为酒渍煮汤用尔。”陶弘景所赞赏的是始兴石上所产，始兴在今广东，而认为安徽宣城所出是木斛，品质不佳。

至于古代六安所产石斛，是否即是后世盛称的“霍山石斛”，的确不得而知。正式提出“霍石斛”概念的是清代赵学敏，《本草纲目拾遗》云：

出江南霍山，形较钗斛细小，色黄，而形曲不直，有成球者，彼土人以茶茗，云极解暑醒脾，止渴利水，益人气力，或取熬膏饷客，初未有行之者，近年江南北盛行之，有不给。市贾率以风兰根伪充，但风兰形直不缩，色青黯，嚼之不黏齿，味微辛，霍石斛嚼之微有浆，粘齿，味甘微咸，形缩者真。

《百草镜》：石斛近时有一种形短只寸许，细如灯心，色青黄，咀之味甘，微有滑涎，系出六安州及颍州府霍山县，名霍山石斛，最佳。咀之无涎者，系生木上，不可用。其功长于清胃热，惟胃肾有虚热者宜之，虚而无火者忌用。

年希尧《集验良方》：长生丹用甜石斛，即霍石斛也。

范瑶初云：霍山属六安州，其地所产石斛，名米心石斛。以其形如累米，多节，类竹鞭，干之成团，他产者不能米心，亦不成团也。

陈延庆云：本草多言石斛甘淡入脾，咸平入胃。今市中金钗及诸斛俱苦而不甘，性亦寒，且形不似金钗，当以霍斛为真金钗斛。

综合赵学敏所引诸家言论，这种霍石斛应是霍山特有物种霍山石斛

［1］　谢宗万著：《中药材品种论述》，中册，第二版，上海科技出版社，1994年，第374页。

Dendrobium huoshanense，而霍山虽有生长的黄花石斛、铁皮石斛等，植物特征皆不与之相符。

三、其他石斛种类

除金钗石斛外，《中国药典》也曾将铁皮石斛*Dendrobium candidum*、马鞭石斛*Dendrobium fimbriatum var. oculatum*视为正品[1]。马鞭石斛植株较大，有可能是古代所称的"木斛"之类，何以成为正品，原因不详。至于铁皮石斛，其鲜品茎呈铁灰至灰绿色，有黑褐色具光泽的小节，与石斛属其他植物差别十分明显，在早期文献中没有看到任何相接近的记载，至民国初年张山雷《本草正义》始提到："若肺胃火灼，津液已耗，舌质深赤干燥，或焦黑嗜饮者，必须鲜斛清热生津，力量尤伟。必以皮色深绿，质地坚实，生嚼之脂膏粘舌，味厚微甘者为上品，名铁皮鲜斛，价亦较贵。"

铁皮石斛之成为正品，或许与清代以来流行的石斛药材规格耳环石斛或称铁皮枫斗的加工有关，前引《本草纲目拾遗》提到，霍石斛"形较钗斛细小，色黄而形曲不直，有成球者，彼土人以代茶茗"，这一描述与今之耳环石斛或枫斗的性状和应用方式基本一致。如前所述，赵学敏所称霍石斛当为霍山石斛*Dendrobium huoshanense*，但此品种因掠夺性采挖，资源很快枯竭，如乾隆年间刊《霍山县志》已经说"因采购者众，本山搜剔已空"，正因为此，制作枫斗的原料遂逐渐由霍石斛转为分布广且产量大的铁皮石斛。

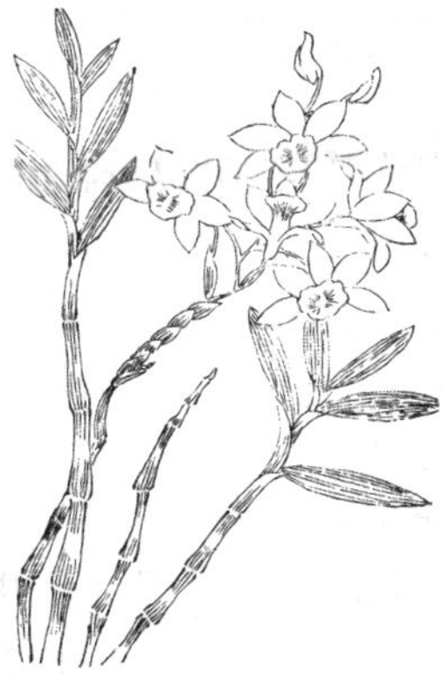

图8-4 《植物名实图考》金兰图

《植物名实图考》卷16除记载金钗石斛外，还描述了一种"山石上多有之，开花如瓯兰而小"的石斛，据所绘图例（图8-4），当即细茎石斛*Dendrobium moniliforme*，这很可能就是《本草衍义》所说"细如小草，长三四寸，柔韧，折之如肉而实"的石斛品种。《植物名实图考》卷17又有金兰，据吴其濬说亦是石斛之一种，产滇中，原植物当

[1] 除此而外，《中国药典》也曾将环草石斛*Dendrobium loddigesii*和黄草石斛*Dendrobium chrysanthum*作为石斛的正品来源。

为迭鞘石斛*Dendrobium denneanum*。

四、道地沿革

石斛产地随时代而异，据《本草经集注》提示，齐梁时石斛产地已由汉代以来的安徽六安向两广转移；至唐代，石斛主要由淮南道、江南道、岭南道进贡，具体情况如下：

淮南道出石斛的有寿州（今安徽寿县）、庐州（今安徽合肥一带）、舒州（今安徽怀宁）、光州（今河南潢川县）、蕲州（今湖北省蕲春）、黄州（今湖北黄冈）。又据《通典》具体进贡数额：寿春郡贡生石斛五十斤，今寿州；庐江郡贡石斛六十斤，今庐州；同安郡贡石斛六十斤，今舒州；弋阳郡贡生石斛六十斤，今光州。

江南道出石斛的有江州（今江西省九江市）、潭州（今湖南省长沙市），《通典》提到进贡数额：浔阳郡贡生石斛十斤，今江州。

岭南道出石斛的有广州、韶州（今广东省韶关市）、泷州（今广东罗定）、封州（今广东封开县）、春州（今广东阳春县）、勤州（今广东云浮）、贺州（今广西贺州），《通典》提到进贡数额：南海郡贡石斛二十斤，今广州；始兴郡贡石斛二十斤，今韶州；临封郡贡石斛十小斤，今封州；铜陵郡贡石斛二十小斤，今勤州。

宋代《元丰九域志》提到石斛的贡献有：寿州土贡石斛一十斤；庐州土贡生石斛二十斤；光州土贡生石斛一十斤；江州土贡生石斛一十斤；广州土贡石斛二斤。《太平寰宇记》土产石斛的州县：蔡州、南康军、庐州、光州、寿州、凤州、秦州、广州、春州、韶州、康州。《本草图经》云：“今荆、湖、川、广州郡及温、台州亦有之，以广南者为佳。”并专门绘制春州石斛和温州石斛（图8-5）图例。

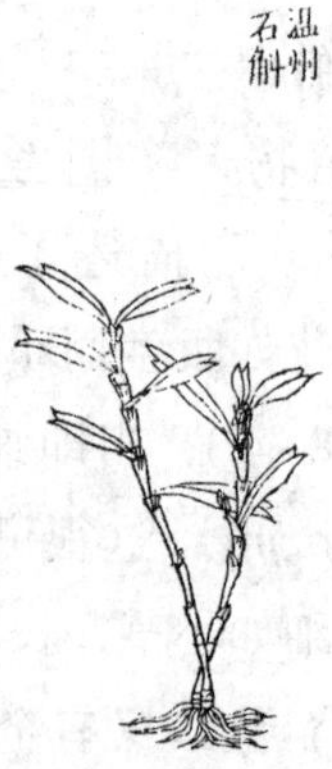

图8-5　晦明轩本《政和证类本草》温州石斛图

明代或许是提倡“金钗石斛”的缘故，李时珍特别指出：“处处有之，以蜀中者为胜。”《本草纲目》卷20治睫毛倒入，川石斛与川芎䓖同用。年代稍晚的《绛雪园古方选注》中也专门提到川石斛，并认为“川石斛入肾，以清虚热”。应该是受《本草纲目》的影响，明清本草大多认为石斛川产为良，代表性言论如《本草乘雅半偈》云：“出六安山谷，及荆襄、汉中、江左、庐州、台州、温州诸处，近以温台者为贵，谓其形似金钗，然气味腐浊，不若川地者形颇修洁，气味清疏，毋取美观，舍清用浊也。”《本草崇原》亦有类似的说法：“一种形如金钗，谓之钗石斛，为俗所尚，不若川地产者其形修洁，茎长一二尺，气味清疏，黄白而实，入药最良。”《本经逢原》云：“石斛种类最多，惟川者味甘淡，色黄无歧，可无伤胃之虞。”《本草求原》云：“川产者色黄如金，无歧，旁枝如钗，中实，味甘而短者良。”稍有例外的是《本草从新》，认为石斛“温州最上，广西略次，广东最下”。

总之，明清时期既由于安徽霍山石斛的兴起，也由于两广、两湖、江南乃至滇中石斛的产出，四川石斛虽然有名，但始终未能形成明确的道地优势，以民国二十九年（1940）陕西西京市(西安市)国药商业同业公会《药材行规》为例，该书石斛条注明产地四川、湖南、湖北、安徽，钗石斛条注产地两湖、皖、川等省。

第九讲 泽泻

《诗经·魏风》:"言采其藚。"《毛传》:"藚,水舄也。"《说文》亦同[1],陆玑《诗疏》曰:"今泽舄也,其叶如车前大,其味亦相似。"按,车前别名胜舄、马舄、牛舄,根据《诗疏》的说法,泽泻一名水泻,乃是叶如车前而水生之意。《说文》:"舄,䧿也。"本指鸟雀,借为履舄之字,所以颜师古《急就篇》注云:"单底谓之履,或以丝为之复底而有木者谓之舄。"车前科植物车前*Plantago asiatica*或平车前*Plantago depressa*或大车前*Plantago major*之类,卵形叶片,叶脉轮廓分明,正与木履相似,因此用"舄"命名。泽泻与车前虽科属不同,叶形则相似,故亦名为"舄"。

一、品种考订

同一药物,在神仙家与文学家眼中寓意各异,《太平御览》卷990引《典术》云:"食泽泻身轻,日行五百里,走水上,可游无穷,致玉女,神仙。"《抱朴子内篇·仙药》云:"玄中蔓方,楚飞廉、泽泻、地黄、黄连之属,凡三百余种,皆能延年,可单服也。"同样是泽泻,刘向在《楚辞·九叹》中则云:"筐泽泻以豹鞹兮,破荆和以继筑。"注家释泽泻为恶草。

经书训注异辞,实无足为怪,《本草经》将泽泻列上品,除了主"主风寒湿痹,乳难,消水,养五脏,益气力,肥健"外,更偏于久服神仙之效,所谓"久服耳目聪明,不饥,延年,轻身,面生光,能行水上"。

---

[1] 按《尔雅·释草》的意见则有不同,以"蕍"为泽泻,以"藚"为续断。"蕍,蕮",郭璞注"今泽蕮",邢昺疏:"蕍一名泽蕮,即药草泽蕮也。"又:"藚,牛唇。"郭注:"毛诗传曰,水蕮也。如续断,寸寸有节,拔之可复。"陆玑所说的泽泻为泽泻科植物,而郭璞言如续断的水蕮应是问荆一类的植物。

《本草经》对其虽无具体形态描述，但言“生汝南池泽，五月六月八月采根”，此泽泻生水畔，药用其根；又有别名“芒芋”，当是形容其球形块茎似芋；又言久服“轻身，面生光，能行水上”，这可能与泽泻块茎中所含泽泻醇A、B、C及其衍生物的降血脂作用有关，由此定其为泽泻科泽泻属（Alisma）植物当无问题。《本草经集注》云：“今近道亦有，不堪用，惟用汉中、南郑、青弋，形大而长，尾间必有两歧为好。此物易朽蠹，常须密藏之。叶狭长，丛生诸浅水中。仙经服食断谷皆用之，亦云身轻，能步行水上。”根据陶弘景的描述，当是同属狭叶泽泻*Alisma canaliculatum*一类。

《本草图经》描述说：“春生苗，多在浅水中，叶似牛舌草，独茎而长，秋时开白花，作丛，似谷精草。”并有邢州泽泻、齐州泽泻及泽泻3幅药图，其中泽泻（图8-1）与邢州泽泻（图8-2）两图基本能订为正品之泽泻*Alisma orientalis*。但也要说明的是，泽泻块茎近球形，密生多数须根，邢州泽泻图误画为根状茎横走如黄精，泽泻图则误图块茎多枚如芋，这可能是各地采送标本绘制药图时粗疏所致，并非另有其物。

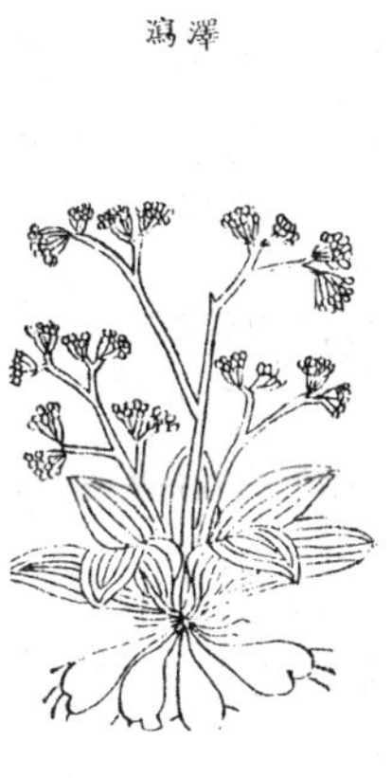

图9-1　晦明轩本《政和证类本草》泽泻图

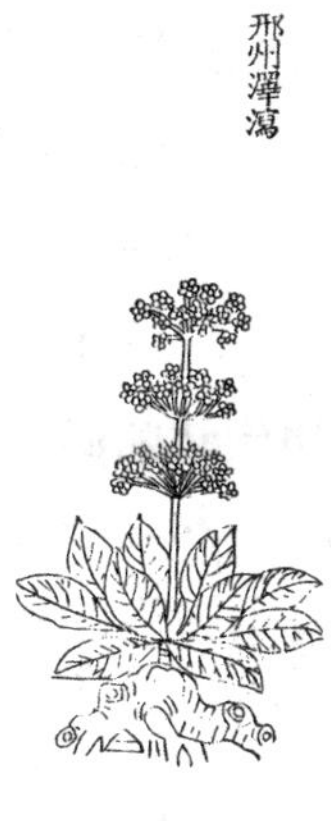

图9-2　晦明轩本《政和证类本草》邢州泽泻图

明代《救荒本草》对泽泻的描述准确得多：“今水边处处有之。丛生苗叶，其叶似牛舌草叶，纹脉竖直，叶丛中间撺葶，对分茎叉，茎有线楞，稍间开三瓣小白花，结实小青细。”该书专门提到“纹脉竖直”，其实是针对邢州泽泻图所误画的网状叶脉而言，所附药图（图9-3）也更加标准，但《救荒本草》只记其嫩叶的食用价值，故未绘出地下部分。遗憾的是，此后的本草著作，如《本草品汇精要》《本草蒙筌》《本草纲目》《本草汇言》等，作者都没有像朱橚那样亲自观察植物，所绘泽泻依然延续《本草图经》图例中块茎和叶脉上的错误，只有《植物名实图考》卷18所绘泽泻（图9-4）为准确。

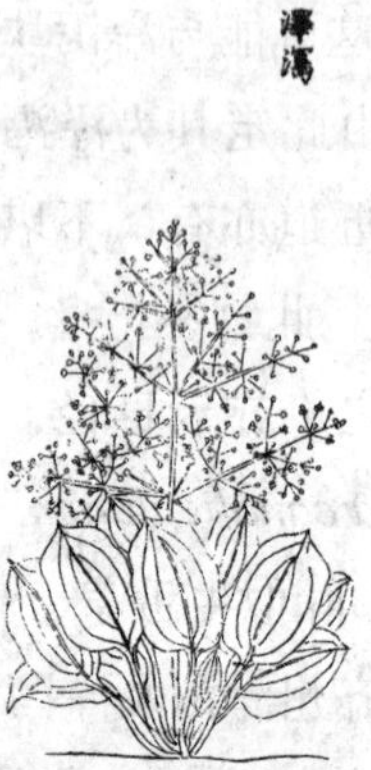

图9-3 《救荒本草》泽泻图

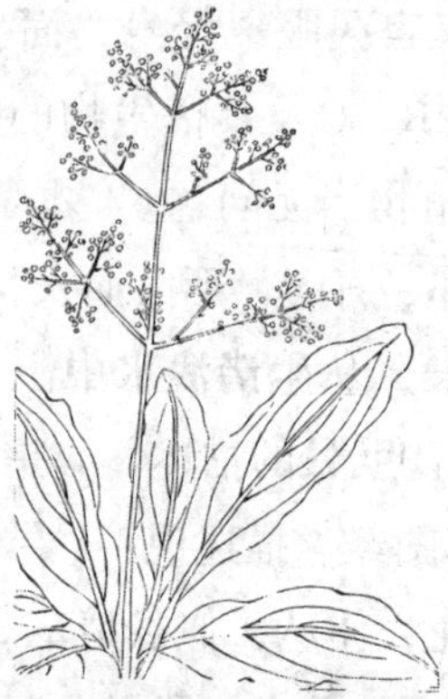

图9-4 《植物名实图考》泽泻图

二、道地沿革

《本草经》言“生汝南池泽”，陶弘景说：“今近道亦有，不堪用，唯用汉中、南郑、青弋[1]。”《新修本草》谓：“今汝南不复用，唯以泾州、华州者为善。”《千金翼方·药出州土》所载亦同。《本草图经》云：“今山东、河、陕、江、淮亦有之，汉中者为佳。”并绘出邢州、齐州泽泻。《植物名实图考》卷18引抚州志曰：“临川产泽泻，其根圆白如小蒜。”

按泽泻*Alisma orientalis*植物分布广泛，但相对而言，从陶弘景提到泽泻以汉中、南郑为优以来，直到明代都以陕西所出为道地。《大明一统志》卷32记载陕西土产有泽泻“盩厔县北水中出”，盩厔县今称周至县。清《陕西通志》卷43引《图书编》谓“生盩厔县北浅水中”，又引《华阴县志》“泽泻差佳”。但陕西泽泻的产地优势在民国已不再保持，据民国二十九年（1940）陕西西京市（西安市）国药商业同业公会《药材行规》，载泽泻产地“川、闽、鲁、豫、陕等省”，按其排列顺序，川闽在先而以本省列最后，颇能揭示泽泻道地产区的转移。

先说川泽泻，明代《证治准绳》卷93泽泻散已经提到川泽泻之名，但四川栽种泽泻的历史尚待研讨，以目前所见，清宣统元年（1909）出版的

[1] 青弋在今安徽芜湖一带，或因为地名略生僻，《本草纲目》引用时篡改为“青州、代州”。

《成都通览》在“成都之土产及各属之土产”条记载崇庆州（今四川崇州）出泽泻为较早。至于福建所产泽泻，《本草纲目拾遗》稆豆条延龄广嗣仙方用到建泽泻，《福建通志》卷11记延平府（今福建南平）物产有泽泻：“丛生浅水中，叶似牛舌，独茎而长，花白色。”《药物出产辨》云：“福建省建宁府为上。”建宁亦即今之南平市。按，南平泽泻清初即很有名，朱彝尊《曝书亭集》卷18有延平晚宿诗云：“两两浮桥趁浦斜，居人分占白鸥沙。瓜瓤豆荚迎船卖，只欠南乡泽泻花。”自注：“建宁产泽泻，花可啖，昨过未及买。”

第十讲
术·苍术·白术

术古已有之,《山海经·中山经》谓首山“其草多茉、芫”,女儿之山“其草多菊、茉”。亦为神仙家服食上品,《列仙传》载涓子“好饵术,食其精”,《神仙传》谓鲁女生“服胡麻饵术,绝谷八十余年”,《抱朴子内篇》引《神药经》:“必欲长生,常服山精。”《本草经》亦谓其“作煎饵,久服轻身延年不饥”。

一、“术”字简释

按照《说文》,“术”[1]其实是“秫”的省文,乃是“稷之粘者”的意思,其字从禾,“术”象形,据段玉裁注:“下象其茎叶,上象其采。”至于作为药物的“术”,《说文》写作“茉”,释为“山蓟也”。检《五十二病方》中药物“术”或从艹写作“茉”,或从木写作“林”;《武威医简》年代稍晚,两处写作“茉”,一处写作“术”。至于《尔雅·释草》作“术,山蓟”,是传写讹误,还是本来如此,不得而知,但“术”应该不是药物之本字。《本草纲目》释名项李时珍引《六书本义》谓“术字篆文象其根干枝叶之形”,恐是望文生义者。

《本草经》术一名山蓟,《尔雅·释草》亦云:“术,山蓟。”《吴普》一名山芥、一名天蘇,其中“天蘇”疑是“天蓟”之讹;而所谓“山芥”,亦可能是“山蓟”的异写。据《史记·贾谊传》引《服鸟赋》云:“细故甏葪兮,何足以疑。”此句中“葪”,《汉书》引作“芥”,“葪”乃是“蓟”的俗写,见《玉篇》。显然,早期文献中的“术”几乎都与“蓟”联系在一起,故郭璞注《尔雅》云:“今术似蓟而生山中。”

[1] “术”字隶定应该作“朮”,省写亦作“术”,与“術”的简化字“术”混淆。

按，古书所称“蓟”一般指菊科大蓟属（Cirsium）或刺儿菜属（Cephalanoplos）或飞廉属（Carduus）植物，形态与今用白术、苍术所来源之苍术属（Atractylodes）有所差别，但所指主要是菊科植物当无问题。

二、茅苍术为服食家所重

术既被视为仙药，汉代以来即有服食风尚。如《汉书·食货志》“又分遣大夫谒者教民煮木为酪”句，东汉服虔注：“煮木实，或曰如今饵术之属也。”汉以后服食者亦夥，史志记载不绝如缕。如《晋书·嵇康传》云：“又闻道士遗言，饵术黄精，令人久寿，意甚信之。游山泽，观鱼鸟，心甚乐之。”《晋书·许迈传》云：“初采药于桐庐县之桓山，饵术涉三年，时欲断谷。”嵇康《与山巨源绝交书》云：“又闻道士遗言，饵术、黄精，令人久寿，意甚信之。”《南史·刘虬传》云：“常服鹿皮夹，断谷，饵术及胡麻。”《北史·徐则传》云：“因绝粒养性，所资唯松术而已。”《水经注·沔水》注：“县有锡义山，方圆百里，形如城。四面有门，上有石坛，长数十丈，世传列仙所居，今有道士被发饵术，恒数十人。”《旧唐书·王远知传》云：“屏弃尘杂，栖志虚玄，吐故纳新，食芝饵术。”

东晋由许谧、杨羲在茅山创立的上清派对术尤其重视，经陶弘景之手整理的《真诰》是上清派重要文献，其中有关仙人服术的记载甚多，比如说：“正气不亏，术散除疾，是尔所宜，次服餌饭，兼谷勿违。”又：“高耆亦可服术，其家冢讼亦为纷纷，术遏鬼气，故必无他耳。”该书卷6并有紫微夫人《服术叙》一篇，大意谓草木服食功用，皆不及术，其既灭灾疢又保长生，最为上品；卷10又有以术作脯、作饵、作散之法。

在《本草经集注》中，陶弘景将术分为赤白两种，有云：“术乃有两种，白术叶大有毛而作桠，根甜而少膏，可作丸散用。赤术叶细无桠，根小苦而多膏，可作煎用。昔刘涓子挪取其精而丸之，名守中金丸，可以长生。东境术大而无气烈，不任用。今市人卖者皆以米粉涂令白，非自然，用时宜刮去之。”从描述并结合产地来看，赤术即今之茅苍术*Atractylodes lancea*应无问题，这是茅山特产，与《真诰》卷11陶弘景说“（茅山之积金岭）山出好术，并杂药”，卷11说“自隐居住来，气养成秀，于形望大好，山出好术并杂药”，皆相吻合[1]。

与后世以白术为补益，以苍术利湿浊不同，陶弘景时代的道仙家服食似乎更看重苍术，而轻视白术。紫微夫人《服术叙》提到：“夫术气则式遏鬼津，吐烟则镇折邪节。”又云：“且术气之用，是今时所要，末世多疾，宜当服御耳。”所谓“吐烟则镇折邪节”，又强调“术气”云云，这应是指已被现代研究所证实的苍术熏烟的空气消毒作用。

除了外用，更多的是做成各种制剂供服饵。陶弘景曾以术蒸、术煎赠庾肩吾，据庾肩吾《答陶隐居赉术蒸启》说：“味重金浆，芳逾玉液，足使芝惭明丽，丹愧芙蓉，坐致延生，伏深铭戴。”《答陶隐居赉术煎启》云：“绿叶抽条，生于首峰之侧，紫花摽色，出自郑岩之下。”此见陶弘景所作术煎、术蒸的原料皆出于茅山，其为茅苍术无疑。

直到宋代尚有以茅苍术作煎的习惯，北宋刘敞有一首《句容刘同年寄示游山诗及术煎》诗云：“江外三峰倚碧天，古来相续几神仙。自无飞骨何由到，赖有新诗尚许传。饵术始知堪度世，听松真得自忘年。会驱鸡犬从君隐，与择华阳数亩田。”《太平圣惠方》卷94有“神仙术煎方”，或是其遗法，方云：

> 右取术，新从山劚出者，不计多少，去苗净洗，木臼中熟捣，新布绞取汁，如此三两遍，汁出尽为度，于银器或瓷器中煎令如饧即成矣。每旦以温酒调服一合，随性空吃尤佳。久服轻身益气，祛风寒，不饥渴，百病皆除。忌桃李、雀肉。[2]

毫无疑问，今用茅苍术*Atractylodes lancea*以江苏茅山所产历史最久，品质最优，《真诰》引文已见前。《本草经集注》说：“今处处有，以蒋山（今江苏南京紫金山）、白山（今江苏南京江宁东三十里，与蒋山相连）、茅山（今江苏镇江句容）者为胜。”元天历《茅山志》卷19提到茅山之术，元至大《金陵新志》卷7言岁贡“茅山苍术贰佰斤”，其后记载不绝，是一个值得开发保持的道地品种。

---

[1]《本草纲目》亦认可此说，将服食神仙的传说列在苍术下，并加按语说：“时珍谨按已上诸说，皆似苍术，不独白术。今服食家亦呼苍术为仙术，故皆列于苍术之后，又张仲景辟一切恶气，用赤术同猪蹄甲烧烟。陶隐居亦言术能除恶气，弭灾沴。故今病疫及岁旦，人家往往烧苍术以辟邪气。”

[2]《本草图经》所载作法稍有不同：“又劚取生术，去土，水浸再三，煎如饴糖，酒调饮之更善，今茅山所制术煎，是此法也。陶隐居云：昔者刘涓子挼取其精而丸之，名守中金丸。今传其法乃是膏煎，恐非真尔。”

三、白术的来历

《本草经集注》说术有赤白两种，其中“白术叶大有毛而作椏，根甜而少膏，可作丸散用”。这里所称白术是否今用之白术*Atractylodes macrocephala*尚有疑问，反倒是陶说的那种形大而气微的“东境术”，有可能是产于浙江东阳一带的白术，但毕竟不是主流。

尽管在今存唐及唐以前医方中偶然也见白术、苍术、赤术之名，但不排除后人添改的可能，正式将白术、苍术分为两药，开始于宋代。宋林亿“新校备急千金要方例”专门提到“术”的问题：“又如白术一物，古书惟只言术，近代医家咸以术为苍术，今则加以白字，庶乎临用无惑矣。”这说明三件事：孙思邈《备急千金要方》用术未分苍与白；在宋代，仍有部分医家受陶弘景影响，以苍术为术之正品，如《三因极一病证方论》有赤术丸[1]；宋代更重视的是白术，这甚至在道教《云笈七签》中都能得到证明，此书有12方用到白术，视为补益神仙之品，如老君益寿散，没有提到苍术，唯一一处使用见卷71杀鬼丸，名白赤术。

苏轼有一篇小文《苍术录》，乃当时人贵白术而贱苍术之写照：

黄州山中苍术至多。就野买一斤，数钱尔。此长生药也，人以其易得，不复贵重，至以熏蚊子，此亦可为太息。舒州白术，茎叶亦甚相似，特华紫尔。然至难得，三百一两。其效止于和胃去游风，非神仙上药也[2]。

至于宋人重视白术的原因，《本草衍义》解释说：

苍术其长如大小指，肥实，皮色褐，气味辛烈，须米泔浸洗，再换泔，浸二日，去上粗皮。白术粗促，色微褐，气味亦微辛、苦而不烈。古方及本经止言术，未见分其苍、白二种也。只缘陶隐居言术有两种，自此人多贵白者。今人但贵其难得，惟用白者，往往将苍术置而不用。如古方平胃散之类，苍术为最要药，功尤速。殊不详本草元无白术之名，近世多用，亦宜两审。嵇康曰“闻道人遗言，饵术、黄精，令人久寿”，亦无“白”字。

[1]《普济方》作赤术散，谓出《危氏方》。

[2]苏轼：《苏轼文集》，中华书局，1986年，第2356页。

四、苍术、白术品种的正式分化

宋代虽然有苍术、白术的争论，医方使用也分化出两药，本草家崇古，乃在“术”条内分讨论苍术与白术。《本草图经》说术“今处处有之，以嵩山、茅山者为佳”，茅山出产的自然以茅苍术*Atractylodes lancea*为主，嵩山所出的术也用来作术煎，范祖禹有《和李方叔惠嵩山术煎松黄二首》，其咏术煎说：“八公淮水留丹灶，四皓商山余紫芝。嵩岭今成花炼术，周原空咏堇如饴。容颜冰雪端能变，心肺尘埃信可治。多病直疑生羽翼，更纡仙客上清词。”结合前引刘敞术煎诗，正与苏颂说“以嵩山、茅山者为佳”吻合，术煎的原料应该也是苍术，从物种分布来看，或许是北苍术*Atractylodes chinensis*。

《本草图经》描述这种“服食家多单饵之”的术说：“春生苗，青色无桠，一名山蓟，以其叶似蓟也。茎作蒿杆状，青赤色，长三二尺以来。夏开花，紫碧色，亦似刺蓟花，或有黄白花者，入伏后结子，至秋而苗枯。根似姜而傍有细根，皮黑，心黄白色，中有膏液，紫色。”所绘商州术（图10-1），从产地和药图来看，应该就是北苍术*Atractylodes chinensis*。

苏颂又专门提到白术说：“今白术生杭、越、舒、宣州高岗上，叶叶相对，上有毛，方茎，茎端生花、淡紫碧红数色，根作桠生。二月三月八月九月采根，暴干，以大块紫花者为胜，又名乞力伽。”所图舒州术（图10-2），接近今之白术*Atractylodes macrocephala*。至于《本草图经》所绘越州术（图10-3）、齐州术（图10-4），虽未绘出花，亦可勉强认为是白术品种，但荆门军术（图10-5）、石州术（图10-6）显然不是苍术属植物，至于歙州术（图10-7）药图简略，不能判断。

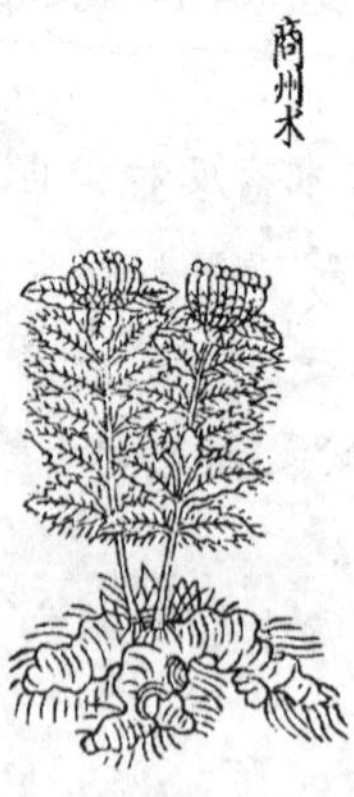

图10-1　晦明轩本《政和证类本草》商州术图

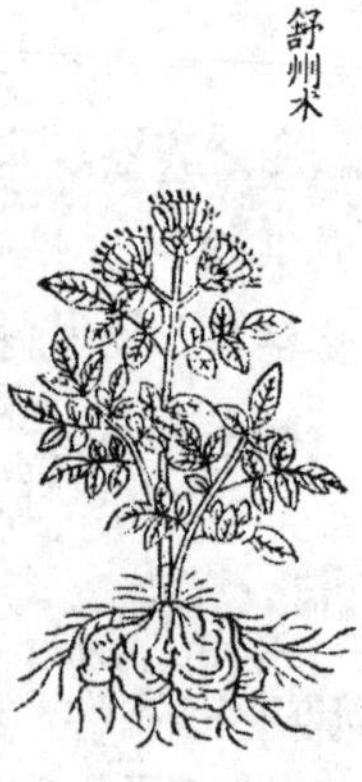

图10-2　晦明轩本《政和证类本草》舒州术图

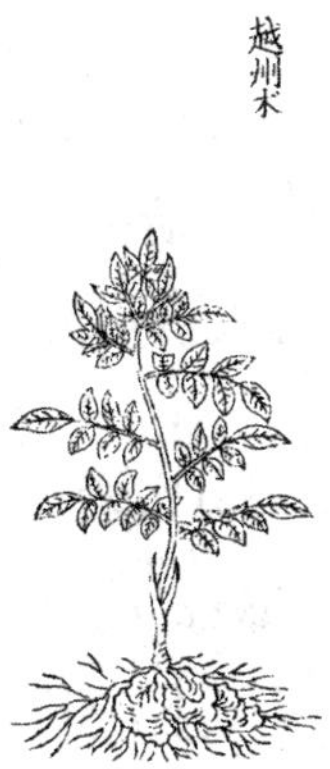

图10–3 晦明轩本《政和证类本草》越州术图

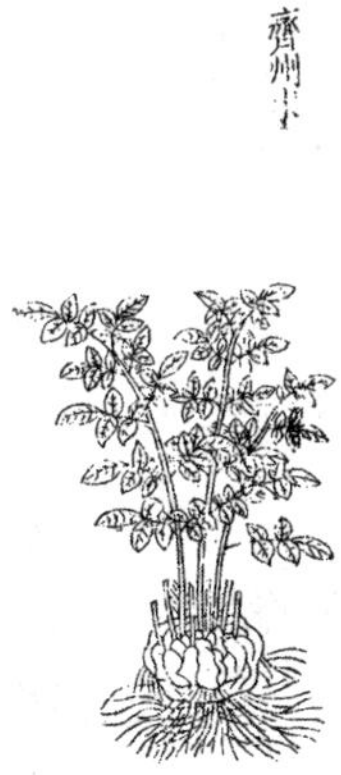

图10–4 晦明轩本《政和证类本草》齐州术图

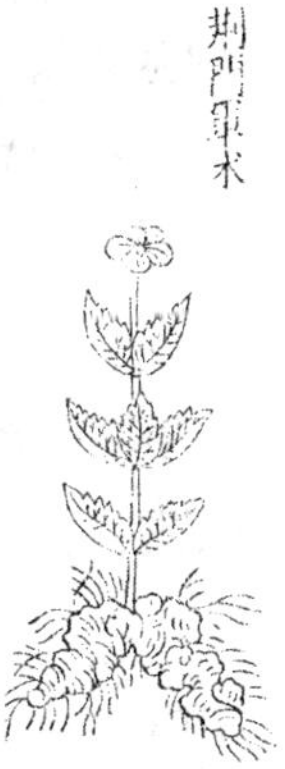

图10–5 晦明轩本《政和证类本草》荆门军术图

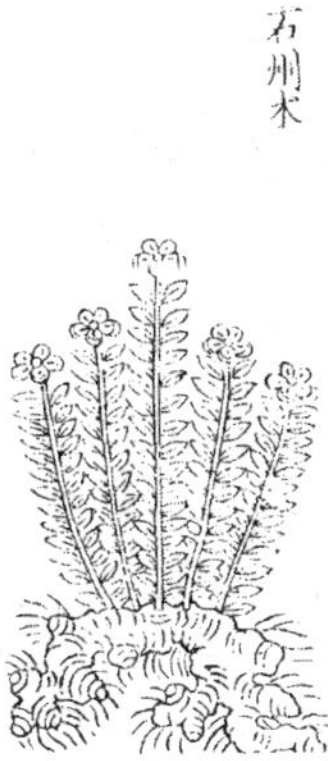

图10–6 晦明轩本《政和证类本草》石州术图

谈到白术品种的混乱，必然涉及苏颂提到的“乞力伽”的问题。“乞力伽”见嵇含《南方草木状》卷上：“药有乞力伽，术也，濒海所产，一根有至数斤者，刘涓子取以作煎，令可丸，饵之长生。”乞力伽又名“吃力伽”，见《日华子诸家本草》，一直被认为是术的别名，《外台秘要》卷31引《广济方》有吃力伽丸，《妇人大全良方》卷5有乞力伽散，方中的乞（吃）力伽皆被认为是白术，但从嵇含说乞力伽“一根有至数斤者”，

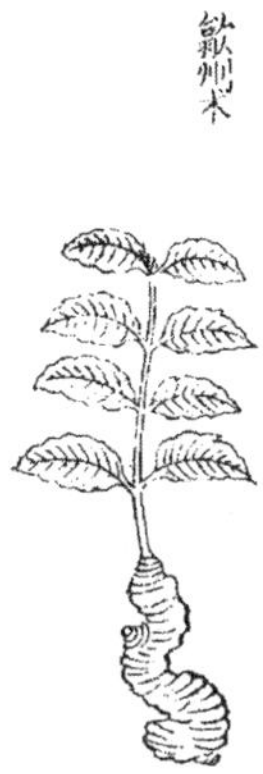

图10–7 晦明轩本《政和证类本草》歙州术

恐怕不是菊科植物[1]。

明初《救荒本草》正式以苍术立条，有云："苗淡青色，高二三尺，茎作蒿簳，叶抪茎而生，稍叶似棠叶，脚叶有三五叉，皆有锯齿小刺，开花紫碧色，亦似刺蓟花，或有黄白花者，根长如指大而肥实，皮黑茶褐色。"《救荒本草》专门提到苍术叶抪茎生，据所绘药图（图10-8），叶狭卵形，羽状五深裂，的确是北苍术*Atractylodes chinensis*而非茅苍术*Atractylodes lancea*。

明代白术的品种也统一为白术*Atractylodes macrocephala*，不仅如此，《本草纲目》还专门提到白术的栽种，李时珍云："白术，枹蓟也，吴越有之。人多取根栽莳，一年即稠。嫩苗可茹，叶稍大而有毛，根如指大，状如鼓槌，亦有大如拳者。"

由此可以基本肯定，自明代开始白术、苍术的品种基本稳定，不再存在混乱。稍有需要说明的是，《本草品汇精要》对苍术、白术的划分，基本出于《本草衍义》《汤液本草》等书，无大发明，但因此书图例主要沿袭《证类本草》，刘文泰遂将《证类本草》转绘《本草图经》的7幅术药图分作两类，将舒州（图10-9）、越州术标为白术，且将舒州术原图头状花序完全删去，更显得不伦不类，又将其余5种术，即荆门军、歙州、石州、齐州、商州术标为苍术，极易造成当时苍术品种混乱的印象。

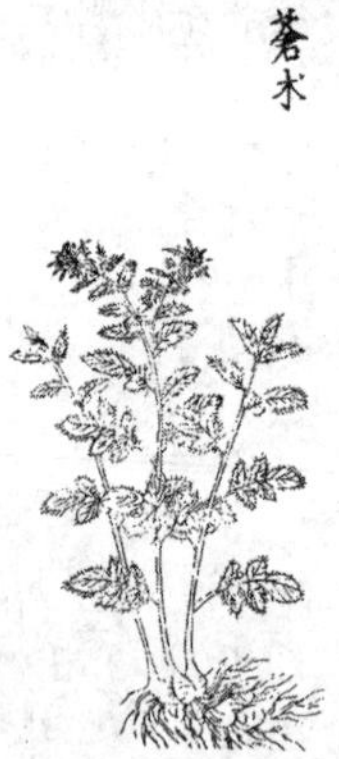

图10-8 《救荒本草》苍术图

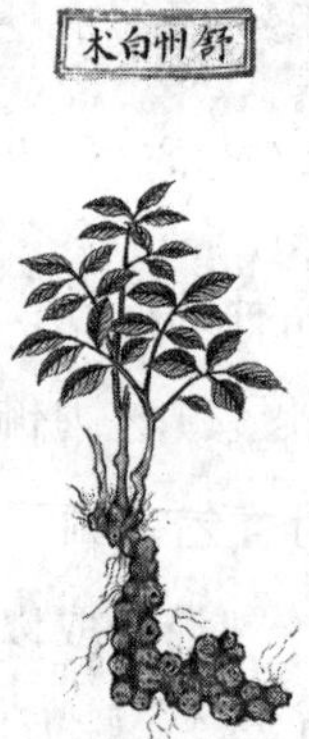

图10-9 《本草品汇精要》舒州白术图

[1]《中华本草》认为，乞力伽为希腊语 Teyaka 或拉丁语 Theriaca 的音译，本为古代西方的一种复方丸药，谓能治百病，可致长生。《南方草木状》不识，以为乞力伽即术，遂使唐宋以后本草方书有以乞力伽为白术之异名者，其说可参。

《本草品汇精要》将越州术改造为“越州白术”，与下一标题提到的於潜白术有关，至于舒州白术已见前引苏轼《苍术录》。此外，宋代诗人郭祥正有一首古风《潜山行》，其中有句：“君不见潜山之下，潜水之涯。菖蒲有九节，白术多紫花。采之百拜献君寿，陛下盛德如重华。”潜山即在舒州（今安徽潜山县），可见宋代舒州也是白术驰名。

五、关于於潜白术

浙江产出白术在宋代方志中记载甚多，如宋嘉定《赤城志》卷36云：“术，白者叶大有毛，甘而少膏，赤者反是。贯休诗‘黑壤生红术’，指天台也；杜光庭空明洞诗‘芝术迎风香馥馥’，指黄岩也。”宋乾道《临安志》卷2药出有白术，《会稽志》卷9石鼓山多黄精、白术，《海盐澉水志》卷6药品有白术。今天认为最为道地的浙江於潜（今属杭州市临安区）白术，则见于宋咸淳《临安志》卷58，其后《本草品汇精要》白术的道地项也说“杭州於潜佳”，万历《杭州府志》亦云：“白术以产於潜者佳，称於术。”

於潜术的历史似可上溯到东晋，据《三洞珠囊》卷3引《道学传》云：

许迈，字叔玄，小时名映，后自改名远游。入新成道山，服苣藤谷，常服气，一气千余息。晋永和二年，移入临安西山也。

高平阎玄之、琅琊彭初，皆就远游受业。远游曰：“阎君可服气以断谷，彭君宜须药以益气。”遂教彭以饵术，并委质伏事。三年，远游曰：“君以解此，但当勤修之耳。专修矣，心如死灰，形如委骸，可各索清静处以自精妙。”于是玄之往於潜，饵术为务也。

许迈与许谧为兄弟行，同修道法，许迈在临安山中隐修，许谧则居茅山，虽然教派不同，服术则一[1]。许迈弟子阎玄之“往於潜饵术为务”，乃是就地取材。

於潜术历代享名，明代高濂《遵生八笺·饮馔服食笺》载服食术法云：

於潜术一石，净洗捣之，水二石，渍一宿，煮减半。加清酒五升，重煮，取一石绞去滓，更微火煎熬。纳大豆末二升，天门冬末一升，搅和丸如

[1] 许迈、许谧都是丹阳句容人，据《晋书·许迈传》载“永和二年，移入临安西山，登岩茹芝，眇尔自得，有终焉之志”。

弹子。旦服三丸，日一，或山居远行代食。耐风寒，延寿无病。此崔野子所服法。天门冬去心皮也。

此与术煎的做法相近，而特别强调用於潜术，与前方用茅山苍术不同，正与宋代以后重视白术的补益作用有关。清代金农赠汪士慎诗有句云："於潜白术高丽参，阿谁赠药欢相寻。"[1]亦可见於潜白术之贵重。

[1] 金农著：《冬心先生集》，西泠印社出版社，2012年，第106页。

第十一讲
甘草

甘草以滋味甘甜而得名，《说文》：“苷，甘草也。”《广雅》：“美丹，甘草也。”《名医别录》又有蜜甘、美草、蜜草诸名。

一、品种考订

甘草不仅味甘，又善解毒，《本草经》只有“解毒”二字，《名医别录》补充说：“解百药毒，为九土之精，安和七十二种石，一千二百种草。”又名“国老”，据陶弘景解释：“此草最为众药之主，经方少不用者，犹如香中有沉香也。国老，即帝师之称，虽非君，为君所宗，是以能安和草石而解毒也。”《本草图经》云：“诸方用之最多，又能解百毒，为众药之要。”并引孙思邈论曰：“有人中乌头、巴豆毒，甘草入腹即定。方称大豆解百药毒，尝试之不效，乃加甘草为甘豆汤，其验更速。”[1]古人声称能够解毒的药物有甘草、荠苨、大小豆汁、绿豆汁、蓝汁，乃至地浆水、人粪汁、童子便等肮脏的东西——后者或许通过催吐，排出胃中尚未吸收的毒物，减轻中毒反应。至于其他的药物，除了甘草以外，解毒作用实属可疑。

药理研究证实，甘草煎液口服能提高动物对多种毒素的耐受力，是一种非特异性的解毒剂。甘草中含甘草酸（glycyrrhizic acid），因其甜味是蔗糖的250倍，故又名甘草甜素（glycyrrhizin），含量约在5%~10%。甘草甜素在肝脏分解为甘草次酸（glycyrrhetinic acid）和葡萄糖醛酸，后者可与含羧基、羟基的物质结合，使之失活，从而发生解毒作用；前者则具有肾上腺皮质激素样作用，可提高机体对毒素的耐受力。由甘草的解毒作用证实，药用甘草自古便是豆科甘草属（Glycyrrhiza）植物，品种无重大变异。

[1] 原文见《备急千金要方》卷24，苏颂引用有节略。

需要说明的是，甘草一名美草，如段注《说文》云："美、甘也。甘为五味之一，而五味之可口皆曰甘。"故古代文献中的"甘草"有时只是美草的泛称，未必都是甘草类植物，如《庄子·齐物论》："民食刍豢，麋鹿食荐。"陆德明《经典释文·庄子音义》集诸家注说云："荐，司马云美草也，崔云甘草也。"又《韩诗外传》卷5云："西方有兽名曰蟨，前足鼠后足兔，得甘草必衔以遗蛩蛩距虚。"这些甘草未必皆是今之药用甘草。

尤其宜注意者，《尔雅·释草》："蘦，大苦。"孙炎、郭璞皆注云："今甘草，蔓延生，叶似荷，青黄，茎赤黄有节，节有枝相当。或云蘦似地黄。"《嘉祐本草》将之引在甘草条下，《本草图经》又引《诗·唐风》"采苓采苓，首阳之颠"，谓蘦与苓通用，苏颂云："首阳之山在河东蒲坂县，乃今甘草所生处相近，而先儒所说苗叶与今全别，岂种类有不同乎？"苏颂的怀疑确有道理，这种叶似荷，或似地黄的"甘草"，沈括认为是黄药子，《梦溪笔谈·药议》专门讨论说：

本草注引《尔雅》云"蘦，大苦"，注："甘草也，蔓延生，叶似荷，茎青赤。"此乃黄药也，其味极苦，谓之大苦，非甘草也。甘草枝叶悉如槐，高五六尺，但叶端微尖而糙涩，似有白毛，实作角生，如相思角，作一本生，熟则角坼，子如小匾豆，极坚，齿啮不破。

沈括的意见应该是正确的，所言黄药，当即薯蓣科黄独*Dioscorea bulbifera*。所谓"蘦，大苦"的甘草应该视为与药用甘草同名异物者，不必认为当时存在品种混淆。

宋人对甘草植物形态的描述亦十分准确，《本草图经》云：

春生青苗，高一二尺，叶如槐叶，七月开紫花似柰，冬结实作角子如毕豆。根长者三四尺，粗细不定，皮赤，上有横梁，梁下皆细根也。二八月除日采根，暴干十日成，去芦头及赤皮，今云阴干用。今甘草有数种，以坚实断理者为佳，其轻虚纵理及细韧者不堪，唯货汤家用之。

《本草衍义》的说法与《梦溪笔谈》接近，有云："甘草，枝叶悉如槐，高五六尺，但叶端微尖而糙涩，似有白毛。实作角生，如相思角，作一本生，子如小扁豆，齿啮不破。"特别有意思的是，沈括和寇宗奭都提到甘草种子"极坚齿啮不破"，直到今天种植甘草仍需用人工方法磨损其坚硬外壳以提高发芽率。从《本草图经》所绘图例（图11-1）和分布来看，当时所用品种应以豆科甘草*Glycyrrhiza uralensis*为主流。

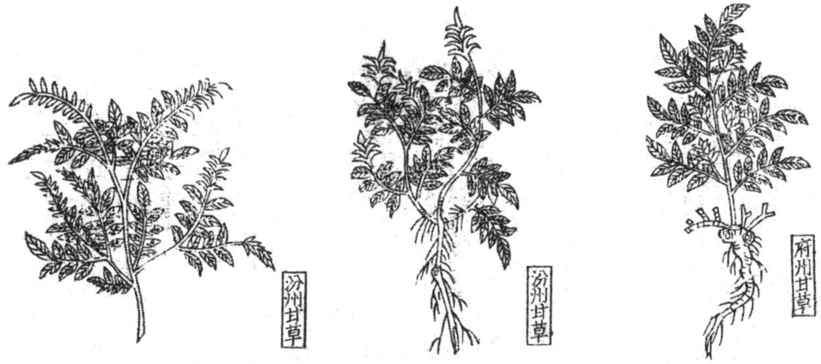

图11-1　晦明轩本《政和证类本草》甘草图

明代或许是因为本草家罕履北地，少有目验植物的机会，关于甘草描述的错误反而增多。《本草蒙筌》所绘汾州甘草，虽然比照《证类本草》药图，但严重走样，完全失去豆科植物的特征。《本草纲目》云："今人惟以大径寸而结紧断文者为佳，谓之粉草。其轻虚细小者，皆不及之。刘绩《霏雪录》言安南甘草大者如柱，土人以架屋，不识果然否也。"按，甘草根粗壮者可以制作为杖，如梅圣俞有《司马君实遗甘草杖》诗云："美草将为杖，孤生马岭危。"其说不误，但李时珍言安南（今越南）甘草实谬。据《佩文斋广群芳谱》卷93引《霏雪录》云："西土甘草大者如柱，土人以架屋，唐愚士西游亲见之。"则甘草的正确产地仍然在西北。

《植物名实图考》卷7甘草条说：

> 余以五月按兵塞外，道傍辙中，皆甘草也。谛叶玩花，郄车载之。闻甘、凉诸郡尤肥壮，或有以为杖者。盖其地沙浮土松，根荄直下可数尺，年久则巨耳。梅圣俞有《司马君实遗甘草杖诗》可征于古。余尝见他处所生，亦与《图经》相肖，尝之味甘，人无识者，隐居所谓青州亦有而不好者，殆其类也。

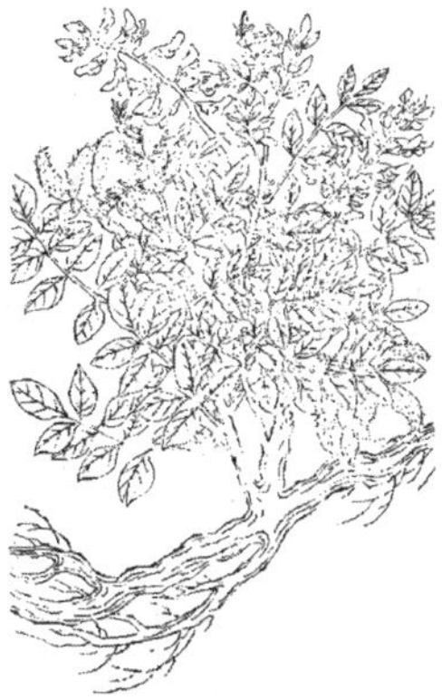

图11-2　《植物名实图考》甘草图

这应该是吴其濬晚年任山西巡抚时所亲见，甘草图例（图11-2）亦其手绘，所描绘者仍为*Glycyrrhiza uralensis*。

二、道地沿革

甘草出北地，《本草经》《名医别录》云："生河西川谷，积沙山及上郡。"南北朝时因南北睽隔，乃从蜀中来，《本草经集注》说："河西、上郡不复通市，今出蜀汉中，悉从汶山诸夷中来。赤皮断理，看之坚实者，是抱罕草，最佳。抱罕，羌地名。亦有火炙干者，理多虚疏，又有如鲤鱼肠者，被刀破，不复好。青州间亦有，不如。又有紫甘草，细而实，乏时可用。"按蜀川并不出产甘草，陶说"今出蜀汉中悉从汶山诸夷中来"，乃是指当时的贸易渠道。其原初产地"抱罕"在今甘肃临夏一带。另据《梁书·诸夷传》云："天监四年，(宕昌国)王梁弥博来献甘草、当归。"宕昌在今甘肃岷县一带，故知齐梁时期甘肃是南方药用甘草的主要产地。

《千金翼方·药出州土》出甘草者有岐州、并州、瓜州，位置在今陕西、山西、甘肃。《新唐书·地理志》土贡甘草的州郡有五：灵州灵武郡(今宁夏灵武)、太原府太原郡(今山西太原)、朔州马邑郡(今山西朔县)、洮州临洮郡(今甘肃临潭)、岷州和政郡(今甘肃岷县)。至于产于内蒙古的"梁外草"，唐代已有记载，《元和郡县志》卷5云："九原县，本汉之广牧旧地，东部都尉所理。其九原县，永徽四年重置，其城周隋间俗谓之甘草城。"甘草城当以产甘草得名，其地正在今内蒙古伊克昭盟杭锦旗。

宋代以来甘草产地变化不大，仍以山西、陕西、甘肃为主，《本草图经》云："今陕西河东州郡皆有之。"《本草图经》所图府州、汾州甘草，府州在今陕西府谷，汾州在今山西汾阳。《本草品汇精要》谓"山西隆庆州者最胜"，隆庆州即今北京延庆区，此或为当时甘草集散地。《药物出产辨》云："产内蒙古，俗称王爷地。"

第十二讲

乾姜·生姜·干生姜

姜，《说文》作“薑”，训为“御湿之菜也，从草，彊声”。《五十二病方》写作“薑”“蔃”“彊”“畺”“橿”，其后则多省写作“蔃”，《武威医简》亦作“蔃”，晚近简写为“姜”。按，薑之得名，王安石《字说》云：“薑，彊我者也，于毒邪臭腥寒热皆足以御之。”又云：“蔃能御百邪，故谓之蔃。”其说或有未妥，蔃本字疑当写为“畺”，据《说文》原义：“畺，界也。从田，三其界画也。”此则借用指代植物蔃，盖象其根茎肥大骈连若指掌之形也。

古者姜桂滋味辛烈，多作烹饪调剂之用，《论语·乡党》谓孔子“不撤姜食，不多食”，《礼记·檀弓》：“丧有疾，食肉饮酒，必有草木之滋焉，以为姜桂之谓也。”郑玄注：“增以香味。”《吕氏春秋·本味》云：“和之美者，杨朴之姜，招摇之桂。”食用以外，姜亦作药用，《灵枢·寿夭刚柔》以淳酒、蜀椒、干姜、桂心四物作药熨，马王堆医书用姜处甚多，《本草经》列为中品，此后历代本草皆有记载。

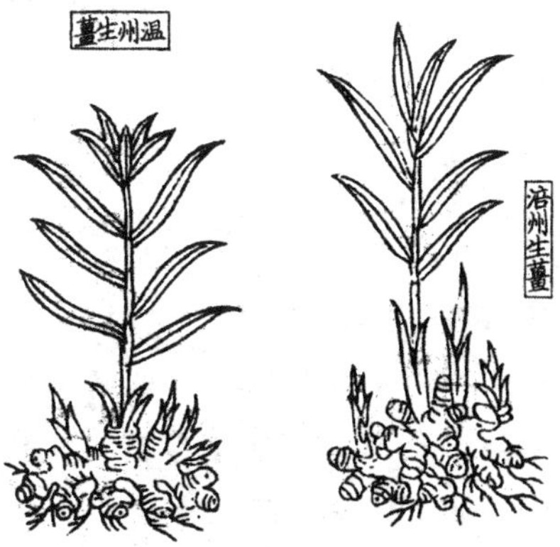

图 12-1　晦明轩本《政和证类本草》生姜图

《本草图经》描述其植物形态：“苗高二三尺，叶似箭竹叶而长，两两相对，苗青根黄，无花实。”《本草纲目》谓：“姜宜原隰沙地，四月取母姜种之，五月生苗如初生嫩芦，而叶鞘阔如竹叶，对生，叶亦辛香，秋社前后新芽顿长，如列指状，采食无筋，谓之子姜，秋分后者次之，霜后则老矣。”据《本草图经》所绘涪州生姜、温州生姜（图12-1）图例，其原植物为姜科姜*Zingiber officinale*，古今品种皆无变化。

姜用其根茎，现代按采用部位、干燥程度、加工方法的不同，大致分嫩姜、生姜、干姜三类：嫩姜是姜的嫩芽，主要用作蔬茹，又称仔姜、紫姜、茈姜、姜芽；生姜为姜的新鲜根茎，烹饪、入药皆用之，又称菜姜、母姜、老姜；干姜，为姜根茎的干燥品，药用为主，可进一步加工为姜炭、炮姜。姜无论作药用、食用，古今品种虽无变化，但具体药材规格，尤其对“干姜”的定义，则颇有不同，简论如下。

一、早期文献中“干姜”或是“乾姜”之意

姜在秦汉医方中为常用之品，据马继兴《马王堆古医书考》整理统计，马王堆医书用“姜”约15处，径称“姜”8处，“干姜”6处，“枯姜”1处。其中“枯姜”理解为干燥脱水的姜应该没有问题，但此“枯姜”与其他各处出现的“干姜”是否一物，“干姜”与“姜”又是何关系？更令人费解的是，东汉初《武威医简》亦多处用姜，则皆不加分别地称为“姜”，这究竟指何种姜，亦不得而知。东汉末《伤寒杂病论》用姜处更多，用“干姜”“生姜”者各有50余方，“生姜”应该没有歧义，但“干姜”究竟是何物，尚需斟酌。

秦汉神仙方士颇看重姜的神奇效用，不仅《本草经》说姜“久服去臭气，通神明”，在纬书中亦有各种记载。如《春秋运斗枢》云：“旋星散为姜，失德逆时，则姜有翼，辛而不臭也。”《孝经援神契》云：“椒姜御湿，菖蒲益聪，巨胜延年，威喜辟兵。”姜常与椒并用，此即《援神契》所说“椒姜御湿”，最值得注意的是早期道经《太上灵宝五符序》卷中对椒、姜的论述：

老君曰：椒生蜀汉，含气太阴。天地俱生，变化陆沉。故能御湿，邪不敢侵。唊鬼蛊毒，靡有不禁。子能常服，所欲恣心。世之秘奥，其道甚深。坚藏勿泄，不用万金。

老君曰：姜生太阳，与椒同乡。俱出善土，窈窕山间。坚固不动，以依水泉。含气荧惑，守土本根。背阴向阳，与世常存。故能辟湿，却寒就温。除邪斩疾，闭塞鬼门。子能常服，寿若乾坤。

在这两段文字中，椒被看作太阴所化，姜则是太阳所生，太阳为乾，故疑古所称“干（乾）姜”，其实是“乾（qián）姜”[1]。

二、乾姜的制作法

《本草经》有乾地黄、乾漆、乾姜，前两种之“乾”皆是干燥义，故简写作干地黄、干漆没有问题，但研究“乾姜”的制作法，却不是简单地将生姜制为干燥品，而是有一套繁复的制作工艺。《本草经集注》说：

乾姜今惟出临海、章安，两三村解作之。蜀汉姜旧美，荆州有好姜，而并不能作乾者。凡作乾姜法，水淹三日毕，去皮置流水中六日，更刮去皮，然后晒干，置瓮缸中，谓之酿也。

姜作为经济作物，栽种历史悠久，《史记·货殖列传》谓：“千畦姜韭，此其人与千户侯等。”秦汉时期四川是姜的主要产地，如《吕氏春秋》所称“杨朴之姜”，据高诱注，杨朴地在蜀郡；《本草经》亦言“生犍为川谷”，即今四川犍为县。在此时期道仙家著作中蜀郡所出的姜也充满了传奇性，不仅《太上灵宝五符序》说姜与椒皆出蜀地，《后汉书·方术列传》言曹操使左慈取松江鲈鱼，又取蜀中生姜；《神仙传》卷9记介象为孙权入蜀买姜；李商隐诗“越桂留烹张翰鲙，蜀姜供煮陆机莼”，亦咏赞蜀川之姜。此即陶弘景所言“蜀汉姜旧美”。魏晋以后，姜亦出荆州、扬州，见《名医别录》，所以陶弘景又说“荆州有好姜”。但有意思的是，陶弘景坚持说蜀川和荆扬所出的姜“不能作乾者”。

据陶弘景描述乾姜的制作工艺，的确不是简单的干燥。揆其本意，似乎是除了“临海、章安两三村”外，其他地区未能掌握制作乾姜的“核心机密”。按，临海、章安在今浙江台州，据《南齐书·孔琇之传》“（琇之）出为临海太守，在任清约，罢郡还，献乾姜二十斤，世祖嫌少，及知琇之清，乃叹息”的记载，此亦见临海之乾姜在当时确实享誉。

这种“乾姜”的制作法，直到宋代依然存在，《本草图经》载汉州乾姜法云：“以水淹姜三日，去皮，又置流水中六日，更刮去皮，然后曝之令干，酿于瓮中，三日乃成也。”李石《续博物志》卷6作乾姜法略同：“水淹三日

［1］此条后文凡“干姜”皆写作“乾姜”；但作干燥义时，仍写作“干”。

毕，置流水中六日，更去皮，然后曝干，入瓮瓶，谓之酿也。”这种“乾姜”的制作法甚至流传外邦，日本稻田宣义《炮炙全书》卷2有造乾姜法，其略云：“以母姜水浸三日，去皮，又置流水中六日，更刮去皮，然后晒干，置瓷缸中酿三日乃成也。”

三、干生姜

毕竟“乾姜”的制作法太过繁琐，商家不免偷工减料，《炮炙全书》造乾姜法中专门告诫说：“药肆中以母姜略煮过，然后暴之令干，名之乾姜售，非是。”而事实上，将生姜稍加处理后曝干充作“乾姜”的情况，宋代已然，《本草图经》说：“秋采根，于长流水洗过，日晒为干姜。”在苏颂看来，这种“乾姜”的制作法与前引“汉州乾姜法”并行不悖。

但宋代医家似乎也注意到这两种制作法的“乾姜”药效有所不同，于是在处方中出现“干生姜”这一特殊名词。如《妇人大全良方》卷12引《博济方》醒脾饮子，原方用“乾姜”，其后有论云：“后人去橘皮，以干生姜代乾姜，治老人气虚大便秘，少津液，引饮，有奇效。”宋元之际用“干生姜”的处方甚多，不烦列举，《汤液本草》则对以干生姜代替“乾姜”专有解释：“姜屑比之乾姜不热，比之生姜不润，以干生姜代乾姜者，以其不僭故也。”这里所说的“干生姜”，正是生姜的干燥品，亦即今用之“干姜”。

明代《本草纲目》在生姜条后虽然附载“干生姜”，但语焉不详，乾姜条说：“以母姜造之。今江西、襄、均皆造，以白净结实者为良，故人呼为白姜，又曰均姜。凡入药并宜炮用。”这样的记载看不出“乾姜”的来历。相反，年代稍晚的《本草乘雅半偈》论“干生姜”与“乾姜”的制作，最不失二者本意：

社前后新芽顿长，如列指状，一种可生百指，皆分岐而上，即宜取出种姜，否则子母俱败。秋分采芽，柔嫩可口，霜后则老而多筋，干之，即曰干生姜。乾姜者，即所取姜种，水淹三日，去皮，放置流水中漂浸六日，更刮去皮，然后晒干，入瓷缸中，覆酿三日乃成，以白净结实者为良，故人呼为白姜，入药则宜炮用。

四、干姜

大约清代开始，医家药肆逐渐忘记“乾姜”的本意，原本繁琐的“乾姜”制作工艺逐渐淘汰，宋元尚被称为“干生姜”的药材，成为“乾姜”的主要来源，名字也变成了“干姜”。《本草崇原》云：“干姜用母姜晒干，以肉厚而白净、结实明亮如天麻者为良，故又名白姜。”这与此前卢之颐以乾姜为白姜的说法截然不同，同时期的《本草求真》《本草从新》《本草思辩录》《得配本草》等诸家本草皆用“母姜晒干为干姜”之说，这也是今天药用干姜的标准制法。

五、余论

其实“乾”与“干”二字的纠结古已有之，比如喜鹊亦称“乾鹊”，《论衡·龙虚》云：“狌狌知往，乾鹊知来，鹦鹉能言。”《西京杂记》说：“乾鹊噪而行人至，蜘蛛集而百事喜。”其“乾”字多释为干燥的“干”，《本草纲目》鹊条释名项李时珍亦说：“性最恶湿，故谓之干。”但《能改斋漫录》卷3却有不同意见：

前辈多以乾鹊为乾，音干。或以对湿萤者有之。唯王荆公以为虔字意，见于鹊之强强，此甚为得理。余尝广之曰：乾，阳物也。乾有刚健之意。而《易》统卦有云：鹊者阳鸟，先物而动，先事而应。《淮南子》曰：乾鹊知来而不知往，此修短之分也。以是知音干为无义。

至于《本草经》中的“乾姜”是否如本文讨论当读若乾（qián），可以商榷讨论[1]；但将从《伤寒论》以来，《肘后备急方》《备急千金要方》《外台秘要》等唐前医方中的乾姜用干生姜代替，应该不符合原书立方之旨。

[1] 但基本可以保证，乾姜从《本草经集注》开始就一直读作干（gān）了，因为自陶弘景以来的历代本草家对本草药名中存在异读之字，只要是非常见读音，都会特别注明。正因为“乾”字在本草中以“gān”为常见读音，故诸家不另注音。

第十三讲
蓝实·大青·板蓝根·青黛

古代植物源性染料以栀、茜为主，《史记·货殖列传》有“千亩栀茜”之言，茜根染绛，栀子染黄，至于蓝色则主要来源于植物中所含的靛蓝。《诗·小雅·采绿》：“终朝采蓝，不盈一襜。”所采之“蓝”，即作色素用者。故《说文》云：“蓝，染青草也。”“青”亦与“蓝”有关，《荀子·劝学》云：“青取之于蓝而青于蓝。”《史记·三王世家》引传亦云：“青采出于蓝而质青于蓝。”

一、《本草经》以来蓝实的名实

《本草经》有蓝实，乃以蓝的果实入药，《名医别录》说“其叶汁杀百药毒”，又谓“其茎叶可以染青”。按，此“青”字诸家未释，疑即后起之“靛”字意。《玉篇》云：“靛，以蓝染也。”当指后世所用之蓝靛染料，系从植物“蓝”中精制提取者。

含靛蓝的植物甚多，古代不同时地所言的蓝亦非一种，或依据《尔雅》言“葴，马蓝”，郭璞注“今大叶冬蓝也”，邢昺疏“今为淀者是”，遂认为《本草经》的蓝实为十字花科菘蓝*Isatis indigotica*的果实。这一结论恐有问题，东汉蓝作为经济植物大量种植，据《太平御览》卷996引谢承《后汉书》云：“弘农杨震字伯起，常种蓝自业，诸生恐震年大，助其功佣，震喻罢之。”又引赵岐《蓝赋》序云：“余就医偃师，道经陈留，此境人皆以种蓝染绀为业，蓝田弥望，黍稷不殖，慨其遗本念末，遂作赋焉。”这种“蓝”之果实，应即《本草经》之蓝实。另据《齐民要术》序引东汉仲长统语：“斯何异蓼中之虫，而不知蓝之甘乎。”此能证明东汉之“蓝”确为蓼科之蓼蓝*Polygonum tinctorium*，而非其他种类。

蓼蓝主要分布在北方地区，这与弘农杨震种蓝，赵岐道经陈留见蓝田弥望，《本草经》说“蓝实生河内平泽”皆相符合。至南北朝，北地《齐民要术》有专篇记载种蓝之法，据缪启愉先生研究，贾思勰所谈的“蓝”亦是蓼蓝*Polygonum tinctorium*[1]。而处于南方的陶弘景对“蓝”则另有看法，《本草经集注》说蓝“尖叶者为胜”，此“蓝”则如《新修本草》所判断：“如陶所引，乃是菘蓝。”原植物为十字花科菘蓝*Isatis indigotica*。

《新修本草》提到蓝有三种：

蓝实有三种：一种围径二寸许，厚三四分，出岭南，云疗肿毒，太常名此草为木蓝子。如陶所引，乃是菘蓝，其汁抨为淀者。按经所用，乃是蓼蓝实也，其苗似蓼，而味不辛者。此草汁疗热毒，诸蓝非比。且二种蓝今并堪染，菘蓝为淀，惟堪染青；其蓼蓝不堪为淀，惟作碧色尔。

苏敬所说蓼蓝、菘蓝的原植物已见前，岭南所出木蓝则似为豆科木蓝属植物槐蓝*Indigofera tinctoria*之类。《本草拾遗》也同意苏敬之说，认为“蓼蓝最堪入药”。《蜀本草·图经》描述的蓝实应该也是蓼蓝：“叶似水蓼，花红白色，子若蓼子而大，黑色，今所在下湿地有，人皆种之。”

《本草图经》所见的“蓝”则由三种增加到了五种，但仍然以蓼蓝为正品。《本草图经》云：

今处处有之。人家蔬圃中作畦种莳，三月、四月生苗，高三二尺许，叶似水蓼，花红白色，实亦若蓼子而大，黑色，五月、六月采实。按蓝有数种：有木蓝，出岭南，不入药；有菘蓝，可以为淀者，亦名马蓝，《尔雅》所谓“葴，马蓝”是也；有蓼蓝，但可染碧，而不堪作淀，即医方所用者也。又福州有一种马蓝，四时俱有，叶类苦益菜，土人连根采之，焙，捣下筛，酒服钱匕，治妇人败血甚佳。又江宁有一种吴蓝，二三月内生，如蒿状，叶青花白，性寒，去热解毒，止吐血。此二种虽不类，而俱有蓝名。又古方多用吴蓝者，或恐是此，故并附之。后汉赵岐作《蓝赋》，其序云：“余就医偃师，道经陈留，此境人皆以种蓝染绀为业，蓝田弥望，黍稷不殖。”至今近京种蓝特盛。

《本草图经》绘有四幅图例（图13-1），其中蓝实当是菘蓝*Isatis indigotica*，福州马蓝为爵床科马蓝*Baphicacanthus cusia*，江宁府吴蓝与蜀州

[1]贾思勰原著，缪启愉校释：《齐民要术校释》，第二版，中国农业出版社，1998年，第376页。

蓝叶特征不明显。后来《本草品汇精要》据此改绘，江宁府吴蓝（图13-2）近似槐蓝Indigofera tinctoria一类，蜀州蓝叶（图13-3）则绘作蓼蓝*Polygonum tinctorium*状。

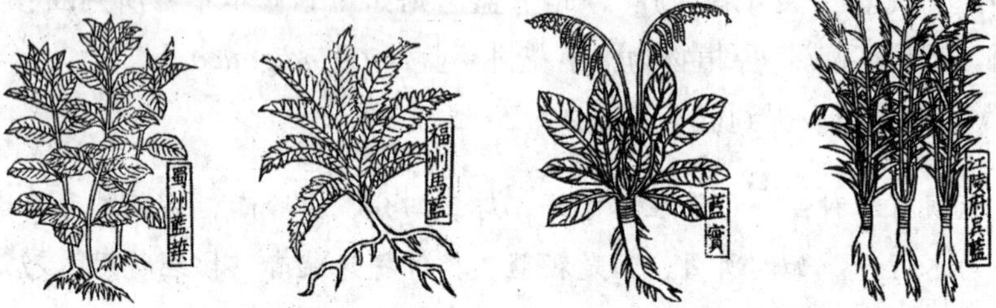

图13-1　晦明轩本《政和证类本草》蓝图

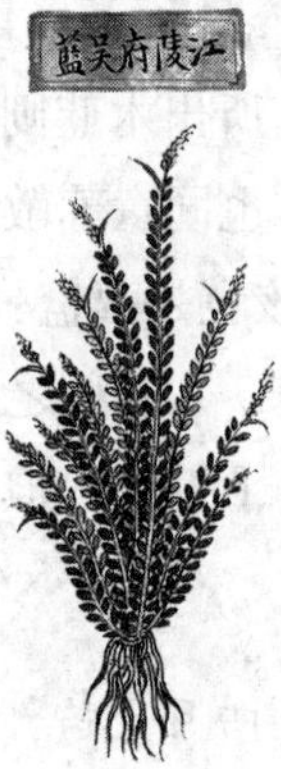

图13-2 《本草品汇精要》江宁府吴蓝图

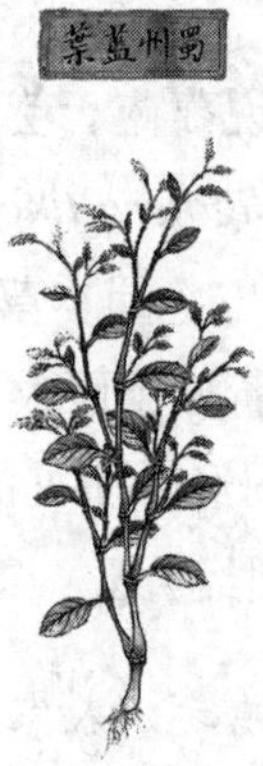

图13-3 《本草品汇精要》蜀州蓝叶图

针对苏颂等以蓼蓝为正品的观点，寇宗奭颇不以为然，《本草衍义》批评说："蓝实即大蓝实也，谓之蓼蓝非是，《尔雅》所说是。解诸药等毒，不可阙也。"此言"大蓝"，据《通志》卷75云"大蓝如芥"，这应该是指十字花科菘蓝。

应该是受《本草衍义》的影响，《救荒本草》也以菘蓝为正品，该书大蓝条云："今处处有之，人家园圃中多种。苗高尺余，叶类白菜叶，微厚而狭窄尖艄，淡粉青色，茎叉稍间开黄花，结小荚，其子黑色。本草谓菘蓝可以为靛染青，以其叶似菘菜，故名菘蓝，又名马蓝。"据此书的形态描述及药图（图13-4）亦可以肯定其为菘蓝*Isatis indigotica*。

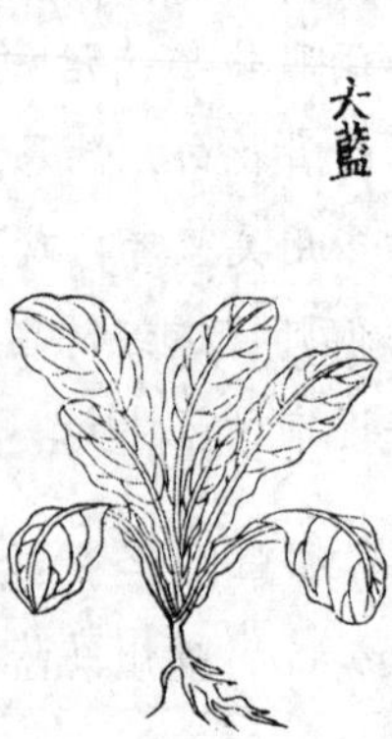

图13-4 《救荒本草》大蓝图

二、《本草纲目》蓝条图例的讨论

《本草纲目》以“蓝”立条，释名项引《埤雅》云：“《月令》仲夏令民无刈蓝以染，郑玄言恐伤长养之气也。然则刈蓝先王有禁，制字从监，以此故也。”集解项说：

蓝凡五种，各有主治，惟蓝实专取蓼蓝者。蓼蓝：叶如蓼，五六月开花，成穗细小，浅红色，子亦如蓼，岁可三刈，故先王禁之。菘蓝：叶如白菘。马蓝：叶如苦荬，即郭璞所谓大叶冬蓝，俗中所谓板蓝者。二蓝花子并如蓼蓝。吴蓝：长茎如蒿而花白，吴人种之。木蓝：长茎如决明，高者三四尺，分枝布叶，叶如槐叶，七月开淡红花，结角长寸许，累累如小豆角，其子亦如马蹄决明子而微小，迥与诸蓝不同，而作淀则一也。别有甘蓝，可食，见本条。苏恭以马蓝为木蓝，苏颂以菘蓝为马蓝，宗奭以蓝实为大叶蓝之实，皆非矣。今并列于下。

其下则列蓝实、蓝叶汁、马蓝、吴蓝四类，相应图例也是四幅。金陵本所绘蓼蓝（图13-5）乃参考《本草图经》蓝实图例修饰而成，叶阴刻表示深色，将原图荚果修改为穗状。其所依据乃是李时珍说“蓝实专取蓼蓝者”，但所描绘的显然是菘蓝*Isatis indigotica*，形状特征也不与集解项说“叶如蓼，五六月开花，成穗细小，浅红色，子亦如蓼”相符合。张绍棠本（图13-6）根据《植物名实图考》蓝之第一图绘制，所表现者乃是蓼蓝*Polygonum tinctorium*。

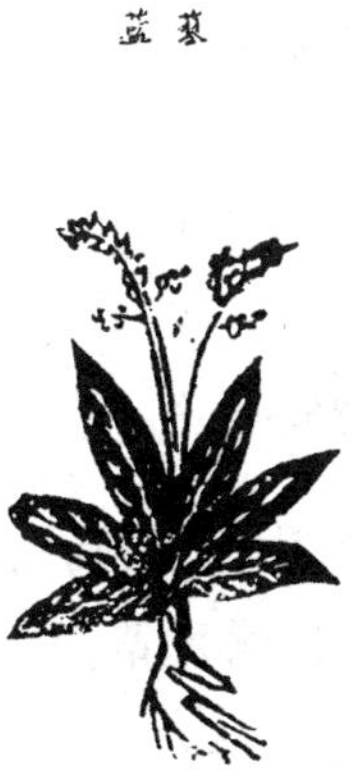

图13-5　金陵本《本草纲目》蓼蓝图

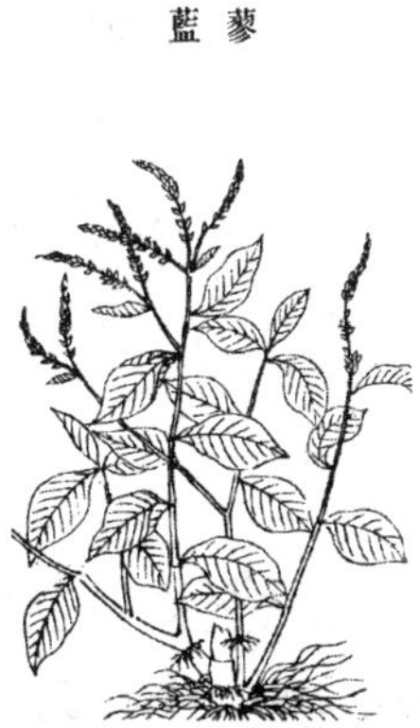

图13-6　张绍棠本《本草纲目》蓼蓝图

金陵本所绘大叶马蓝（图13-7），乃参考《本草图经》福州马兰图例添绘花序而成，可认为是爵床科马蓝*Baphicacanthus cusia*。所绘蒿叶吴蓝（图13-8），则似参考《本草图经》江宁府吴蓝的图例，将叶修饰为蒿叶样，以与集解项说“长茎如蒿而花白”相吻合，所指代的品种不详。所绘槐叶木兰（图13-9），似参考《本草图经》之蜀州蓝叶的图例变形，亦不完全与集解项说“长茎如决明，高者三四尺，分枝布叶，叶如槐”相符合，品种不详。

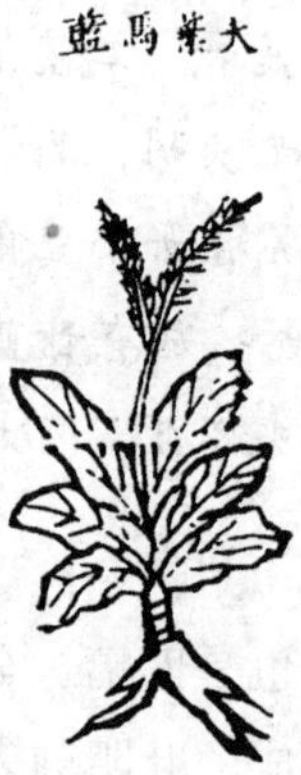

图13-7　金陵本《本草纲目》大叶马蓝图

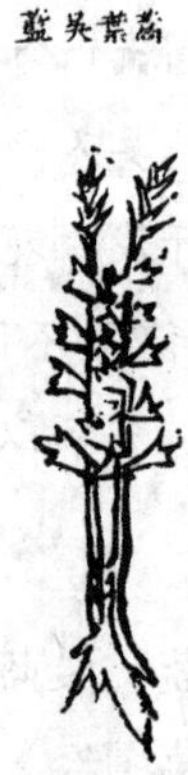

图13-8　金陵本《本草纲目》蒿叶吴蓝图

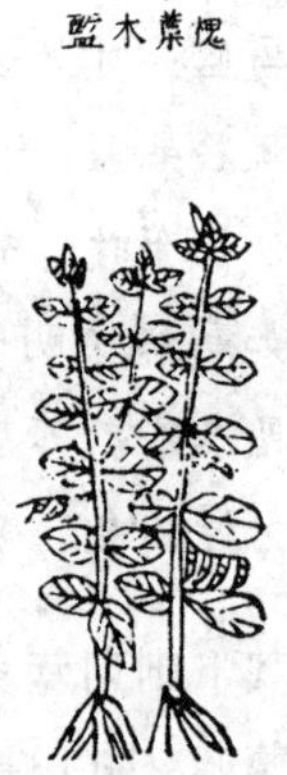

图13-9　金陵本《本草纲目》槐叶木蓝图

从金陵本这几幅蓝的图例来看，图绘者将集解项李时珍说的5种蓝分解为4幅图例，主要原因可能是《本草图经》只有4幅蓝图可供参考。不仅如此，图绘者有时迎合李时珍的意见，对所依凭的《本草图经》原图进行修饰，如吴蓝图；有的则完全无视李时珍的描述，如蓼蓝图。至于“槐叶木蓝”“大叶马蓝”“蒿叶吴蓝”之类的图名，皆不见于《本草纲目》正文，可能也是图绘者信手拈来者，因此不能作为物种鉴别依据。

三、板蓝根之兴起

直到宋代“蓝”的药用部位一直遵从《本草经》的看法，主要使用果实，处方多以“蓝实”为名。尽管《本草经集注》《本草衍义》提到菘蓝实，而占主流地位的依然是蓼蓝的果实。

但从宋代开始，情况又有一些改变。宋代医方开始用“蓝”的根入药，处方写作“蓝根”，甚至在一些宋元医方中直接称“板蓝根”。如《圣济总录》《小儿卫生总微论方》《产育宝庆集》《三因极一病证方论》，元代《医垒元戎》《世医得效方》等，多用于瘟疫毒邪之症。药用部位有了改变，植物来源也有所不同。

据《释名·释书契》云："板，昄也。"则颇疑"板蓝根"是"昄蓝根"的省写。《诗·大雅·卷阿》："尔土宇昄章，亦孔之厚矣。"《毛传》："昄，大也。"则"昄蓝"即是"大蓝"。而"马"亦有大义，故李时珍认为板蓝根当用马蓝的根，《本草纲目》云："马蓝叶如苦荬，即郭璞所谓大叶冬蓝，俗中所谓板蓝者。"按此意见，当时正品应该是今之南板蓝根即爵床科马蓝 *Baphicacanthus cusia*。故《本草述》说："板蓝根即马蓝。苦，寒，无毒。主治妇人败血，连根焙捣，下筛，酒服一钱匕。东垣普济消毒饮中用之，以治天行大头热毒，谓之鸬鹚瘟者是也，《日华子诸家本草》及《太平圣惠方》亦皆言其能治天行热毒。中风方中类用之，中风活命金丹用之，亦是同诸味以解热毒之义。"

而另一方面，如《本草图经》说"菘蓝可以为淀者亦名马蓝"，更兼以《本草衍义》《救荒本草》皆以菘蓝为"蓝"的正品，故亦得以十字花科菘蓝Isatis indigotica的根作板蓝根。如所论不误，则今以爵床科马蓝为南板蓝根，以十字花科菘蓝为板蓝根，药用历史都开始于宋代；至于原来一直以果实作为"蓝实"正品入药的蓼蓝，其根则不是"蓝根"的主流品种。

四、大青与大青叶

"大青"一名始见于《名医别录》，药用其茎，经云"三四月采茎阴干"，陶弘景注释说："疗伤寒方多用此，《本经》又无，今出东境及近道，长尺许，紫茎。"仅据以上寥寥数语固然不足以判断大青的品种，但《名医别录》蓝实条云"其茎叶可以染青"，又陶弘景云本经无大青，皆证明此"大青"与彼"蓝实"并非一物。

唐代开始兼用大青之叶，《新修本草》说："大青用叶兼茎，不独用茎也。"《本草图经》描述说："春生，青紫茎，似石竹苗叶，花红紫色，似马蓼，亦似芫花，根黄。"按其所说似为蓼蓝一类，但据所绘信州大青药图（图13-10），尤其是《履巉岩本草》所绘大青图（图13-11），可肯定为马鞭草科植物大青 *Clerodendrum cyrtophyllum* 。值得注意的是，《履巉岩本草》别有青蓝，文字出于《证类》蓝实条，图例（图13-12）则是爵床科马蓝

Baphicacanthus cusia。这至少说明两个问题：一者，宋代的“蓝”与“青”植物来源不同；其二，马蓝被称为“青蓝”，为后世大青叶与板蓝根的品种混淆埋下了隐患。

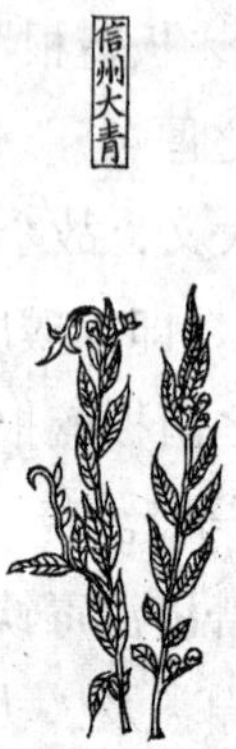

图13-10　晦明轩本《政和证类本草》信州大青图

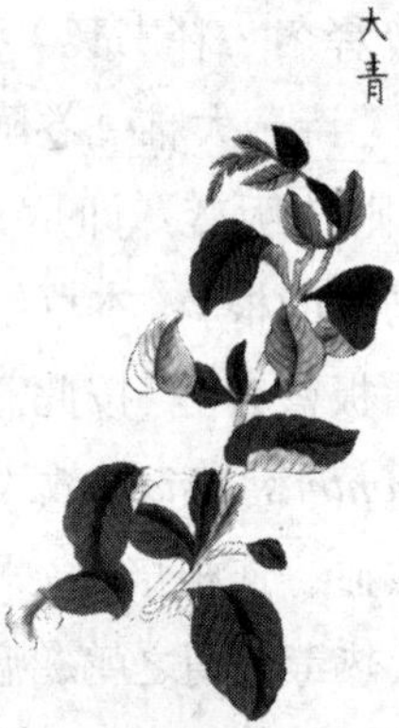

图13-11 《履巉岩本草》大青图

明清亦以马鞭草科大青为正品，《本草纲目》云：“大青，处处有之，高二三尺，茎圆，叶长三四寸，面青背淡，对节而生，八月开小花，红色成簇，结青实，大如椒颗，九月色赤。”《植物名实图考》亦云：“叶长四五寸，开五瓣圆紫花，结实生青熟黑，唯实成时，花瓣尚在，宛似托盘，土人皆识之。暑月为饮以解渴。”图例（图13-13）所表现的亦是马鞭草科大青。

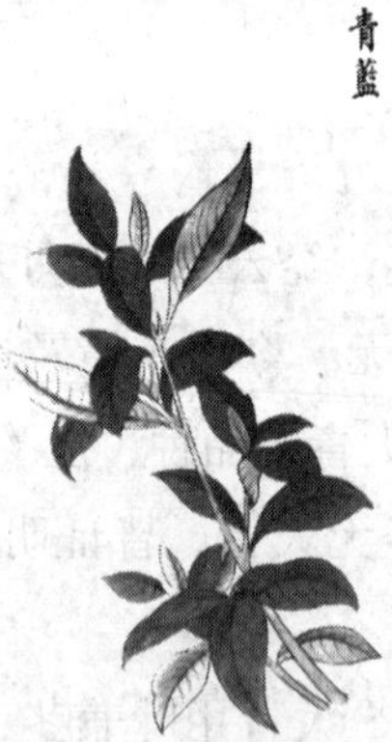

图13-12 《履巉岩本草》青蓝图

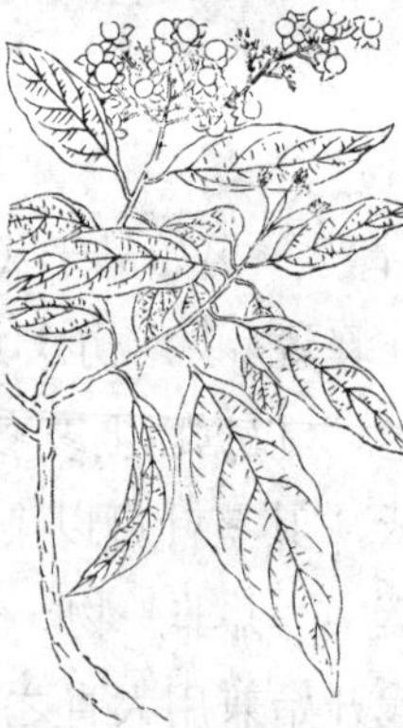

图13-13 《植物名实图考》大青图

按说作为正品大青的马鞭草科大青 *Clerodendrum cyrtophyllum* 与蓝本无任何关系，此植物不含靛蓝，亦不能制染料，其所以与含靛蓝的马蓝、菘蓝、蓼蓝等混淆，实别有原因。

在《本草经》时代，“蓝”药用其实，名“蓝实”，其后有使用茎叶者，处方用名为“蓝实叶”，如《肘后方》卷3引《梅师方》治上气咳嗽“以蓝实叶水浸良久，捣绞取汁一升，空腹顿服”。或简称“蓝叶”，如《备急千金要方》卷18治唇边生疮，“以八月蓝叶十斤绞取汁洗”。“蓝叶”之名在《本草纲目》《神农本草经疏》《本草乘雅半偈》等书中依然提到，可见当时也不与大青之叶相混。

大青与蓝叶的混乱开始于清代，《本经逢原》将《名医别录》大青、《本草图经》小青合并入蓝实条，张璐云：“《本经》取用蓝实，乃大青之子，是即所谓蓼蓝也。”再考清代医方使用大青的频度远远超过蓝叶，这或许代表大青与蓝叶逐渐合二为一，“大青叶”遂成为包括马鞭草科大青与含靛蓝的各种蓝叶的总名。而晚近的化学、药理研究肯定靛苷的药理活性，遂使不含靛苷的马鞭草科大青首先被淘汰，其后又为了符合一药一物的原则，根据一些本草学家的意见，并结合大宗用药习惯，将十字花科菘蓝叶确定为大青叶的唯一正品。

五、青黛源流简说

青黛最初从外国舶来，据《北史》说漕国（今阿富汗）饶青黛，早期主要用作化妆品，《酉阳杂俎》云：“妇人不施铅粉，以青黛涂眼而已。”故《本草纲目》释名说：“黛，眉色也。刘熙《释名》云：灭去眉毛，以此代之，故谓之黛。”

《开宝本草》云“从波斯国来”，故方书习称“波斯青黛”。青黛是含靛蓝植物的人工制成品，系制靛时液面上的蓝色泡沫状物干燥而成，因中国早能制靛，方法详于《齐民要术》中。大约在宋代已能自己制备青黛，不必仰赖进口，《开宝本草》提到太原、庐陵、南康皆出青黛。

《开宝本草》又言：“染瓮上池沫紫碧色者用之，同青黛功。”按此泡沫干燥后即为青黛，做法见《天工开物》。《本草纲目》蓝淀条说：“淀，石殿也，其滓澄殿在下也。亦作淀，俗作靛。南人掘地作坑，以蓝浸水一宿，入石灰搅至千下，澄去水，则青黑色。亦可干收，用染青碧。其搅刈浮沫，掠出阴干，谓之靛花，即青黛。”

《医学疑问》涉及当时人对舶来青黛与本土青黛的认识，录此备参：

问：青黛乃泻肝火，治热疮，解诸毒之良剂。而本草只言以蓝为之，且言出自外国，不言其造成之法，所谓小邦之青黛必交海蛤烧粉而后成，故闾阎习俗惟知小邦海蛤粉，多用之于去毛之家，毒之而不用，医士之流亦疑之而不敢施用，岂非大欠也哉？天朝上下之人皆着蓝染黑色之衣，必是青黛至贱故也。其染色之青黛，入药之青黛，同异与否？及造成之法，切愿详知。

答曰：青黛之真者，出自波斯国间，与靛花绝不相类，因路远罕得真品，遂以靛花，即蓝实之精英成者抵之。蓝实迩来本处种者甚多，药中惟用蓼蓝，采取茎叶，绞汁成浮沫，方入药用。若染色之需，即他蓝杂用沉浊之汁，且搀入石灰而成，竟不入药。至于蓼蓝之汁，功效如之。该国所用青黛，必交海蛤烧粉成者，恐未然也。

第十四讲
麻黄

麻黄别名甚多，《本草经》一名龙沙，《名医别录》名卑相、卑盐，《广雅》云：“龙沙，麻黄也。”又：“麻黄茎，狗骨也。”诸家对其得名缘由莫衷一是，李时珍云：“诸名殊不可解，或云其味麻，其色黄，未审然否。”夏纬瑛《植物名释札记》云：“么么为细小之义，麻、么一声之字，当亦有细小之义，麻黄之取名，谓其因花小而黄之故。”按，《开宝本草》狼毒条引别本注云：“（狼毒）与麻黄、橘皮、吴茱萸、半夏、枳实为六陈也。”麻黄药材久置后由青变黄，又其茎触之有粗糙感，麻黄之名或由此而来[1]。

一、品种考订

麻黄载于《本草经》，《武威医简》亦有使用，《伤寒杂病论》用之尤多。《本草经》谓其“发表出汗，止咳逆上气”，在使用上，陶弘景提出“先煮一二沸，去上沫，沫令人烦”，以上描述正与麻黄碱发汗、平喘、中枢兴奋及心血管活性相吻合[2]，由此知古用麻黄即是含麻黄碱（ephedrine）的麻黄科麻黄属植物。

《酉阳杂俎》续集卷9最早描述麻黄的植物形态：“麻黄茎端开花，花小而黄，簇生，子如覆盆子，可食。至冬枯死如草，及春却青。”按，麻黄种子呈浆果状，假花被发育成革质假种皮，包围种子，最外面为红色肉质苞

[1] 麻黄原载于《中药材品种沿革及道地性》第47条，该书由中国医药科技出版社2007年出版。本次修订时检索发现，杨继荣、王艳宏、关枫发表在《中国医药学报》2010年第2期的论文“麻黄本草考证概览”，系剽窃本条，特加说明，以免误会。

[2] 麻黄碱有拟肾上腺素作用，心血管活性以外，平喘和中枢兴奋也是非常重要的一项，而兴奋 α 受体亦增加汗腺分泌。不仅如此，陶弘景提出麻黄需“先煮一二沸，去上沫，沫令人烦”的调剂学要求，研究证实，麻黄煎煮过程中可有大量棕红色泡沫漂浮在汤液上，其中含有未溶解的麻黄碱类生物碱，升压和中枢兴奋作用都可能“令人烦”。掠去上沫，客观上减少了麻黄碱的摄入。

片，多汁可食，俗称“麻黄果”，在常见麻黄属植物中，唯有草麻黄*Ephedra sinica*的雌球花单生枝顶，最与段成式说“茎端开花”相符，其余各种的花皆生于节上。

《本草图经》云：“苗春生，至夏五月则长及一尺已来。梢上有黄花，结实如百合瓣而小，又似皂荚子，味甜，微有麻黄气，外红皮，里仁子黑，根紫赤色。俗说有雌雄二种，雌者于三月四月内开花，六月内结子，雄者无花，不结子。至立秋后收采其茎，阴干令青。”从苏颂的描述来看，无论是雌雄异株，还是植株大小，也接近于今之草麻黄，但根据《本草图经》所绘同州麻黄、茂州麻黄图例（图14-1），其为麻黄属植物固然没有问题，具体品种则难以判断。若从该属植物的分布来看，陕西同州(今大荔)仅有木贼麻黄*Ephedra equisetina*分布，而四川茂州(今茂县)及其周边分布较多者主要是异株矮麻黄*Ephedra minuta var. dioeca*和单子麻黄*Ephedra monosperma*，《本草图经》所绘是否这些品种，不能确认。

古今所用麻黄皆为麻黄属植物，但记载中偶然也存在形近致误的情况，如《植物名实图考》卷11麻黄条云：“今江西南安亦有之，土人皆以为木贼，与麻黄同形同性，故亦能发汗解肌。”据其所图（图14-2），穗卵状孢子囊非常明显，实为蕨类植物木贼科节节草*Equiseticum ramosissimum*之类。此植物形态与麻黄十分近似，《尔雅·释草》：“蕡，牛唇。”郭璞注：“《毛诗》传曰‘水蕮也’，如续断，寸寸有节，拔之可复。”此所形容者即节节草。郑樵《尔雅注》云：“状似麻黄，亦谓之续断，其节拔可复续生。”此言节节草似麻黄，而非以节节草为麻黄也，故知郑樵并未混淆，此或系吴其濬偶然失考。

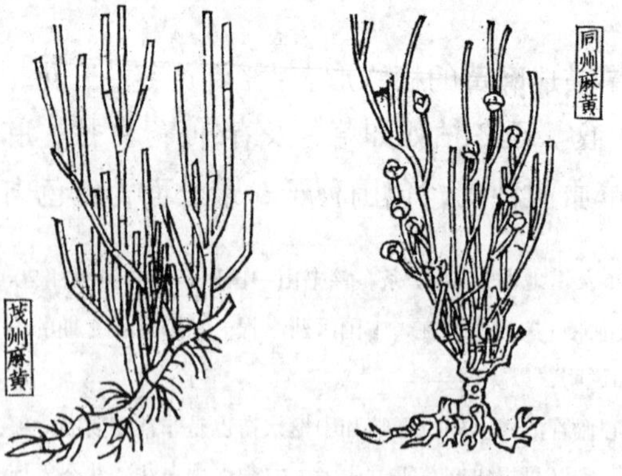

图14–1　晦明轩本《政和证类本草》麻黄图

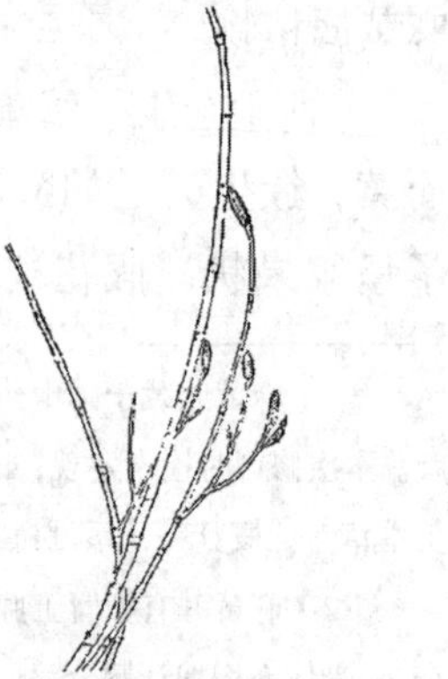

图14–2《植物名实图考》麻黄图

二、道地沿革

我国约有麻黄属植物15个种，分布较广，除长江下游及珠江流域外，其他各地皆有分布，以西北各省及云南、四川种类较多。不同时期本草著作所强调的道地产区颇有不同，《本草经》《名医别录》谓“麻黄生晋地及河东”，《范子计然》云其“出汉中三辅”，其地在山西、河北、河南、陕西一带。

《本草经集注》说：“今出青州、彭城、荥阳、中牟者为胜，色青而多沫。蜀中亦有，不好。”能与陶弘景之说相呼应的是《水经注》卷22提到：“中牟县之圃田泽北，与阳武分水，泽多麻黄草。”中牟即今河南中牟、汤阴。

唐代《新修本草》云：“郑州鹿台及关中沙苑河傍沙洲上太多，其青、徐者亦不复用，同州沙苑最多也。”此见初唐麻黄产地集中在河南、陕西两处。复考《千金翼方》《元和郡县图志》《通典》，记载略同，如《通典》云：“荥阳郡贡麻黄二十斤。今郑州。”

宋代则以河南开封府麻黄最为上品，《开宝本草》云：“今用中牟者为胜，开封府岁贡焉。”《本草图经》谓：“今近京（指开封）多有之，以荥阳、中牟者为胜。”《本草衍义》云：“麻黄出郑州者佳。”检《宋史》卷85，开封府岁贡麻黄、酸枣仁，据《元丰九域志》其数量开封十五斤、郑州十斤。至于《本草图经》专门绘出陕西同州、四川茂州麻黄，原因不详，或是袭用前代旧图，非宋代采访所得者。

明代《本草蒙筌》言：“麻黄，青州、彭城俱生，荥阳、中牟独胜。”《山堂肆考》卷16云：“狗脊山在开封府中牟县治后，上产麻黄。”《明一统志》开封府土产麻黄，小注“中牟县出”，皆重视河南所产。

据清代所修方志，产出麻黄的省份除河南外，尚有山东、陕西、云南、北京、内蒙古，而令人奇怪的是，后世麻黄的大宗产地山西之《山西通志》却没有提到有麻黄出产。民国《伪药条辨》云：“麻黄，始出晋地，今荥阳、汴州、彭城诸处皆有之。”曹炳章增订说：“麻黄，九十月出新。山西大同府、代州、边城出者肥大，外青黄而内赤色为道地，太原陵坮县及五台山出者次之，陕西出者较细，四川滑州出者黄嫩，皆略次，山东、河南出者亦次。惟关东出者，细硬芦多不入药。”又据民国二十九年（1940）陕西西京市（西安市）国药商业同业公会《药材行规》之麻黄、麻黄根条产地项皆言："西北各省，大同产佳。"至此，山西完全取代了河南的位置，成为麻黄道地产区，这基本与现代的情况一致。至于今天内蒙古麻黄产出，最早记载见于《钦定热河志》卷94引《元一统志》："（大宁路）大宁、惠和、武平、龙山四县，高州、松州土产麻黄。"

第十五讲
葛根·粉葛·野葛

葛在上古是一种经济作物，《诗经》屡以葛为比兴，如言“彼采葛兮”，“旄丘之葛兮”，“纠纠葛屦”等。葛的纤维可以纺布，根叶则供食用，《周书》云：“葛，小人得其叶以为羹，君子得其材以为绨绤，以为君子朝廷夏服。”[1]《周礼》地官有掌葛，“掌以时征绨绤之材于山农”。《诗·周南·葛覃》云：“葛之覃兮，施于中谷，维叶莫莫。是刈是濩，为绨为绤，服之无斁。”据《小尔雅·广服》云：“葛之细者曰绨，粗者曰绤。”绨绤泛指葛布，但未言葛是家种还是野生。《诗·唐风·葛生》云：“葛生蒙楚，蔹蔓于野。”《说苑》卷8引诗亦云：“绵绵之葛，在于旷野。良工得之，以为绨绤。良工不得，枯死于野。”可见葛似以野生为主。另据《越绝书》言：“勾践种葛，使越女织治葛布，献于夫差。”则知当时吴越之地也有家种。但汉以后随着棉麻纤维作物和稻麦粮食作物栽培技术的成熟，葛的价值渐渐降低，故《齐民要术》以降，各种农书几乎都没有专门记载葛的栽植。

一、葛的品种

葛主要以根入药，《本草经》列为中品，历代所用种类复杂，大致都是豆科葛属（Pueraria）植物。陶弘景已经注意到葛根食用与药用品种的不同，《本草经集注》云：“即今之葛根，人皆蒸食之，当取入土深大者，破而日干之，生者捣取汁饮之，解温病发热。其花并小豆花干末，服方寸匕，饮酒不知醉。南康、庐陵间最胜，多肉而少筋，甘美，但为药用之，不及此间尔。”虽无植物特征的记载，但大意说江西南康、庐陵所出葛根，味甘美宜于食用，“此间”当指陶弘景所在的茅山，入药佳而食用非宜。按葛

[1] 见《太平御览》卷995引《周书》。

*Pueraria lobata*根中黄酮类物质含量可达12%，有豆腥气，滋味不佳；而甘葛藤*Pueraria thomsonii*根中黄酮类物质远较野葛低，一般在2%左右；至于食用葛*Pueraria edulis*，含量更可低至1%。因此，药用葛根的确应该以葛*Pueraria lobata*为主流。

《本草图经》描述葛根："今处处有之，江浙尤多。春生苗，引藤蔓，长一二丈，紫色，叶颇似楸叶而青，七月着花似豌豆花，不结实。根形大如手臂，紫黑色，五月五日午时采根，曝干。以入土深者为佳，今人多以作粉食之，甚益人，下品有葛粉条，即谓此也。"这段文字误说葛"不结实"，已被《本草纲目》批评，但从其余描述来看，与今之葛属植物基本类似。《本草图经》绘成州葛根、海州葛根药图（图15-1），其中成州葛根为单叶，与葛属三小叶明显不同，恐是当地所用伪品；而海州葛根，具三小叶，且荚果明显，具块根，其为葛属固然没有问题，但是否为葛*Pueraria lobata*，则不一定。

《本草纲目》指出葛品种野生、家种的不同，集解项李时珍说：

葛有野生，有家种。其蔓延长，取治可作絺绤。其根外紫内白，长者七八尺。其叶有三尖，如枫叶而长，面青背淡。其花成穗，累累相缀，红紫色。其荚如小黄豆荚，亦有毛。其子绿色，扁扁如盐梅子核，生嚼腥气，八九月采之。《本经》所谓葛谷是也。唐苏恭亦言葛谷是实，而宋苏颂谓葛花不结实，误矣。

从描述看是葛*Pueraria lobata*；此外《救荒本草》所绘葛根药图（图15-2）也似为此种。《植物名实图考》也说葛"有种生、野生二种"，所图两幅葛图，一幅（图15-3）似葛*Pueraria lobata*，另一幅（图15-4）则似甘葛藤*Pueraria thomsonii*。

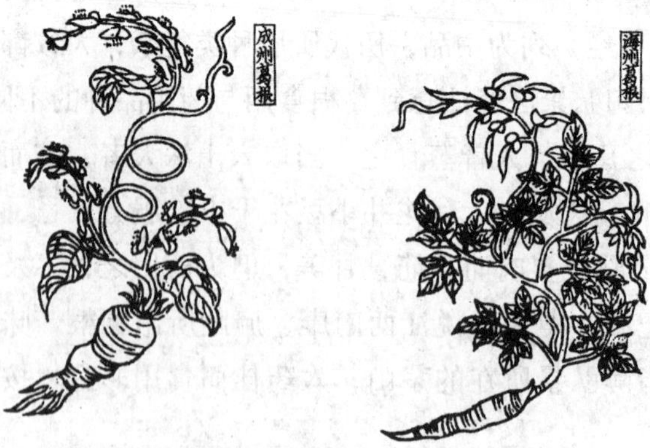

图15-1　晦明轩本《政和证类本草》葛根图

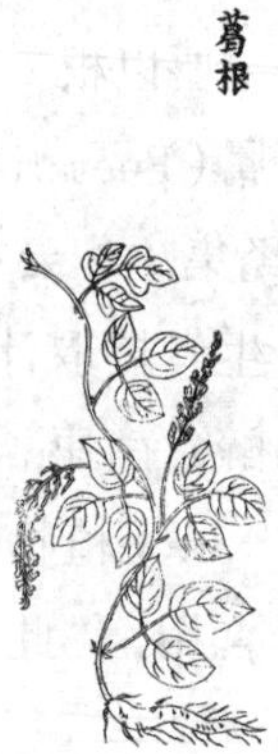

图15-2《救荒本草》葛根图

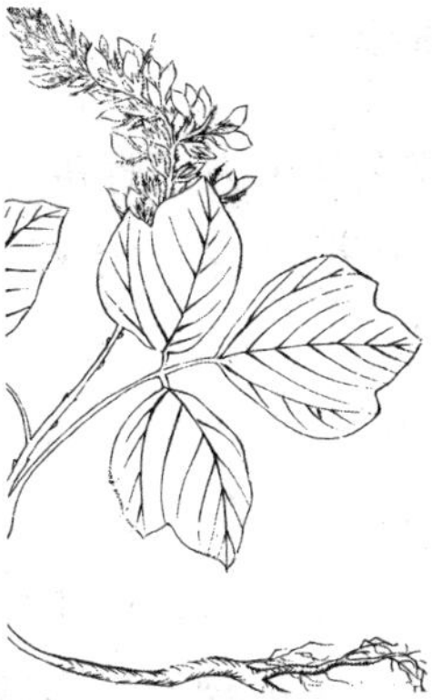

图15-3 《植物名实图考》葛图之一

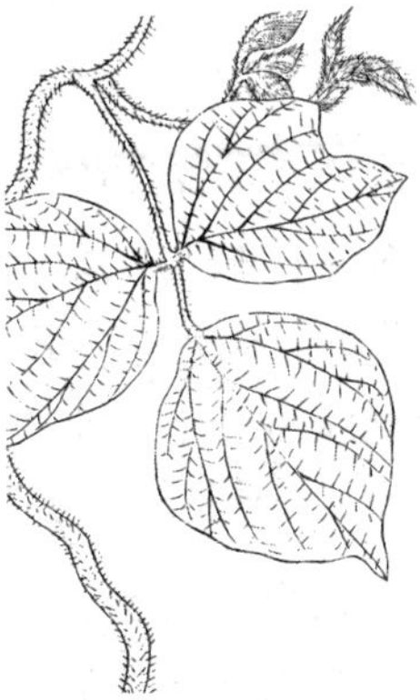

图15-4 《植物名实图考》葛图之二

二、粉葛与葛粉

在古代，葛*Pueraria lobata*与甘葛藤*Pueraria thomsonii*虽皆可作葛根用，但多数文献都认为家种不及野生，专以葛*Pueraria lobata*作为葛根的正品来源，偶然要求用甘葛藤时，处方称“粉葛”以示区别，如《仁斋直指方论》卷17枇杷叶散用粉葛一钱，并有注释云“家种者佳”。

葛根可制作为葛粉，一般以粉性强的甘葛藤为优。《本草衍义》载葛粉作法：

冬月取生葛，以水中揉出粉，澄成垛，先煎汤使沸，后擘成块下汤中，良久，色如胶，其体甚韧，以蜜汤中拌食之，擦少生姜尤佳。大治中热，酒渴疾。多食行小便，亦能使人利。病酒及渴者，得之甚良。彼之人又切入煮茶中以待宾，但甘而无益。

葛粉虽亦可入药，《开宝本草》载其功效云：“味甘，大寒，无毒。主压丹石，去烦热，利大小便，止渴。”但更多则是作为食物，白居易《招韬光禅师》诗云：“白屋炊香饭，荤腥不入家。滤泉澄葛粉，洗手摘藤花。青芥除黄叶，红姜带紫牙。命师相伴食，斋罢一瓯茶。”《遵生八笺》载有葛粉的食疗价值：“开胃，止烦渴。”[1]

---

[1] 据米芾《宝章待访录》，李邕有多热要葛粉帖，即是以葛粉解热止渴之意。

三、野葛与冶葛

近代植物学家曾将*Pueraria lobata*的中文名确定为“野葛”，此种以野生为主，称为野葛本无不妥，但古代文献中“野葛”或称“冶葛”一直被视为某种剧毒药草的代名词，故今天改称为“葛”。

这种有毒的野葛文献记载甚多，如《淮南子·说林训》言“蝮蛇螫人，傅以和堇则愈和”，高诱注：“和堇，野葛，毒药。”《论衡·言毒》云：“草木之中，有巴豆、野葛，食之协懑，颇多杀人。”《周易参同契》云：“冶葛、巴豆一两入喉，虽周文兆蓍，孔子占卦，扁鹊操针，巫咸叩鼓，安能苏之。”又据《本草经》，野葛乃是钩吻的别名，为草木中毒性最大者，故《吴普本草》谓：“秦钩吻，一名毒根，一名野葛。神农辛，雷公有毒，杀人。生南越山，或益州。叶如葛，赤茎，大如箭，方根黄色。或生会稽东冶，正月采。”按如所说，这种钩吻因叶似葛而得名野葛。

复考《梦溪笔谈·药议》云：

钩吻，本草一名野葛，主疗甚多，注释者多端，或云可入药用，或云有大毒，食之杀人。予尝到闽中，土人以野葛毒人及自杀。或误食者，但半叶许，入口即死。以流水服之，毒尤速，往往投杯已卒矣。经官司勘鞫者极多，灼然如此。予尝令人剜取一株观之，其草蔓生如葛，其藤色赤，节粗似鹤膝，叶圆有尖，如杏叶而光厚，似柿叶，三叶为一枝，如绿豆之类，叶生节间，皆相对，花黄细，戢戢然一如茴香花，生于节叶之间。《酉阳杂俎》言花似栀子，稍大，谬说也。根皮亦赤。闽人呼为钩莽，亦谓之野葛，岭南人谓之胡蔓，俗谓断肠草。

被称为“钩吻”的植物有多种，其中最有名的是胡蔓草。《南方草木状》云：“冶葛，毒草也。蔓生，叶如罗勒，光而厚，一名胡蔓草，置毒者多杂以生蔬进之，悟者速以药解，不尔半日辄死。”胡蔓草的原植物为马钱科胡蔓藤*Gelsemium elegans*。《太平御览》俚条引《南州异物志》云：“广州南有贼曰俚，此贼在广州之南苍梧、郁林、合浦、宁浦、高凉五郡中央，地方数千里，其处多野葛为钩吻。”这与胡蔓藤主要分布两广、福建相符。两广地区至今仍有胡蔓藤误食或投毒的报告，这是各种钩吻中毒性最强烈的一种，也是《梦溪笔谈》谓“岭南人谓之胡蔓，俗谓断肠草”者。但沈括认定的钩吻却非此种，根据叶似葛叶的特征，这种钩吻当为漆树科植物毒漆藤*Toxicodendron radicans*，该植物为攀援状灌木，所含毒素主要引起皮肤黏膜反应，严重者也可致命。钩吻被称为野葛或冶葛，最初可能指的就是毒漆藤。

至于沈括又说：“（野葛）至毒之物，不入药用，恐本草所出，别是一物，非此钩吻也。予见《千金》《外台秘要》药方中时有用野葛者，特宜仔细，不可取其名而用。”则不正确，仔细分析《备急千金要方》所有提到野葛的处方，皆与豆科葛根无关，而《证类本草》诸病通用药将野葛专用于鬼疰尸疰、堕胎、中蛊，应该就是毒药野葛钩吻，而非豆科之葛。

因此将*Pueraria lobata*称为“葛”或“葛藤”较宜，方不与传统文献中剧毒药物“野葛”相混淆。

四、甘葛与苦葛

与甘葛相对，则有苦葛。《滇南本草》葛根条云：“味甜者甘葛，味苦者苦葛。”清《贵州通志》卷15记南笼府物产有粉葛云：“粉葛蔓延遍野，根可漉粉，花可解酲，有甘苦二种。”《滇南本草》整理者将这种甘葛订为食用葛*Pueraria edulis*，而以苦葛为云南葛藤*Pueraria peduncularis*，可以备一说。

第十六讲
山药·甘薯·参薯

山药原名署预，一作署豫，或作薯蓣，始载于《本草经》，列为上品，因唐代宗名豫，避讳改名薯药，又因宋英宗讳曙，改为山药。自此以后，虽然雅名仍是薯蓣，山药则成为通称。

据《倦游杂录》说："山药，按本草名薯蓣，唐代宗名豫，改下一字为药，本朝英庙讳上一字，改为山，今合谓之山蓣。"《剡录》引此，又云："温公送薯蓣苗诗：客从魏都来，遗我山薯实。则曰山薯。王荆公王岐公和蔡枢密山药诗，则曰山药。黄鲁直和七兄山蓣汤诗，则曰山蓣。"或据《宣和书谱》王右军有"山药帖"，韦应物句"秋斋雨成滞，山药寒始华"，韩愈诗"僧还相访来，山药煮可掘"，遂谓薯蓣改称山药不源于避讳。其说不妥。按薯蓣别名甚多，《山海经·北山经》云："景山，其草多薯萸。"郭璞注："今江南单呼为薯。"《广雅》云："玉延、薯萸，署预也。"见于本草，尚有诸署、山芋、土薯、修脆、儿草等名。"山药"与"山芋"一音之转，唐以前固然有此称呼，但毕竟少用，唐宋时因薯蓣名称太过复杂，更兼以避讳的缘故，称呼颇为不便，故宋元间逐渐统一以"山药"为本品的正名。此正如寇宗奭在《本草衍义》中所感叹者："山药，按本草，上一字犯英庙讳，下一字曰蓣，唐代宗名预[1]，故改下一字为药，今人遂呼为山药。如此则尽失当日本名，虑岁久以山药为别物，故书之。"

一、山药的物种

《吴普本草》云："署豫，一名诸署，秦楚名玉延，齐越名山羊[2]，郑赵

[1] 当作"豫"。

[2] "羊"字疑是"芋"字之讹。

名山羊。”《名医别录》载：“秦楚名玉延，郑越名土薯。”此所记者皆秦代以前地名，证明山药的食用或药用历史在两千年以上，且分布广泛。《吴普本草》又描述其形态云：“始生赤茎细蔓，五月华白，七月实青黄，八月熟落。根中白，皮黄类芋。”其说虽然简单，但订为薯蓣科薯蓣属（Dioscorea）植物当无问题。

古用山药并非一种，《新修本草》云：“此有两种，一者白而且佳，一者青黑，味亦不美。”《本草图经》绘四幅薯蓣图例（图16-1），显然都是薯蓣属植物，但绝非同种，《本草图经》云：

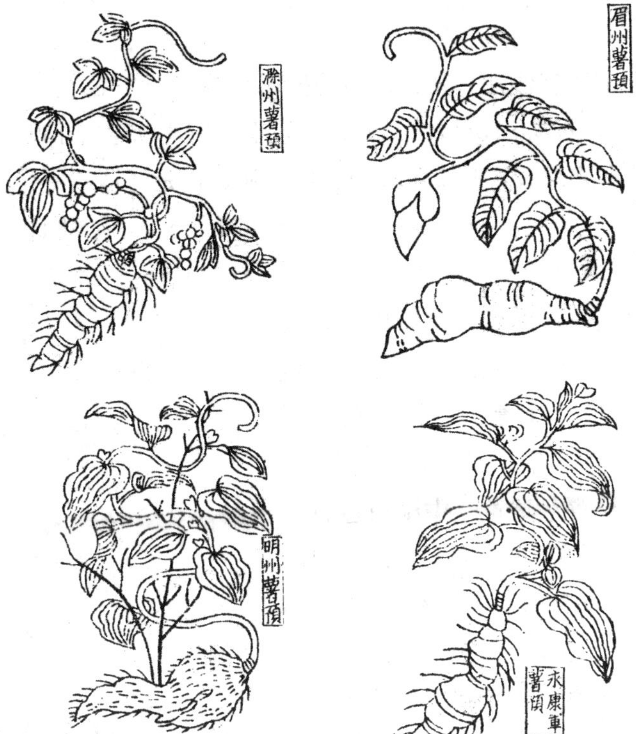

图16-1 晦明轩本《政和证类本草》薯预图

春生苗，蔓延篱援。茎紫叶青，有三尖角似牵牛更厚而光泽。夏开细白花，大类枣花。秋生实于叶间，状如铃。二月、八月采根，今人冬春采，刮之白色者为上，青黑者不堪，暴干用之。法取粗根，刮去黄皮，以水浸，末白矾少许掺水中，经宿取，净洗去涎，焙干。近都人种之极有息。春取宿根头，以黄沙和牛粪作畦种。苗生以竹梢作援，援高不得过一二尺，夏月频溉之。当年可食，极肥美。南中有一种，生山中，根细如指，极紧实，刮磨入汤煮之，作块不散，味更珍美，云食之尤益人，过于家园种者。又江湖、闽中出一种，根如姜、芋之类而皮紫，极有大者，一枚可重斤余，刮去皮，煎煮食之俱美，但性冷于北地者耳。彼土人为单呼为薯，亦曰山薯。

而《山海经》云："景山其望少泽，其草多薯蕻。"郭璞注云："根似芋可食。今江南人单呼薯，语或有轻重耳。"据此注，则薯蓣与薯乃一种，南北之产或有不同，故其形类差别，然字音"殊""储"不同，盖相传之讹也。一名山芋。

苏颂提到山药有数种，其对正品的描述则接近于今用之薯蓣*Dioscorea opposita*或日本薯蓣*Dioscorea japonica*。至于提到"秋生实于叶间状如铃"，即如滁州薯蓣所表现者，其实不是薯蓣的果实，而是所谓"零余子"，为薯蓣的珠芽。可注意的是，苏颂专门说山药野生者优于家种，据此或许可以认为宋代山药作为药物栽培尚不普遍。

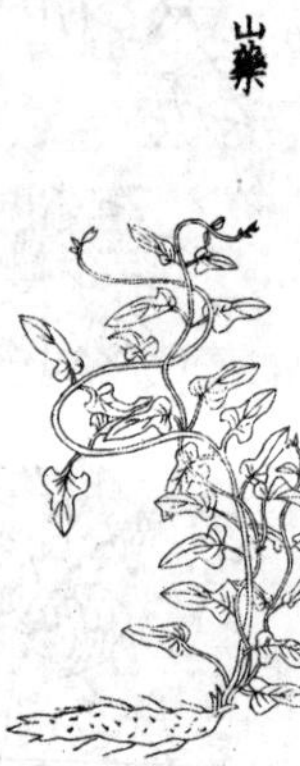

图 16-2　《救荒本草》山药图

明代《救荒本草》山药与野山药各自一条，山药条（图16-2）云："春生苗，蔓延篱援，茎紫色，叶青，有三尖角，似千叶狗儿秧叶而光泽，开白花，结实如皂荚子大，其根皮色黪黄，中则白色，人家园圃种者肥大如手臂，味美。怀孟间产者入药最佳。"据其图文为薯蓣*Dioscorea opposita*的栽培品无疑。野山药条云："生辉县太行山山野中。妥藤而生，其藤似葡萄条稍细，藤颇紫色，其叶似家山药叶而大，微尖，根比家山药极细瘦，甚硬，皮色微赤。味微甜，性温、平，无毒。"并云："今人与本草草部下薯蓣同用。"在《中国高等植物图鉴》《新华本草纲要》等文献中，野山药被订为日本薯蓣*Dioscorea japonica*，但从植物分布及该书描述野山药的形态特征来看，《救荒本草》之野山药恐怕只是薯蓣的野生种而已。

二、山药种植与怀山药道地性形成

据《农桑辑要》卷6引《四时类要》引《山居要术》记种薯蓣法云：

择取白色根，如白米粒成者，先收子。作三五所坑，长一丈，阔三尺，深五尺，下密布砖。坑四面一尺许，亦侧布砖——防别入傍土中，根即细也。作坑子讫，填粪土三行；下子种之，填坑满。待苗着架。经年已后，根甚粗，一坑可支一年食。根种者，截长一尺已下种。

《山居要术》一般认为是唐人王旻的作品[1]，这是目前所见薯蓣栽种的最早记载。《本草图经》提到薯蓣"今处处有之，以北都、四明者为佳"，北都大名府即今河北大名县，四明即今浙江宁波，意即南北皆有佳种；而四幅图例永康军、眉州皆在四川，滁州在安徽，明州即四明，却没有北方的物种。但是文字提到"近都人种之极有息"，即开封周围有人工种植，却又说山中野生，乃"过于家园种者"。不论如何，宋代河南已经有薯蓣种植，只是入药品质未佳耳。

《本草纲目》对山药的描述更加具体："五六月开花成穗，淡红色，结荚成簇，荚凡三棱合成，坚而无仁，其子别结一旁，似雷丸，大小不一。"尽管李时珍依然尊崇苏颂的意见说："薯蓣入药，野生者为胜，若供馔则家种者为良。"而事实上明代开始山药便以河南产者为优，如《本草蒙筌》云："南北州郡俱产，惟怀庆者良。"《本草原始》云："今人多用怀庆者。"《植物名实图考》亦云："生怀庆山中者白细坚实，入药用之。"显然关于明代怀山药家种野生情况，生活在河南的朱橚在《救荒本草》中的记载远较李时珍可靠，所言"怀孟间产者入药最佳"，可为定论。由此证明，明代开始家种山药已是药用主流。清代以降，乃以河南新乡地区温县、武陟、沁阳、孟县、博爱所产者最优，为"四大怀药"之一。

附带一说，"怀山药"又有写作"淮山药"者，此最早见于清代文献，至今沿用，来历不详。最初或许只是"怀山药"的讹写，也不排除恶意仿冒的可能性。但随着"淮山药"写法的普及，"淮山""淮药"就跟"云苓"一样，甚至成为处方中"山药"的代名词，而不特指"怀山药"或"淮南所产的山药"。

---

[1] 见王毓瑚著：《中国农学书录》，中华书局，2006年，第39页。

三、山药之伪乱品种

特别需要注意的是，薯蓣在古文献中往往与同属植物甘薯*Dioscorea esculenta*或参薯*Dioscorea alata*相混淆，直到今天，参薯还是山药的主要伪乱品种来源之一。按，《南方草木状》卷上有甘薯云：

> 盖薯蓣之类，或曰芋之类，根叶亦如芋，实如拳，有大如瓯者。皮紫而肉白，蒸鬻食之，味如薯蓣，性不甚冷，旧珠崖之地海中之人皆不业耕稼，惟掘地种甘薯，秋熟收之，蒸晒切如米粒，仓圌贮之以充粮糗，是名薯粮。

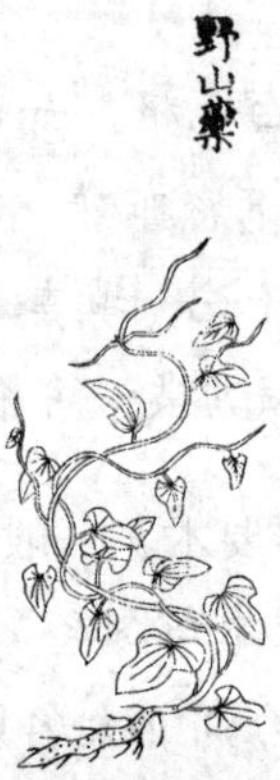

图16–3 《救荒本草》野山药图

其原植物当为甘薯*Dioscorea esculenta*，苏迈《已卯冬至儋人携具见饮既罢有怀惠许兄弟》有句“薯芋人人送，囷庖日日丰”，应该也是此物。

《证类本草》引《异苑》云：“署预，野人谓之土薯，若欲掘取，嘿然则获，唱名便不可得。人有植之者，随所种之物而像之也。”所谓“随所种之物而像之”，此即《植物名实图考》所说：“江西、湖南有一种扁阔者，俗呼脚板薯，味淡。”又引《物类相感志》谓：“薯手植如手，锄锹等物植，随本物形状。”其原植物为参薯。

参薯在宋代完全被视同于山药，故《本草图经》云：“江湖闽中出一种，根如姜芋之类，食之尤益人。大者一枚可重斤余，刮去皮，煎煮食之俱美，但性冷于北地者耳，彼土人单呼为薯，亦曰山薯。”苏颂又提到“四明者佳”，而据《淳熙三山志》卷41云：“薯蓣，根如姜芋，土人单呼为诸，生于山间石罅者良。”《咸淳临安志》卷58云：“山药形如手掌者名佛手。”结合这些文献，再看所绘明州薯蓣图例，恐怕还是指参薯*Dioscorea alata*，而非正品薯蓣。

第十七讲
芎䓖·蘼芜·川芎

《左传·宣公十二年》"有山鞠穷乎"，杜预注："鞠穷所以御湿。"[1]《山海经·西山经》云："（号山）其草多药、蘼、芎䓖。"因芎䓖具芳香之气，故骚赋多有咏叹。《史记·司马相如列传》云："其东则有蕙圃衡兰，芷若射干，穹穷昌蒲，江离麋芜，诸蔗猼且。"《楚辞·九叹·愍命》云："莞芎弃于泽洲兮。"如此之类甚多，不烦详举。至于芎䓖之正式入药，则载于《本草经》，经云："主中风入脑，头痛寒痹。"《名医别录》云："除脑中冷动，面上游风去来。"故《本草纲目》释名项李时珍述其得名之缘由云："人头穹窿穷高，天之象也。此药上行，专治头脑诸疾，故有芎䓖之名。"

一、芎䓖与蘼芜

伞形科植物苗叶相似，又具辛香之气，每多混淆。芎䓖与蘼芜的关系历来两说，《本草经》中芎䓖与蘼芜各是一条，《名医别录》则补充说："芎䓖，其叶名蘼芜。"又云："蘼芜，一名茳蓠，芎䓖苗也。"且不论魏晋名医们的意见是否正确，但在汉代文献中芎䓖、蘼芜肯定分指两种植物，证据有三：《本草经》记芎䓖产地为"武功川谷"，而蘼芜产地为"雍州川泽"，并不相同。《史记·司马相如列传》"穹穷昌蒲，江离麋芜"句，司马贞索隐详引诸家注说以后，做结论说："则芎䓖、藁本、江离、蘼芜并相似，非是一物也。"《淮南子·氾论训》云："夫乱人者，芎䓖之与藁本也，蛇床之与麋芜也，此皆相似者。"此皆见芎䓖、麋芜不是一物。《本草经》所称的蘼芜只能大致推测为伞形科植物。至于《五十二病方》两处用到"麋芜本"，即蘼芜的根，似不能径以芎䓖释之。

[1] 苏东坡诗"巧语屡曾遭薏苡，词聊复托芎䓖"，即用《左传》此典。

从魏晋开始，不特医家，词章家注说也视芎䓖、江离、蘼芜为一物。《博物志》卷4云："芎䓖，苗名江蓠，根曰芎䓖。"《史记索隐》引《药对》云："麋芜一名江离，芎䓖苗也。"《山海经》郭璞注："芎䓖一名江蓠。"《后汉书·冯衍传》"攒射干杂蘼芜兮"句李贤注："蘼芜似蛇床而香，其根即芎䓖也。"尽管如此，各家注说依然异词，其中多数未必是指今之伞形科植物川芎*Ligusticum chuanxiong*。兹将本草关于芎䓖植物的描述罗列如下。

《吴普本草》最早描述芎䓖形态特征："叶香细青黑，文赤如藁本，冬夏丛生，五月华赤，七月实黑，附茎端两叶，三月采根，根有节似马衔状。"吴普说开红花，应非今种。陶弘景所见的芎䓖似亦非本种，《本草经集注》云："今惟出历阳，节大茎细，状如马衔，谓之马衔芎䓖。蜀中亦有而细，人患齿根血出者，含之多差。苗名蘼芜，亦入药。"蘼芜条云："今出历阳，处处有之，人家多种之。叶似蛇床而香，骚人借以为譬，方药用甚稀。"

唐代芎䓖分大叶、小叶两种。蘼芜条《新修本草》云："此有二种，一种似芹叶，一种如蛇床，香气相似，用亦不殊尔。"当归条云："当归苗有二种，一种似大叶芎䓖，一种似细叶芎䓖，惟茎叶卑下于芎䓖也。"其中大叶者或为藁本属（Ligusticum）植物。《蜀本草·图经》云："苗似芹、胡荽、蛇床辈，丛生，花白，今出秦州者为善，九月采根乃佳。"其说亦近藁本属植物，但奇怪的是韩保升依然用苏敬之说，以秦州（今甘肃天水）所出为最优。

宋代《本草图经》记载芎䓖的来源依然复杂，但首次强调蜀川芎䓖的地位，《本草图经》说：

今关陕、蜀川、江东山中多有之，而以蜀川者为胜。其苗四五月间生，叶似芹、胡荽、蛇床辈，作丛而茎细。《淮南子》所谓"夫乱人者，若芎䓖之与藁本，蛇床之与蘼芜"是也。其叶倍香，或莳于园庭，则芬馨满径。江东、蜀川人采其叶作饮香，云可以已泄泻。七八月开白花，根坚瘦，黄黑色，三月、四月采，暴干。一云九月、十月采为佳，三月、四月非时也。关中出者，俗呼为京芎，并通用。惟贵形块重实，作雀脑状者，谓之雀脑芎，此最有力也。

《本草图经》绘有两幅图例（图17-1），凤翔府为今陕西宝鸡，即所言关中所出的"京芎"，图例简略，看不出具体物种；永康军为今四川都江堰，所绘大致可以认为是川芎*Ligusticum chuanxiong*的幼苗，这是首次确立川产芎䓖的正品地位。

宋以后主流本草都肯定川芎的正品地位，如《本草品汇精要》在永康军芎䓖以外，增绘“四川芎䓖”药图(图17–2)[1]，《救荒本草》将《本草图经》中混乱的植物描述修订为：“今处处有之，人家园圃多种。苗叶似芹，而叶微细窄，却有花叉，又似白芷叶亦细，又如园荽叶微壮，开白花。其芎人家种者，形块大重，实多脂润，其里色白。味辛、甘，性温，无毒。山中出者瘦细，味苦、辛。”使特征更加明显。

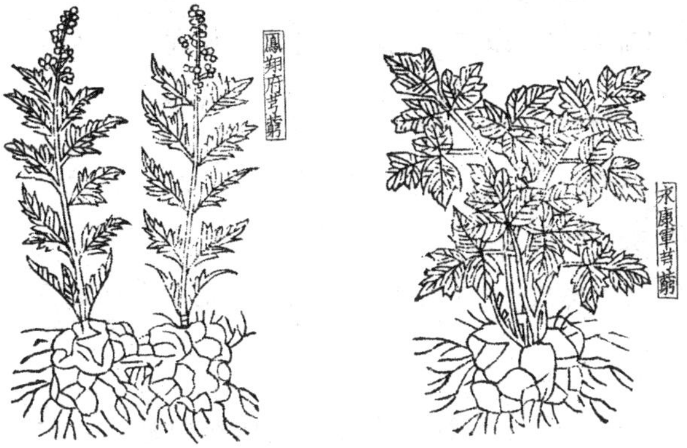

图17–1 晦明轩本《政和证类本草》芎䓖图

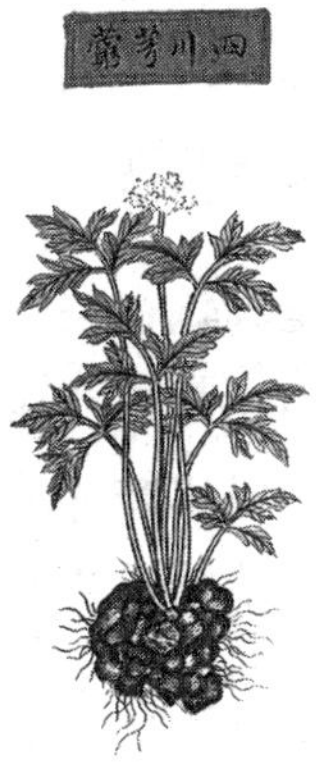

图17–2 《本草品汇精要》四川芎䓖图

二、川芎之兴起

川芎系芎䓖之产于四川者。如前所述，魏晋以后视蘼芜与芎䓖为一物，左思《蜀都赋》云：“蘪芜布濩于中阿。”刘逵注：“蘪芜出岷山、替陵山。”又云：“岷山特多药草。”这种蘼芜或芎䓖大约如陶弘景所说，为“蜀中亦有而细，人患齿根出血者，含之多差”一类，是否为川芎*Ligusticum chuanxiong*，则不得而知。

最早在处方中提到川芎之名的是唐蔺道人《仙授理伤续断方》，但此书的年代可能有些问题，但至迟在北宋川产芎䓖已是有名之品，不仅《本草图经》说到“今关陕、蜀川、江东山中多有之，而以蜀川者为胜”，与苏颂同时代的宋祁在《益部方物略记》中作《川芎赞》云：“柔叶美根，冬不殒零。采而掇之，可糁于羹。”注释中描述更详：“蜀中处处有之，叶为蘼芜，《楚

[1] 永康军为宋代设立的建置，南宋末废，其地明代由灌县和崇宁县所辖。《本草品汇精要》的作者或许不太了解地理沿革，不知永康军芎䓖就是正宗的川芎，于是添绘“四川芎䓖”图例。

辞》谓江蓠者，根为芎，似雀脑者善。成都九月九日药市，芎与大黄如积，香溢于廛。或言其大若胡桃者不可用。人多莳于园槛，叶落时可用作羹，蜀少寒，茎叶不萎。今医家最贵川芎、川大黄云。”文中也提到种莳，年代稍后的《本草衍义》更加强调川产的道地性：“今出川中，大块，其里色白，不油色，嚼之微辛甘者佳，他种不入药，止可为末煎汤沐浴。”

蜀人苏轼有《和子由记园中草木十一首》，其八咏芎䓖云：

芎䓖生蜀道，白芷来江南。漂流到关辅，犹不失芳甘。濯濯翠茎满，愔愔清露涵。及其未花实，可以资筐篮。秋节忽已老，苦寒非所堪。劚根取其实，对此微物惭。

此是苏轼在关中所作，当地虽有京芎，诗人仍肯定蜀芎，谓“漂流到关辅，犹不失芳甘”，隐含川芎为正的意思。

南宋时川产芎䓖的地位已不可动摇，范成大《吴船录》记录都江堰青城山深处道士种川芎的实况：

自丈人观西登山，五里至上清宫。在最高峰之顶，以板阁插石，作堂殿。下视丈人峰，直堵墙耳。岷山数百峰，悉在栏槛下，如翠浪起伏，势皆东倾。一轩正对大面山，一上六十里，有夷坦曰芙蓉平。道人于彼种芎。

甚至杭州地方本草《履巉岩本草》居然用“川芎苗”（图17–3）来作为蘼芜的正名，可见川产芎䓖名声之大。此后元王好古《汤液本草》正式以川芎为正名，《救荒本草》也以川芎立条。明清以降，芎䓖皆以四川都江堰所出为道地，民国《灌县志·食货书》有“河西商务以川芎为巨，集中于石羊场一带，发约400~500万斤，并有水陆兴，远达境外”的记载，这说明了当时灌县（今都江堰市）川芎产销两旺。

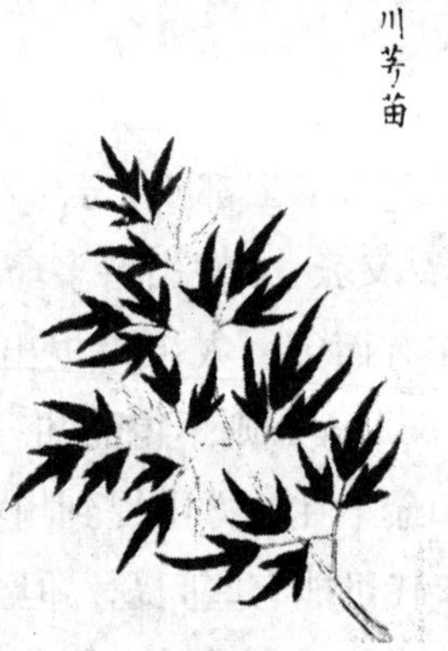

图17–3　《履巉岩本草》川芎苗图

三、其他种类之芎䓖

“胡穷”见于《名医别录》。《本草纲目》作胡䓖，李时珍云：“以胡戎者为佳，故曰胡䓖。"《本草乘雅半偈》卷4作"胡芎"，卢之颐云："胡戎者曰胡芎。"胡穷、胡芎皆是因产地得名，汉代《范子计然》云："芎䓖生胡无桃山阴者善。"《吴普本草》也说："芎䓖生胡无桃山阴。"无桃山不知所在，这种"胡穷"也不详为何物。

"京芎"之名见于《本草图经》："关中产者呼为京芎。"亦名西芎，专指产于关陕的芎䓖。按陕西出芎䓖见于《名医别录》："芎䓖生武功山谷、斜谷西岭。"《本草经集注》引胡洽云："武功去长安二百里，正长安西，与扶风狄道相近，斜谷是长安西岭下，去长安一百八十里，山连接七百里。"上述地名皆在今陕西武功一带，但《本草图经》所图"凤翔府芎䓖"，甚至不像伞形科植物，因此宋以前文献中的所谓"京芎"，品种实属可疑。

可能与"京芎"有关的是"秦芎"。南齐王融《药名诗》有句："秦芎留近咏，楚蘅摺远翔。"唐至五代芎䓖皆以秦州（今甘肃天水）所出者为上，而且当地已有种植，《新修本草》云："今出秦州，其人间种者形块大，重实多脂润，山中采者瘦细。"《千金翼方·药出州土》产芎䓖者有秦州、扶州，均在甘肃，《新唐书·地理志》有四州郡土贡芎䓖，分别为扶州同昌郡、秦州天水郡、凉州武威郡、利州益昌郡，除利州益昌郡为今四川广元外，其余三地都在甘肃。五代《蜀本草》依然说："今出秦州者善。"宋代《元丰九域志》卷3秦州天水郡土贡尚有芎䓖三十斤。从时代先后和地域分布来看，这种"秦芎"可能与"京芎"同属一类。

"台芎"见《仁斋直指方论》，出浙江天台山。《本草纲目》云："出天台者，为台芎。"此外又有"抚芎"，首见于《太平惠民和剂局方》，据《本草逢原》谓抚芎"产江左抚州"，即今江西。从现有的"台芎""抚芎"来看，基本上都是川芎*Ligusticum chuanxiong*的栽培种，但宋代的情况如何不得而知。

需要注意的是曹炳章《增订伪药条辨》对"抚芎"另有解释："本草一名芎䓖，蜀省产地首推灌县，有野生家种之分。其茎高二尺，叶如芹，分裂尤细，秋间开白花五瓣，为伞形花序，全体芬馥，其根即芎䓖也。产地聚集成都、重庆者多，形大圆为抚芎。"按其所说，"抚芎"乃是川芎中质量较优者。

"云芎"见《滇南本草》卷2，有云："云芎俗名芹菜，川为川芎，理为理芎。"此即《植物名实图考》卷23之滇芎："滇芎野生，全如芹，土人亦呼为山芹，根长大粗糙，颇香。”《滇南本草》整理者将其原植物订为伞形科芹菜*Apium graveolens*；《植物名实图考新释》根据图例，确定为滇芎*Physospermopsis delavayi*[1]。

《增订伪药条辨》关于民国时各地芎䓖产出的变迁论述颇详，且与现代情况一致，录出备参：

> 蓝田县出者嫩小，曰蓝芎，陕西出扁小，为西芎，皆次。浙江温州及金华出，曰南芎，更次。川芎各处虽出，因地命名，除蜀产者外，皆不道地。近年蜀省产额颇广，足敷全国所需求，所以除川芎外，他如蓝芎、西芎、南芎等，现出产较少，已在淘汰之列。

[1] 王锦绣、汤彦承、吴征镒著:《植物名实图考新释》,上海科技出版社,2021年,第1234页。

第十八讲
独活·羌活

《本草经》以独活立条，《名医别录》说“此草得风不摇，无风自动”，陶弘景进一步解释：“其一茎直上，不为风摇，故名独活。”《本草经》又记别名有羌活、羌青、护羌使者。所谓“护羌使者”，这应该是指汉王朝设置的“护羌校尉”的使者；而《名医别录》别名“胡王使者”，这又似乎是站在羌地少数民族的立场了。“护羌使者”与“胡王使者”两个名称针锋相对，十分有趣。至于“羌活”，显然就是生于羌地之独活的意思。

但据《列仙传》卷下云：“山图者陇西人也，少好乘马，马蹋之折脚。山中道人教令服地黄当归羌活独活苦参散，服之一岁而不嗜食，病愈身轻。”似以独活、羌活为两物。

另考《后汉书·莋都夷传》“土出长年神药，仙人山图所居焉”句，李贤注引《列仙传》作：“山图，陇西人。好乘马，马蹋折脚，山中道士教服地黄、当归、羌活、玄参，服一年，不嗜食，病愈身轻。追道士问之，自云：‘五岳使人，之名山采药。能随吾，汝便不死。’山图追随，人不复见。六十余年，一旦归来，行母服于冢闲。期年复去，莫知所之也。”《初学记》卷23“山图园客”句引《列仙传》亦谓“山图陇西人，马踏折脚，山中道人教服地黄、当归、羌活、玄参，服一年”云云。此可见唐人所引《列仙传》皆只言羌活，而未提到独活。又检《云笈七签》卷108引《列仙传》山图条则说“山中道人教以雌黄[1]、当归、羌活、独活、苦参散服之”云云，则与今本《列仙传》同，既有羌活，又有独活。因此疑《列仙传》传本中的“羌活、独活”乃是后人所添，汉代仍以羌活、独活为一物也。

[1] “雌黄”应是“地黄”之讹。

一、独活包含羌活

从《本草经集注》开始从产地和药材性状上将羌活、独活区别开来。本草记独活产地“生雍州川谷或陇西南安”，陶弘景注释说：“此州郡县并是羌地，羌活形细而多节，软润，气息极猛烈。出益州北部西川为独活，色微白，形虚大，为用亦相似，而小不如，其一茎独上，不为风摇，故名独活。”把陶弘景的意思总结起来，羌活的特点是主产羌地(今甘肃)，药材细软油润而多节，香味浓烈。独活则出四川，色泽较浅，松软肥大，气味较弱，植株单生。

陶弘景描述的羌活，与今羌活商品药材“蚕羌”的特征非常接近，蚕羌的原植物主要为羌活*Notopterygium incisum*，挥发油含量较高，正与《本草经集注》所说“气息极猛烈”相符。至于陶氏所称的独活，从药材性状和植物特征分析，可能是伞形科独活属（Heracleum）植物，或即后世所称的牛尾独活一类。

但是必须看到，尽管陶弘景从药材性状上区分了羌活与独活，但对二者临床功效上的差别认识不足，只是觉得羌活药性比独活猛烈而已。如《本草经集注》“诸病通用药”疗风通用及治齿病药项下，均只列独活，而无羌活之名。由于陶将羌活基本视同于独活，受其影响，唐以前医家在医方中使用羌、独活时，并无太大区别。经统计，《伤寒杂病论》《肘后百一方》《小品方》《刘涓子鬼遗方》《申苏方》中使用独活处方33首，而提到羌活的只有4首，可见唐代以前羌活、独活并未真正分化，方书所用“独活”，实际上是包括羌活在内的伞形科多种植物。

二、羌活分化独立

与汉晋时期羌活、独活不分不同，在唐代医方中，不仅羌活、独活的运用有区别，如《备急千金要方》中既有以独活为主药的独活汤、独活酒、独活寄生汤，也有以羌活为主药的羌活汤、羌活补髓汤等，同时还出现了一些羌活、独活同用的处方。年代稍晚的《药性论》中更分别论述了羌活、独活的性味功效。显然，自唐代开始，羌活、独活始正式分化为两种药物。

宋代《证类本草》虽袭用旧说，依然将羌活、独活视为一种二物，但书中引用《本草图经》的论述则十分重要，《本草图经》云：

独活、羌活，出雍州川谷或陇西、南安，今蜀汉出者佳。春生苗，叶如青麻，六月开花作丛，或黄或紫，结实时叶黄者是夹石上生，叶青者是土脉中生。此草得风不摇，无风自动，故一名独摇草。二月八月采根，暴干用。《本经》云二物同一类，今人以紫色而节密者为羌活，黄色而作块者为独活。一说按陶隐居云，独活生西川益州北部，色微白，形虚大，用与羌活相似。今蜀中乃有大独活，类桔梗而大，气味了不与羌活相类，用之微寒而少效。今又有独活，亦自蜀中来，形类羌活，微黄而极大，收时寸解，干之，气味亦芳烈，少类羌活，又有槐叶气者，今京下多用之，极效验，意此为真者，而市人或择羌活之大者为独活，殊未为当。大抵此物有两种，西川者黄色，香如蜜，陇西者紫色，秦陇人呼为山前独活。古方但用独活，今方既用独活而又用羌活，兹为谬矣。

《本草图经》绘有凤翔府独活、茂州独活、文州独活、文州羌活、宁化军羌活五幅药图（图18-1），结合苏颂的描述，茂州独活颇接近今用正品独活重齿当归*Angelica biserrata*；而文州独活则似为当归属（Angelica）植物，或即毛当归*Angelica pubescens*；至于凤翔府独活似为藁本属（Ligusticum）植物；文州羌活从药图上可判定为羌活*Notopterygium incisum*；至于宁化军羌活，亦可肯定其为伞形科植物。故从品种来源上分析，宋代羌活、独活药材的原植物，已基本与今用品种相一致。

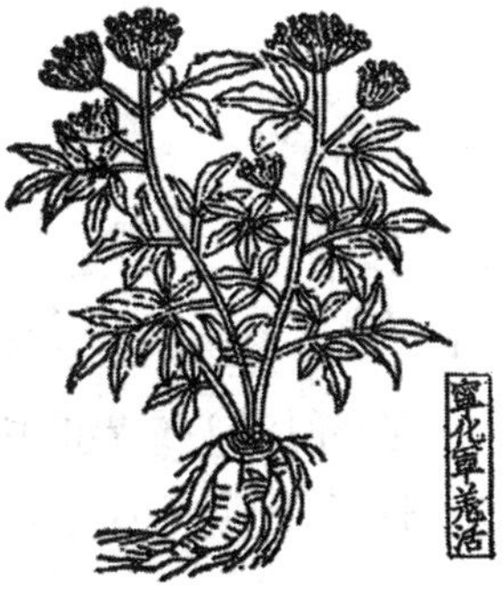

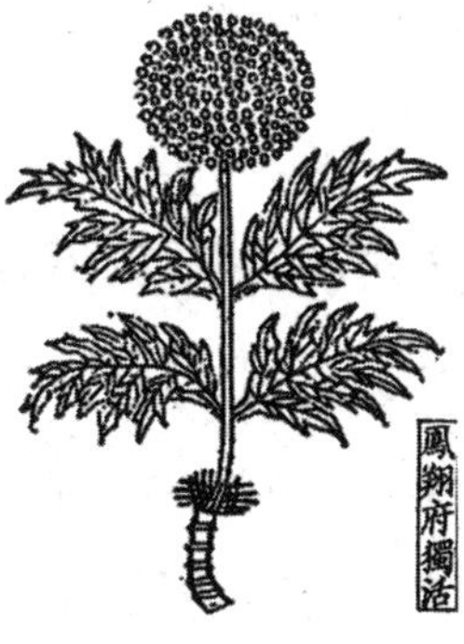

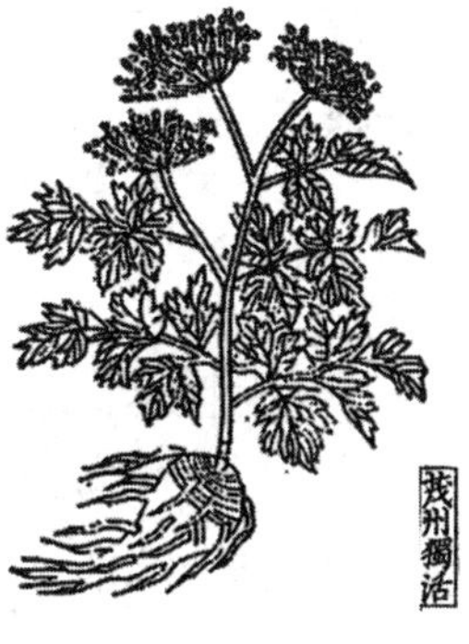

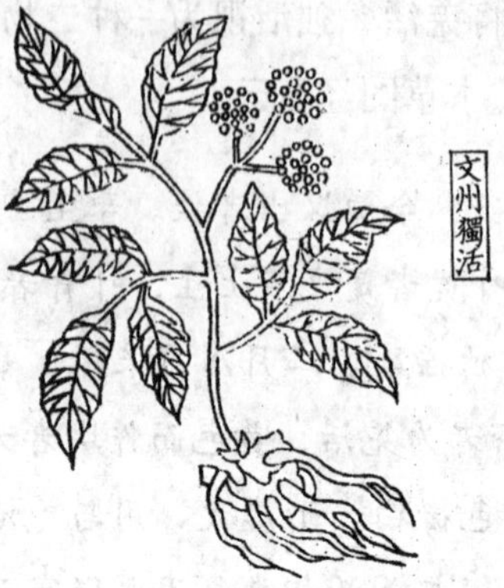

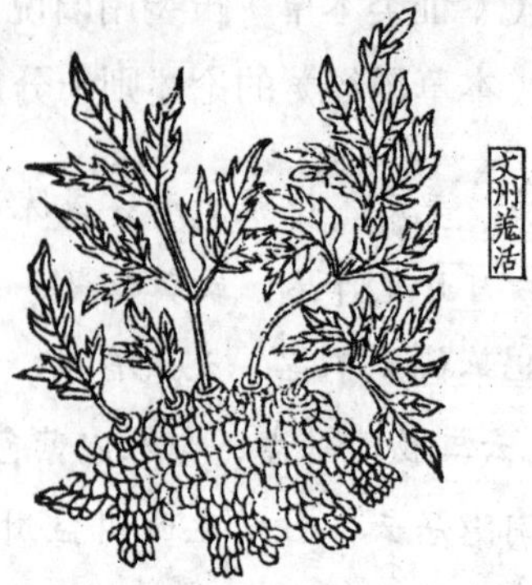

图18-1　晦明轩本《政和证类本草》独活羌活图

值得注意的是，羌活、独活自唐代品种分化以后，临床医家对二者功效运用上的差别非常重视，一般而言，解表用羌活，祛风胜湿多用独活，上半身疼痛用羌活，下半身疼痛用独活。但多数本草学家却恪守旧说，以羌活、独活为一种二物，如《日华子诸家本草》说："独活应是羌活母类也。"苏颂云："古方但用独活，今方既用独活，而又用羌活。"《本草蒙筌》云："羌活、独活《本经》既云同种，再无别条，则非二物可知矣。"

《本草纲目》虽集大成之作，亦遵循旧说，以"独活"立条，集解项李时珍说："独活、羌活乃一类二种，以中国者为独活，西羌者为羌活，苏颂所说颇明。按王硕《易简方》云：羌活须用紫色有蚕头鞭节者。独活是极大羌活有臼如鬼眼者，寻常皆以老宿前胡为独活者，非矣。近时江淮山中出一种土当归，长近尺许，白肉黑皮，气亦芬香，如白芷气，人亦谓之水白芷，用充独活，解散亦或用之，不可不辨。"所绘图例则含混地以羌独活为标题。这些遵古守旧的论述，无视羌、独活的品种差异，为后世二活品种混乱种下了祸根[1]。

三、羌活、独活的道地沿革

生羌地的独活得名羌活，《本草经》一名"护羌使者"，《名医别录》一名"胡王使者"，从名称来看，这种独（羌）活主要生长在当时汉羌交界的甘肃青海一线，亦即《本草经》《名医别录》所言"生雍州川谷或陇西南安"。

［1］稍有例外的是《本草品汇精要》，把羌活独立出来，而遗憾的是，此书当时未能刊印，故影响不大。

《本草经集注》以产地划分羌活与独活，认为羌活从羌中来，而“出益州北部西川为独活”。与齐梁时羌活出甘肃、独活出四川相反，唐代开始，羌活的道地产区由甘肃移至四川，而独活成为甘肃的道地药材之一。据《新唐书·地理志》记载，剑南道(今四川省)土贡羌活的州郡有茂州通化郡、维州维川郡、松州交川郡、当州江源郡、静州静川郡、柘州蓬山郡、恭州恭化郡，以上州郡多在今甘孜、阿坝自治州，而陇右道(今甘肃省)无一州郡土贡羌活。《千金翼方·药出州土》亦记载剑南道茂州(今四川茂县)出羌活，而陇右道宕州(今甘肃宕昌县)出独活。唐代四川独活亦有名，蔺道人《仙授理伤续断秘方》即专门提到川独活之名。

宋代以后，羌活、独活均以川产者为道地。如《本草图经》云：“独活、羌活今用蜀汉出者佳。”《本草蒙筌》云：“多生川蜀，亦产陇西。”《本草乘雅半偈》：“出蜀汉、西羌者良。”《本草品汇精要》在羌活、独活道地项下均注：“今出蜀汉者为佳。”近代陈仁山《药物出产辨》亦云：“羌活产四川打箭炉、灌县、龙安府、江油县等处为佳。”

第十九讲 益智

从字面意思来看，“益智”就是增益智慧，《苏沈良方》解释说：

海南产益智花，实皆长穗，而分为三节。其实熟否，以候岁之丰歉。其下节以候早禾，其上中亦如之。大吉则实，凶岁皆不实。罕有三节并熟者。其为药也，治止水，而无益于智，智岂求于药者乎？其得名也，岂以知岁也耶。今日见儋耳圜儒黎子云言候之审矣，聊复记之，以俟后日好事补注本草者。

益智果实之饱满与否，可以占年成之丰欠，当然是无稽之谈。李时珍对此即不以为然，《本草纲目》引《仁斋直指方论》云：“心者脾之母，进食不止于和脾，火能生土，当使心药入脾胃药中，庶几相得。故古人进食药中，多用益智，土中益火也。”故释名项进一步解释说：“脾主智，此物能益脾胃，故也与龙眼名益智义同。”这一说法也很迂阔。

按，龙眼亦名益智，《广雅·释木》：“益智，龙眼也。”《吴普本草》同。鬼目亦名益智，《太平御览》引《广州记》云：“鬼目，益智，直尔不可啖，可为浆也。”益智、龙眼、鬼目都是热带植物的果实，且皆出于獠夷蛮荒之地，王念孙《广雅疏证》说，“益”与“智”上古音同在支部，为叠韵字，则“益智”之名或系当地土人方言，闻者记其声音，未必与增益智慧有何联系也。

一、品种考订

益智是南方植物，魏晋以来岭南各种异物志、地志多有记载。《齐民要术》卷10“五谷果蓏菜茹非中国物产者”益智条共引录四种文献：

《广志》云："益智，叶似蘘荷，长丈余，其根上有小枝，高八九寸，无华萼，其子丛生著之，大如枣，肉瓣黑，皮白。核小者，曰益智，含之隔涎濊。出万寿，亦生交址。"《南方草物状》云："益智，子如笔毫，长七八分。二月花色，仍连著实，五六月熟。味辛，杂五味中，芬芳。亦可盐曝。"《异物志》云："益智，类薏苡，实长寸许，如枳椇子。味辛辣，饮酒食之佳。"《广州记》云："益智，叶如蘘荷，茎如竹箭。子从心中出，一枚有十子。子内白滑，四破去之，取外皮，蜜煮为糁，味辛。"

以上文献中的益智皆是姜科植物益智 *Alpinia oxyphylla*，此无可疑问者，其中《广志》提到"含之隔涎濊"，是后世以此物作收敛固摄之品的滥觞。

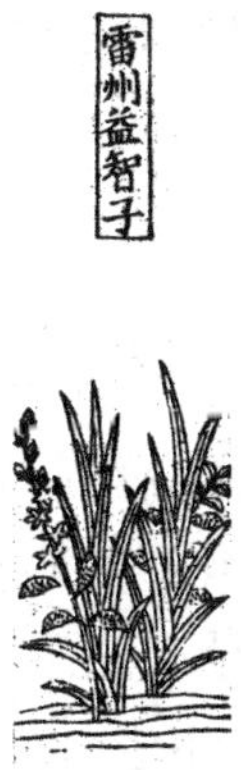

图19-1 晦明轩本《政和证类本草》雷州益智子图

益智作为药物正式载入本草，始于《本草拾遗》，而此前《本草经集注》《新修本草》皆已提到此物[1]，陈藏器谓其"止呕哕"，《开宝本草》新增功效云："益智子，味辛温，无毒。主遗精虚漏，小便余沥。益气安神，补不足，安三焦，调诸气。夜多小便者，取二十四枚碎，入盐同煎，服有奇验。"

综上所述，益智仁药材的原植物古今无变化。需略加说明的是本草中益智的药图。《本草图经》描述说："叶似蘘荷，长丈余，其根傍生小枝，高七八寸，无叶，花萼作穗生其上，如枣许大，皮白，中仁黑，仁细者佳。"并绘有雷州益智子图例（图19-1），图绘较为精确，完全可以确认为姜科益智；其后之《本草品汇精要》《本草蒙筌》皆仿效此图，而《本草纲目》则误改原图之平行叶脉为羽状叶脉（图19-2）；此后《植物名实图考》似亦仿《本草纲目》而稍加精致，羽状叶脉特征更加明显（图19-3），由此知李时珍、吴其濬皆不识益智，《植物名实图考》所言"今庐山亦有之"[2]，为不可信也。

---

［1］《新修本草》龙眼条说："益智似连翘子头未开者，味甘辛，殊不似槟榔。其苗叶花根，与豆蔻无别，惟子小尔。"所言益智即是本品。

［2］按，其说当本于《庐山记》。

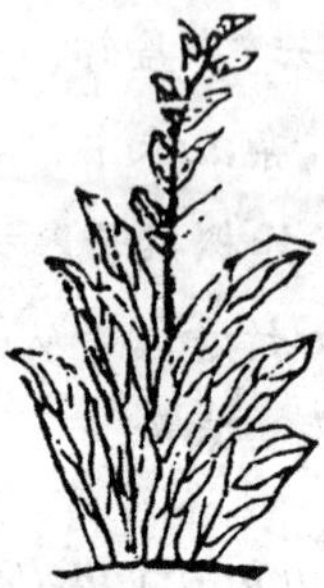

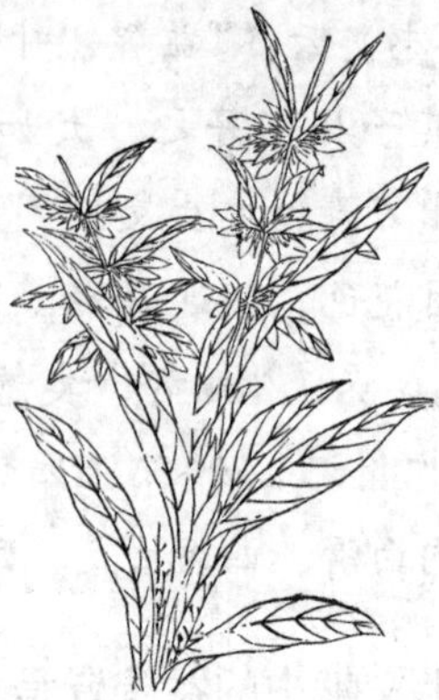

图19-2　金陵本《本草纲目》益智子图 图19-3 《植物名实图考》益智子图

二、道地沿革

《开宝本草》说益智“《山海经》云生昆仑国”，按《山海经》无此文，恐是误说。从前引文献来看，魏晋以来益智主要出两广、越南等地。苏颂谓“今岭南州郡往往有之”，据《太平寰宇记》土产益智子的州皆在唐之岭南道，计有高州、郁林州、化州、雷州、琼州、交州，其中化州条专门说：“廉水吴川中多益智子。”《唐大和上东征传》说崖州“彼处珍异口味，乃有益智子”，《北户录》亦谓：“辩州以蜜渍益智子，食之亦甚美。”此外，《本草图经》图绘雷州益智子，苏轼流放儋州，乃有文字记载此物，故知益智一直以广东、海南产者为优。

民国二十九年(1940)陕西西京市(西安市)国药商业同业公会《药材行规》载：“益智仁出福建两广及安南等地。”而海南益智尤称上乘。《药物产出辨》云：“益智产琼崖十三属，以陵水为上等，五六月出新。”按，当时海南全岛分十三县，故称琼崖十三属。

第二十讲
附子·天雄·川乌·草乌·乌喙

先秦文献中“堇”可能是某类有毒植物的总名，多数注家释为乌头类植物。《国语·晋语》：“骊姬受福，乃置鸩于酒，置堇于肉。”贾逵注：“堇，乌头也。”《尔雅·释草》：“芨，堇草。”郭璞注：“即乌头也，江东呼为堇。”《庄子·徐无鬼》：“药也其实堇也。”成玄英疏：“堇，乌头也，治风痹。”但据《五十二病方》，则堇、毒堇与乌喙并见[1]，故后世注经者怀疑堇非乌头[2]，看来有一定道理。尽管如此，《五十二病方》、西汉《万物》简以及《急就篇》中提到的“乌喙”，则毫无疑问为毛茛科乌头属（Aconitum）植物。

[1]《五十二病方》第101条治瘙用到毒堇，并说：“毒堇阴干，取叶、实并冶，裹以韦藏，用，取之。岁更取毒堇。毒堇□□□堇叶异小，赤茎，叶纵纑者。□叶、实味苦，前日至可六七日秀。□□□泽旁。”从描述看也不似乌头。

[2]郝懿行《尔雅义疏》此条说：“此有二说，郭云‘即乌头也，江东呼堇’，盖据时验而言。但检本草，乌头不名芨，而芨一名藋。故《说文》云：‘芨，堇草也。’又云：‘藋，堇草也。’《广雅》云：‘堇，藋也。’是藋一名堇，堇一名芨，芨、堇声转，与乌头别。故《诗·绵》释文引《广雅》云：‘堇，藋也。今三辅之言犹然。’亦据时验而言也。《尔雅释文》引本草‘蒴藋，一名堇草，一名芨，非乌头也’，是陆据本草及《广雅》以驳郭注芨为乌头之非。陆说是也。苏颂《图经》云：‘蒴藋生田野，所在有之，春抽苗，茎有节，节闲生枝，叶大如水芹。’寇宗奭《衍义》云‘蒴藋华白，子初青熟红’，皆其形状也。《尔雅》芨堇乃是蒴藋，郭必以为乌头者，《晋语》云‘置堇于肉’，贾逵注：‘堇，乌头也。’《淮南·说林篇》云：‘蝮蛇螫人，傅以和堇则愈，物固有重为害反为利者。’是皆郭所本也。然乌头名堇不名芨，郭特以意说耳。《广韵》因云：‘芨，乌头别名，又作蒁。’《集韵》亦芨、急通，而以蒁为蒴藋。《集韵》得之。又按，《说文系传》堇字下引字书：‘蒴藋，一名堇。’《玉篇》：‘蒴藋有五叶，堇一名芨。’堇又作厘，《说文》：‘藋，堇草。一本作厘草。’此皆非矣。《广雅》堇为羊蹄，堇、堇字形易混，《说文》厘草似又因堇、厘形声相近而误矣。郭此注堇音靳者，别于上文‘啮，苦堇’之堇音谨也。”按，此说亦似是而非，毒堇更像是伞形科毒芹属（Cicuta），或毛茛科毛茛属（Ranunculus）的一些物种。

一、历代关于乌头类药物之记载

乌头类药物开始分化，大约开始于西汉。《淮南子·缪称训》云“天雄、乌喙，药之凶毒也，良医以活人。”至东汉初，《武威医简》同时出现附子、乌喙、天雄之名，《本草经》亦以附子、乌头、天雄为三物，其中提到“乌头一名乌喙”。其后《名医别录》在乌头条附录射罔与乌喙，又新增侧子条。这些乌头类药物之间的关系，历代说法不一，兹将从东汉至宋代对此问题的看法简述如次：

《本草经》三物分生三处，经云“附子生犍为山谷”，“乌头生朗陵川谷”，“天雄生少室山谷”，对此陶弘景颇不理解，他说：“凡此三建，俗中乃是同根，而《本经》分生三处，当各有所宜故也，今则无别矣。”其实，产地的不同正暗示了品种的差别。

汉代以后，乃将三者视为一物，合称“三建”。代表性说法即谢灵运《山居赋》所云“三建异形而同出”，自注：“三建，附子、天雄、乌头也。”陶弘景也有类似意见，《本草经集注》说：“（天雄）与乌头、附子三种，本并出建平，故谓之三建。”[1]但各类药物之间的关系，各家看法又有不同。

魏张揖主张用生长年限来区别，《广雅》云：“奚毒，附子也。一岁为萴子，二岁为乌喙，三岁为附子，四岁为乌头，五岁为天雄。”晋张华认为是采收时间的不同所造成，《博物志》云：“物有同类而异用者，乌头、天雄、附子一物，春夏秋冬采之各异。”

同一时期的本草说法亦有差异，《吴普本草》说乌头：“正月始生，叶厚，茎方中空，叶四面相当，与蒿相似。”而说乌喙：“形如乌头，有两歧相合，如乌头之喙，名曰乌喙也。”谓侧子“是附子角之大者”；附子“皮黑肌白”。《名医别录》则说：“冬采为附子，春采为乌头。”又说：“乌喙长三寸已上为天雄。”

陶弘景《本草经集注》包综诸家，乃作调和之论云：

附子，以八月上旬采，八角者良。

（乌头）今采用四月，乌头与附子同根，春时茎初生，有脑形似乌鸟之头，故谓之乌头。有两岐共蒂，状如牛角，名乌喙，喙即乌之口也，亦以

[1]《癸辛杂识·前集》三建汤条又别有说法云：“三建汤所用附子、川乌、天雄，而莫晓其命名之义。比见一老医云：川乌建上，头目之虚风者主之；附子建中，脾胃寒者主之；天雄建下，腰肾虚惫者主之。”此则附会之言，不足为凭。

八月采。捣荇茎取汁，日煎为射罔，猎人以傅箭射禽兽，中人亦死，宜速解之也。

（天雄）今采用八月中旬。天雄似附子，细而长便是，长者乃至三四寸许，此与乌头、附子三种，本并出建平，故谓之三建。今宜都佷山最好，谓为西建，钱塘间者谓为东建，气力小力弱，不相似，故曰西冰犹胜东白也。其用灰杀之时，有冰强者不佳。

（侧子）即附子边角之大者脱取之，昔时不用，比来医家以疗脚气多验。

《新修本草》对陶弘景"三建"的解释提出不同意见，苏敬云："此物本出蜀汉，其本名堇，今讹为建，遂以建平释之。又石龙芮叶似堇，故名水堇，今复为水茛，亦作建音，此岂复生建平耶。检字书又无茛字，甄立言《本草音义》亦论之。天雄、附子、侧子并同用八月采造，其乌头四月上旬，今云二月采，恐非时也。"至于三建之间的关系，《新修本草》无所发明，只是对侧子的来历做了订正，认为侧子是附子之小者，而非附子的侧根，苏敬云：

侧子，只是乌头下共附子天雄同生，小者侧子，与附子皆非正生，谓从乌头傍出也，以小者为侧子，大者为附子。今称附子角为侧子，理必不然。若当阳以下，江左及山南、嵩高、齐鲁间，附子时复有角如大豆许，夔州已上，剑南所出者，附子之角曾微黍粟，持此为用，诚亦难充。比来京下皆用细附子有效，未尝取角。

《雷公炮炙论》则完全从药材形状加以区别：

（附子）凡使先需细认，勿误用，有乌头、乌喙、天雄、侧子、木鳖子。乌头少有茎苗，长身乌黑，少有傍尖。乌喙皮上苍，有大豆许者孕八九个，周围底陷，黑如乌铁。天雄身全矮无尖，周匝四面有附孕十一个，皮苍色即是天雄。侧子只是附子傍有小颗附子，如枣核者。木鳖子只是诸喙、附、雄、乌、侧中毗槵者，号曰木鳖子，不入药中用，若服令人丧目。

五代《蜀本草》云：

（侧子）昔多不用，今以疗脚气甚效。按陶云侧子即附子边角之大者，削取之。苏云只是乌头下共附子同生，小者为侧子，大者为附子。殊无证据，但云附子角小如黍粟，难充于用，故有此说。今据附子边果有角如大枣核及槟榔已来者，形状亦自是一颗，仍不小。是则乌头傍出附子，附子傍出侧子，明矣。似为乌鸟头为乌头，两歧者为乌喙，细长乃至三四寸者为天雄，根傍如芋散生者名附子，傍连生者名侧子，五物同出而异名。苗高二尺许，叶似石龙芮及艾，其花紫赤，其实紫黑。今以龙州绵州者为佳。

《日华子诸家本草》说：

天雄大长少角刺而虚，乌喙似天雄，而附子大短有角，平稳而实，乌头次于附子，侧子小于乌头，连聚生者，名为虎掌，并是天雄一裔，子母之类，力气乃有殊等，即宿根与嫩者耳。

《本草图经》的意见代表宋代官方说法：

然四品都是一种所产，其种出于龙州。其苗高三四尺以来，茎作四棱，叶如艾，花紫碧色，作穗，实小，子黑色如桑椹。本只种附子一物，至成熟后有此四物，收时仍一处造酿方成。其长三二寸者为天雄，割削附子傍尖芽角为侧子，附子之绝小者亦名为侧子。元种者，母为乌头，其余大小者皆为附子，以八角者为上。

《本草衍义》依然据药材立论：“乌头、乌喙、天雄、附子、侧子，凡五等皆一物也，止依大小长短似像而名之。”以上之所以不厌其烦地罗列诸家注说，只为证明一件事，其中多数作者可能并未真正见识过乌头类植物，更多的是想当然式地描述，故不免相互抵牾。

二、杨天惠《彰明县附子记》

南宋赵与时《宾退录》卷3载东蜀杨天惠[1]《彰明县附子记》为作者实地考察所得，是研究乌头、附子名实的重要文献，录全文备参：

---

[1] 据《蜀中广记》云：“郑少微，华阳人，字明举。元佑中进士，是时苏轼知贡举，得少微与古郫杨天惠、隆州李新，号为三隽。”《宋诗纪事》亦云：“天惠字佑父，郫县人。元丰进士。摄邛州学官。徽宗朝，上书言事。入党籍，卒。左丞冯澥志其墓，号西州文伯。”皆说杨天惠为郫县人，此则西蜀，与赵与时称“东蜀”矛盾。检《舆地纪胜》卷154人物有杨天惠小传云：“杨天惠，郪县人。以文章气节知名。知彰明县，元符上书，隶党籍。”同书卷157咏资州诗录杨天惠句，注“彰明宰杨天惠《题朱有先生祠》”，知杨曾为彰明县令，故有《彰明县附子记》，此外杨还作有《彰明遗事》。

绵州故广汉地，领县八，惟彰明出附子。彰明领乡二十，惟赤水、廉水、会昌、昌明宜附子。总四乡之地，为田五百二十顷有奇，然粳稻之田五，菽粟之田三，而附子之田止居其二焉。合四乡之产，得附子一十六万斤已上，然赤水为多，廉水次之，而会昌、昌明所出微甚。凡上农夫，岁以善田代处，前期辄空田，一再耕之，莳荠麦若巢縻其中。比苗稍壮，并根叶耨覆土下，复耕如初，乃布种。每亩用牛十耦，用粪五十斛，七寸为垄，五寸为符，终亩为符二十，为垄千二百。垄从符衡，深亦如之。又以其余为沟、为涂，春阳坟盈，丁壮毕出，疏整符垄，以需风雨。风雨时过，辄振拂而骈持之。既又挽草为援，以御烜日。其用工力，比它田十倍，然其岁获亦倍称，或过之。凡四乡度用种千斛以上。种出龙安及龙州、齐归、木门、青堆、小平者良。其播种以冬尽十一月止，采撷以秋尽九月止。

其茎类野艾而泽，其叶类地麻而厚，其花紫，叶黄，蕤长包而圆盖。其实之美恶，视功之勤窳。以故富室之人常美，贫者虽接轸，或不尽然。又七月有采者，谓之早水，拳缩而小，盖附子之未成者。然此物畏恶猥多，不能常熟。或种美而苗不茂，或苗秀而实不充，或已酿而腐，或已暴而挛，若有物焉阴为之。故园人将采，常祷于神，或目为药妖云。其酿法，用酰醅，安密室，淹覆弥月乃发。以时暴凉，久乃干定。方出酿时，其大有如拳者，已定辄不盈握，故及两者极难得。

盖附子之品有七，实本同而末异，其种之化者为乌头，附乌头而旁生者为附子，又左右附而偶生者为鬲子，又附而长者为天雄，又附而尖者为天隹，又附而上出者为侧子，又附而散者为漏蓝。皆脉络连贯，如子附母，而附子以贵，故独专附名，自余不得与焉。凡种一而子六七以上，则其实皆小，种一而子二三，则其实稍大，种一而子特生，则其实特大。附子之形，以蹲坐正节角少为上，有节多鼠乳者次之，形不正而伤缺风皱者为下。附子之色，以花白为上，铁色次之，青绿为下。天雄、乌头、天隹，以丰实过握为胜，而漏蓝、侧子，园人以乞役夫，不足数也。

大率蜀人饵附子者少，惟陕辅、闽、浙宜之。陕辅之贾，才市其下者，闽、浙之贾，才市其中者，其上品则皆士大夫求之，盖贵人金多喜奇，故非得大者不厌。然土人有知药者云："小者固难用，要之半两以上皆良，不必及两乃可。”此言近之。按《本草经》及注载：“附子出犍为山谷，及江左、山南、嵩高、齐鲁间。”以今考之，皆无有，误矣。又云：“春采为乌头，冬采为附子。”大谬。又云：“附子八角者良。其角为侧子。”愈大谬。与余所闻绝异，岂所谓“尽信书不如无书”者类耶？

三、乌头类药物解纷

仔细推敲以上言论，仍可获得以下信息：

（1）几乎所有的本草作者都同意附子、乌头来源于同一植物，乌头是主根，附子是子根，按《蜀本草》《本草图经》《彰明县附子记》所描述的植物形态，以及主产地四川栽种习惯，基本可以确定《本草图经》所绘诸多附子（图20-1）、乌头（图20-2）、天雄（图20-3）、侧子（图20-4）图例中，龙州乌头即是毛茛科植物乌头*Aconitum carmichaeli*；尽管《本草图经》还绘有梓州、邵州、成州、晋州、江宁府乌头，以及峡州侧子，其中一些甚至不一定是乌头属植物，但如《本草图经》所言：“其内地所出者，与此殊别，今亦稀用。”此即意味着乌头*Aconitum carmichaeli*正品地位确定后，其他混淆品逐渐淡出，而这一品种的乌头因主产于四川，故也被称为“川乌”，其子根经特殊工艺处理后作为附子药材的唯一正品来源。

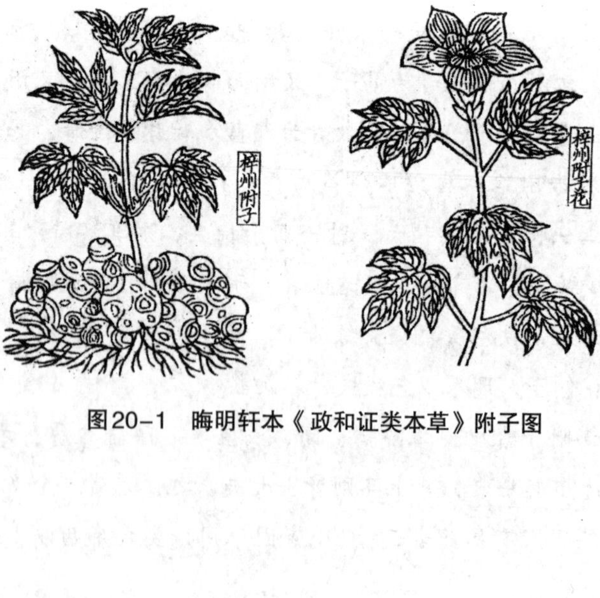

图20-1　晦明轩本《政和证类本草》附子图

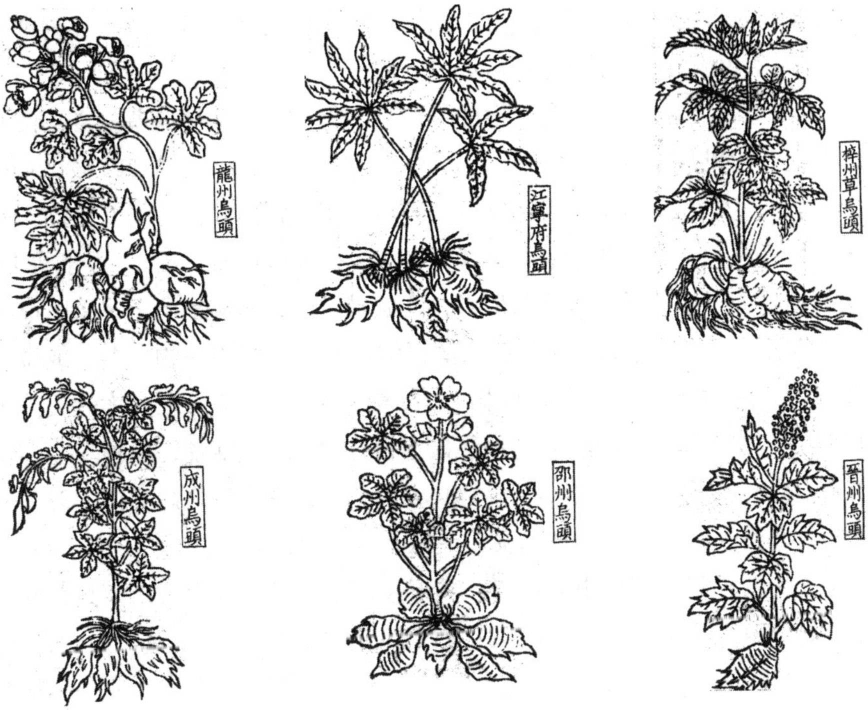

图20-2 晦明轩本《政和证类本草》乌头图

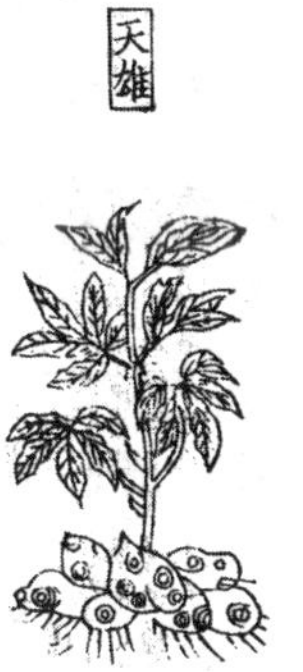

图20-3 晦明轩本《政和证类本草》天雄图

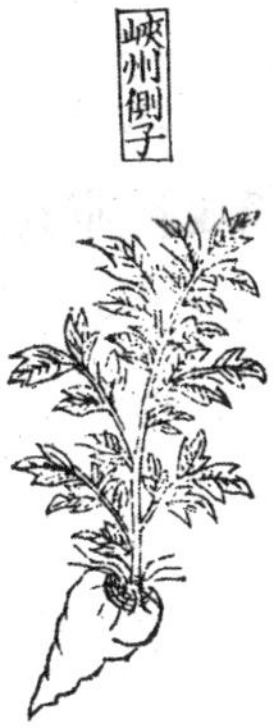

图20-4 晦明轩本《政和证类本草》侧子图

（2）多数作者亦同意侧子来源于乌头，但究竟是乌头根的哪一部分，则有两种说法。陶弘景等说侧子是附子上的侧根或加工附子时切削的边角，苏敬、杨天惠等说为附子之小者或子根位置形状特殊者。按乌头*Aconitum carmichaeli*植物子根为附子，而附子上虽有若干瘤状突起，俗称“丁包”，但其上只有须根而基本不生侧根。因此古代商品中的侧子，应该是附子加工过程中削下的丁包，或个头较小的附子，故苏颂的意见十分正确："割削附子傍尖芽角为侧子，附子之绝小者亦名为侧子。"

（3）天雄虽然被认为是乌头根的一部分，但通常的说法有些奇怪，陶弘景云："天雄似附子，细而长便是，长者乃至三四寸许。"此说被多数文献接受，不仅《彰明县附子记》附和说"又附而长者为天雄"，直到《中药大辞典》天雄条也只是含混地说："为附子或草乌头之形长而细者。"而事实上，乌头属植物的子根几乎没有呈条形者，陶弘景云云，其实是源于对《名医别录》"乌喙长三寸已上为天雄"一语的误解，乌头、乌喙一物二名，或说乌喙是乌头之两歧者亦无不妥，天雄的本意疑是指乌头（喙）之长大者，陈承《重广补注神农本草并图经》的论述最为得体："但天雄者，始种乌头，而不生诸附子、侧子之类，经年独生，长大者是也。蜀人种之忌生此，以为不利。"此即说未结附子之独条乌头为天雄。李时珍的看法亦同，《本草纲目》云："天雄乃种附子而生出或变出，其形长而不生子，故曰天雄。其长而尖者，谓之天锥，象形也。"此外，作《宾退录》的赵与时对天雄则另有看法，他说：

《古涪志》既删取其略著于篇，然又云："天雄与附子类同而种殊。附子种近漏蓝，天雄种如香附子。凡种必取土为槽，作倾邪之势，下广而上狭，寘种其闲，其生也与附子绝不类，虽物性使然，亦人力有以使之。"此又杨说所未及也。审如《志》言，则附子与天雄非一本矣。杨说失之。《本草图经》与此小异。《广雅》云："奚毒，附子也。一岁为萴子，二岁为乌喙，三岁为附子，四岁为乌头，五岁为天雄。"盖亦不然。鬲子、天隹、漏蓝三物，本草皆不著。张华《博物志》又云："乌头、天雄、附子一物，春秋冬夏，采各异也。"

按，赵与时所说的这种天雄颇可能是铁棒锤*Aconitum szechenyianum*之类，其根为纺锤形，少有子根。

以上分析亦有助于我们推测侧子、天雄逐渐从中医处方中淡化的原因。侧子主要是附子削下的边角，随着附子加工工艺的改变，其来源便成了问题，药肆乃以个头较小的附子充侧子，因本品不出于《本草经》，故后世使用本来就少，且又与晚起的漏篮子相混，故被淘汰。天雄本指独根乌头，这类品种变异本来就少，且严重影响附子的产量，故《补注神农本草并图经》

专门说："蜀人种之忌生此，以为不利。"后来又用铁棒锤之类冒充，此即赵与时所见者；或因为毒性过大的缘故，也被淘汰。但毕竟天雄载于《本草经》，古方经常提到，故晚近好古的中医偶然也有使用者，对此药材行自有解决的办法。在民国二十九年（1940）陕西西京市（西安市）国药商业同业公会《药材行规》中，天雄条说"详乌头条"，而乌头条只字不提天雄事，其实暗示天雄的处方应付为川乌。此外，谢宗万提到盐附子有三等，一等名大附、二等名超雄、三等名天雄，对此谢先生十分不理解："古人称天雄为附而长者，但目前天雄实为较小的附子。"[1]这可能也是药材商人应付那些好古医生的一种手段，现代盐附子已无此规格。其实，以附子冒充天雄，在《伪药条辨》中已有提及："近今每有以厚附伪充（天雄），施之重证必不能奏效矣。"

唐蔺道人《仙授理伤续断秘方》大约是最早同时提到川乌与草乌的方书，而草乌之得名应是相对于川乌而言，"草"当是草莽之意。南宋《宝庆本草折衷》始正式收载，陈衍云："草乌头，一名草乌、一名土附子。生江东及梓、邵、成、晋州，江宁府。"其续说云："《日华子》尝著土附子之名，孙绍远乃云即草乌头也。蜀川亦有此种，故图中亦画梓州草乌头之形，而性用未显也。"《本草纲目》亦云："处处有之，根苗花实并与川乌头相同，但此系野生，又无酿造之法，其根外黑内白，皱而枯燥为异尔，然毒则甚焉。段成式《酉阳杂俎》言雀芋状如雀头，置干地反湿，湿地反干，飞鸟触之堕，走兽遇之僵，似亦草乌之类，而毒更甚也。"由此可见，草乌既可以指乌头 Aconitum carmichaeli 之野生者，也可以是乌头属其他植物。至于为何包括《中国药典》在内的多数药材学及植物学文献将北乌头 *Aconitum kusnezoffii* 订为草乌正品，原因不详。但事实上因药用草乌主要是野生，据报道，各地有至少20种乌头属植物依然在作草乌使用，鉴于不同品种间的乌头生物碱含量差别甚大，即使从用药安全的角度考虑，草乌的标准化研究也应尽快进行。

四、道地沿革

如前所述，《本草经》中乌头、天雄、附子分生三处，产地差异其实意味着品种的不同，不妨首先重点讨论附子的产地。

---

[1] 谢宗万著：《中药材品种论述》，上册，第二版，上海科技出版社，1990年，第200页。

四川历来是附子的道地产区,《范子计然》云:“附子出蜀武都中,白色者善。”《本草经》《名医别录》云:“附子生犍为山谷及广汉。”《吴普本草》谓其“或生广汉”。齐梁时因南北睽隔,交通不便,陶弘景感叹说:“假令荆益不通,则全用历阳当归、钱塘三建,岂得相似。”故在《本草经集注》中陶弘景赞叹宜都佷山(今湖北长阳县)所出为最好。

唐代国家统一,四川又重新恢复附子的道地优势,《新修本草》云:“天雄、附子、乌头等,并以蜀道绵州、龙州者佳,余处纵有造得者,力弱,都不相似。江南来者,全不堪用。”《千金翼方·药出州土》记附子产地亦此两处,《新唐书·地理志》提到明州余姚郡(浙江宁波)、龙州应灵郡(四川江油)土贡皆有附子,其中浙江所出,大约如苏敬所说“江南来者,全不堪用”之类。

宋代附子的产地更加明确,《本草图经》云:“绵州彰明县(四川江油)多种之,惟赤水一乡者最佳。”赤水在今江油河西一带。江油附子以杨天惠《彰明县附子记》论之最详:“绵州故广汉地,领县八,惟彰明出附子。彰明领乡二十,惟赤水、廉水、会昌、昌明产附子。总四乡之地,为田五百二十顷有奇,然粳稻之田五,菽粟之田三,而附子之田止居其二焉。合四乡之产,得附子一十六万斤已上,然赤水为多,廉水次之,而会昌、昌明所出微甚。”这一记载与今江油河西数乡出产附子而河东诸地不产完全一致。此后各地附子虽亦有产出,但总以四川江油为道地。因川乌系附子的母根,显然也应以川产为正。

草乌的情况则有不同,因乌头属植物全国广有分布,故征考历代文献,草乌的产地几乎遍及全国。《宝庆本草折衷》云:“草乌头生江东及梓、邵、成、晋州,江宁府。”仔细分析陈衍所提到的产地,其实本于《本草图经》6幅乌头药图,除龙州乌头被陈认定为川乌头外,其余5种如梓、邵、成、晋州及江宁府乌头被归为草乌。至于陈衍说草乌生江东也是实情,在南宋文献中浙江杭州(见《梦梁录》卷18)、台州(见《赤城志》卷36)、安徽徽州(《新安志》卷2)等处皆有草乌产出。但如前所说,今用法定品种主要分布于东北、华北各省,而上述记载未必针对本种,故不宜作为道地优势的证明。

第二十一讲
天门冬

谢灵运《山居赋》云："二冬并称而殊性，三建异形而同出。"自注："二冬者，天门、麦门冬。"《本草经》亦载有天门冬与麦门冬。

一、《尔雅·释草》解纷

《说文》云："蘠，蘠蘼，虋冬也。"《尔雅·释草》同，郭璞注："门冬，一名满冬，本草云。"《山海经·中山经》云："东北五百里，曰条谷之山，其木多槐桐，其草多芍药、虋冬。"郭璞注："《本草经》曰：虋冬一名满冬。今作门，俗作耳。"按，《本草经》天门冬与麦门冬为两物，皆未见有"一名满冬"之别名，故郝懿行认为"蘠蘼，虋冬"实指蔷薇，与天、麦门冬无关。《尔雅义疏》云：

> 《说文》云："蘠蘼，虋冬也。"即今蔷薇。本草"营实，一名墙微，一名墙麻"，《别录》"一名蔷蘼"。蘼、麻、虋声相转，蘼、薇古音同也。一名牛棘，一名牛勒，一名山棘，与上文"髦，颠棘"相涉，又虋冬、天门冬二名相乱，故说者或失之，释文又误为麦门冬也。今验蘠薇细叶，茎间多刺，蔓生，华白，子若棠梨，多生水侧，春初叶芽，人亦啖之。郭引本草"一名满冬"，今本草无满冬之名，盖古本有之也。虋、满声亦相转。释文又引《中山经》"条谷之山，其草多芍药、亹冬"，郭注以亹今作门为俗。按门借声亹，俗作耳。

据其所说，则天门冬、麦门冬皆不当写为天虋冬、麦虋冬也。今考《武威医简》中亦写作"门冬"，可为证明。至于李时珍云："草之茂者为虋，俗作门，此草蔓茂，而功同麦门冬，故曰天门冬。"其说不足为凭。

《尔雅·释草》别有“髦，颠蕀”，郭璞注：“细叶有刺，蔓生，一名商蕀。《广雅》云女木也。”此则为天门冬。检《广雅·释草》言“颠棘，女木也”，王念孙《广雅疏证》云：

《尔雅》云“髦，颠蕀”，郭注云：“细叶有刺，蔓生，一名商棘。《广雅》云：女木也。”《御览》引孙炎注云：“一名白棘。”《神农本草》云：“天门冬，一名颠勒。”勒、棘，古同声。“颠棘”之作“颠勒”，若《小雅·斯干》“如矢斯棘”，《韩诗》“棘”作“朸”矣。《名医别录》云：“营实，一名牛勒，一名山棘。”亦与此同也。陶注引《博物志》云：“天门冬，逆捋有逆刺。若叶滑者，名絺休，一名颠棘，可以浣缣素，白如绒。金城人名为浣草，擘其根温汤中挼之，以浣衣，胜灰。此非门冬，但相似尔。”又引《桐君药录》云：“叶有刺，蔓生，五月花白，十月实黑，根连数十枚。”然则颠棘以刺得名。棘，亦刺也，故陶注云：“俗人呼苗为棘刺。”又云：“有百部，根相类。”此则《博物志》云“百部似门冬”者也。苏颂《图经》云：“春生藤蔓，大如钗股，高至丈余，叶滑有逆刺，亦有涩而无刺者。夏生白花，亦有黄色者。秋结黑子，伏后无花。其根白，或黄紫色，大如手指。”

据《本草经》天门冬“一名颠勒”，陶弘景引《博物志》云：“天门冬，逆捋有逆刺。若叶滑者，名絺休，一名颠棘，可以浣缣素，白如绒，金城人名为浣草，擘其根，温汤中挪之，以浣衣胜灰。此非门冬，相似尔。”又引《桐君药录》云：“叶有刺，蔓生，五月花白，十月实黑，根连数十枚。”尽管《博物志》说浣草非天门冬，陶弘景云：“按如此说，今人所采，皆是有刺者，本名颠勒，亦粗相似，以浣垢衣则净。”又说：“如此殊相乱，而不复更有门冬，恐门冬自一种，不即是浣草耶。”但事实上，张华、陶弘景所称的这种能浣衣的植物，很可能就是今百合科天门冬属（Asparagus）植物。此属植物的根富含甾体皂苷，具有降低水溶液表面张力作用，能使水溶液经振摇后产生大量而持久性的泡沫，古人正是利用此性质来浣衣。相对而言，《新修本草》所说更为合理：“此有二种，苗有刺而涩者，无刺而滑者，俱是门冬。俗云颠刺、浣草者，形貌名之，虽作数名，终是一物。二根浣垢俱净，门冬、浣草，互名之也。”但各书所指具体植物种，实未可知。其中有刺者或许即是今之正品天门冬*Asparagus cochinchinensis*，至于无刺者则恐为密齿天门冬*Asparagus meioclados*之类。

“颠棘”亦作“天棘”，诗人比兴用之。“江莲摇白羽，天棘蔓青丝”是杜甫《已上人茅斋》五律诗的颈联，杨慎《丹铅总录》卷21有专条解说云：

> 杜诗“江莲摇白羽，天棘蔓青丝”，郑樵云：“天棘，柳也。”此无所据，杜撰欺人耳。且柳可言丝，只在初春。若茶瓜留客之日，江莲白羽之辰，必是深夏，柳已老叶浓阴，不可言丝矣。若夫蔓云者，可言兔丝、王瓜，不可言柳。此俗所易知，天棘非柳明矣。按本草索隐云：天门冬，在东岳名淫羊藿，在南岳名百部，在西岳名管松，在北岳名颠棘。颠与天，声相近而互名也，此解近之。[1]

二、天门冬的品种

值得一提的是，在古代记载中，因天门冬其块根形状与百部相似，虽二者滋味有别，地上部分亦有不同，但仍有混淆。《本草经集注》说：“又有百部，根亦相类，但苗异尔。”百部条陶弘景又云：“山野处处有之，根数十相连，似天门冬而苦强。”在此之前，葛洪也注意到天门冬与百部的混乱，《抱朴子内篇·仙药》云：“楚人呼天门冬为百部，然自有百部草，其根俱有百许，相似如一也，而其苗小异也。真百部苗似拔揳，唯中以治咳及杀虱耳，不中服食，不可误也。”《本草拾遗》亦云：“天门冬，陶云百部根亦相类，苗异尔。按天门冬根有十余茎，百部多者五六十茎，根长尖，内虚，味苦，天门冬根圆短实润，味甘不同，苗蔓亦别。如陶所说，乃是同类。今人或以门冬当百部者，说不明也。”

这种混乱一直沿袭至宋代。《本草图经》描述天冬说：“春生藤蔓，大如钗股，高至丈余。叶如茴香，极尖细而疏滑，有逆刺，亦有涩而无刺者，其叶如丝杉而细散，皆名天门冬。夏生细白花，亦有黄色者。秋结黑子，在其根枝旁。入伏后无花，暗结子，其根白或黄紫色，大如手指，长二三寸，大者为胜，颇与百部根相类。”苏颂所描述的固然是天门冬属植物，但所绘6幅天门冬图例（图21-1）中，汉州、建州、梓州、温州天门冬应该是天门冬

[1] 见杨慎著，丰家骅校证：《丹铅总录校证》，中华书局，2019年，第953页。

属植物，但形态特征均不符合今用正品之天门冬*Asparagus cochinchinensis*，其中梓州天门冬似为羊齿天门冬*Asparagus Filicinus*，而建州天门冬近于攀援天门冬*Asparagus brachyphyllus*，至于温州、汉州天门冬则难订品种；兖州天门冬为百部科植物，恐即蔓生百部*Stemona japonica*，或同属对叶百部*Stemona tuberosa*；西京天门冬为一种双子叶植物，即《本草图经》提到“洛中出者，叶大干粗，殊不相类”者，据《常用中药材品种整理和质量研究》（南方协作组第四册）考证，怀疑为五加科楤木属（Aralis）植物，估计为当时的误用品种。有意思的是，《本草图经》百部条所绘峡州百部（图21-2）或许是羊齿天门冬*Asparagus filicinus*。据谢宗万调查，在云南、四川个别地区早有将羊齿天门冬作百部用的情况，别名“滇百部”“小百部”，可见天冬与百部之间一直存在品种混淆。

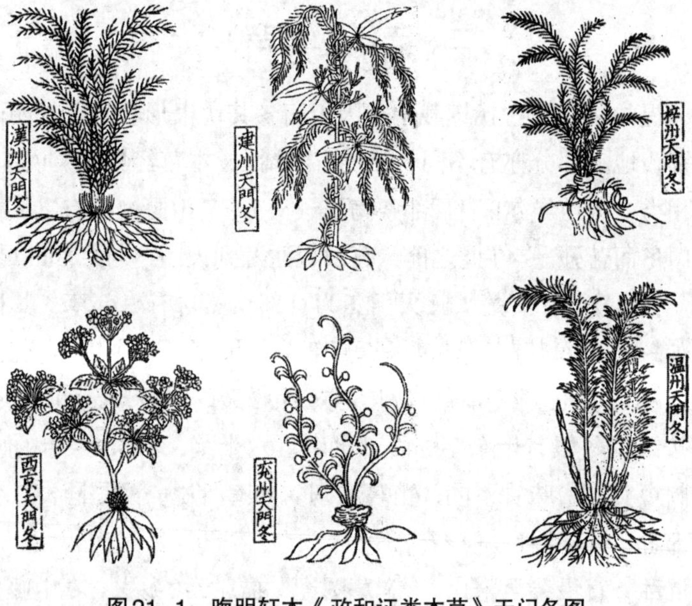

图21-1　晦明轩本《政和证类本草》天门冬图

明代《救荒本草》中的天门冬（图21-3）亦非正品，当是同属石刁柏*Asparagus officinalis*一类。《本草纲目》的记载更加含混，无助于判断品种，《植物名实图考》虽提到天门冬有大小两种，但所附两图（图21-4）亦不能肯定便是今用天门冬正品。

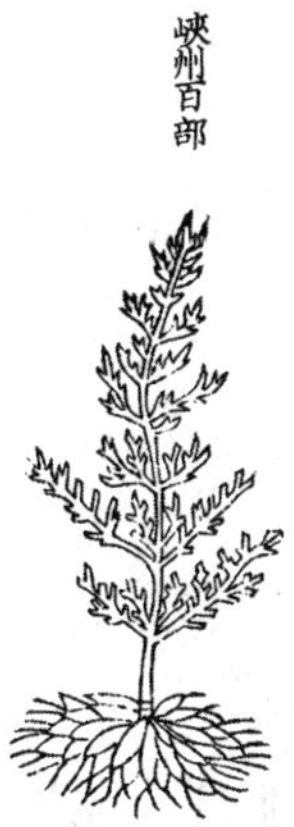

图21-2 晦明轩本《政和证类本草》峡州百部图

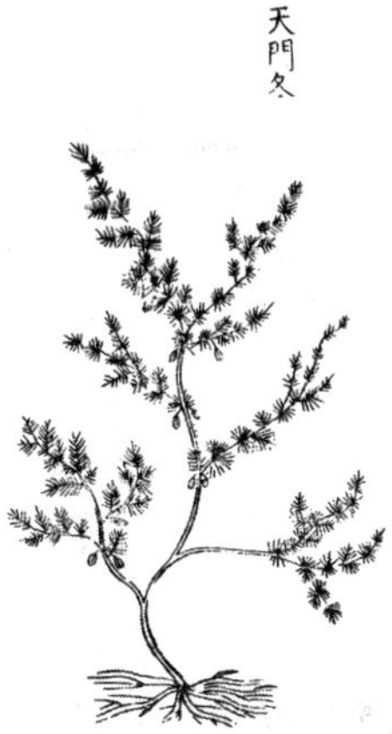

图21-3 《救荒本草》天门冬图

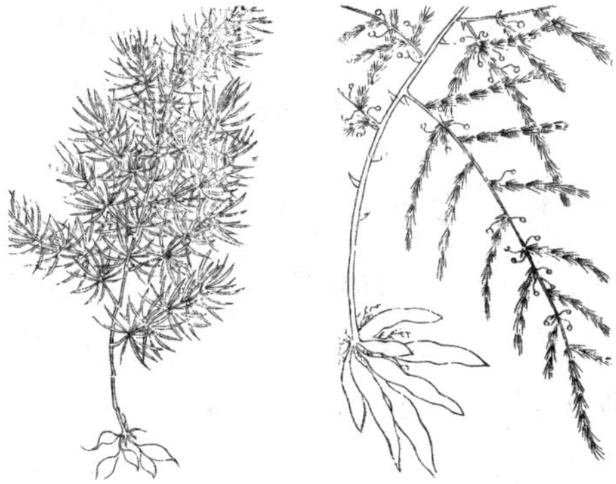

图21-4 《植物名实图考》天门冬图

综上分析，历代文献所载天门冬一直以天门冬属植物为主流，但来源复杂，天门冬*Asparagus cochinchinensis*被确定为正品恐与大宗产区的栽培习惯有关。

第二十二讲 麦门冬

按照古人的命名习惯，有天门冬，则可以有地门冬与之对应，但据《抱朴子内篇·仙药》，地门冬仍是天门冬的别名[1]，堪与天门冬并称的，却是麦门冬。

一、药名辨讹

本草记麦门冬别名甚多，《名医别录》云："秦名羊韭，齐名爱韭，楚名马韭，越名羊蓍，一名禹葭，一名禹余粮。"《吴普本草》云："一名马韭，一名虋火冬，一名忍冬，一名忍陵，一名不死药，一名仆垒，一名随脂。"[2]

古人注释偶有误说者，兹加辨正。《尔雅·释草》："蘠蘼，虋冬。"郭璞注："《本草经》曰，虋冬一名满冬，今作门，俗作耳。"因《尔雅》天门冬别有专名"颠蕀"，而麦门冬则无，罗愿《尔雅翼》卷7说：

蘠蘼，虋冬。郭璞曰："今门冬也，一名满冬。"按虋冬有二：其一则天门冬，一名颠棘，释草所谓"髦颠棘"也，故郭璞注颠棘云"细叶有刺，蔓生"；其一则麦门冬，生山谷肥地，叶如韭，四季不凋，根有须，作连珠形，似穬麦颗，故名麦门冬。四月开花，淡红如红蓼花，实圆碧如珠。秦名羊韭，齐名爱韭，楚名马韭，越名羊蓍。谢灵运《山居赋》曰："二冬并称而殊性。"《潜夫论》曰："夫理世不得真贤，譬犹治疾不得真药也。治疾当

[1]《抱朴子内篇·仙药》云："天门冬，或名地门冬，或名莚门冬，或名颠棘，或名淫羊食，或名管松。"

[2]此为《嘉祐本草》引文，《太平御览》卷989引《吴普本草》作："麦门冬，一名羊韭，秦一名乌韭，楚一名马韭，越一名羊荠，一名爱韭，一名禹韭，一名虋火冬，一名忍冬，一名忍陵，一名不死药，一名禹余粮，一名仆垒，一名随脂。"

得麦门冬，反得蒸穬麦，已不识真，合而饮之，疾以寖剧，而不知为人所欺也。”《山海经》曰：“条谷之山，其草多芍药，虋冬。”

此在“虋冬”条下谈麦门冬，暗示虋冬即是麦门冬。邵晋涵《尔雅正义》则直接以麦门冬释之：

蘠蘼一名虋冬，上文“颠棘”为今之天门冬，此为今之麦门冬也。本草《别录》云：“麦门冬，叶如韭，冬夏长生。”陶注云：“根似穬麦，故谓之麦门冬。”今所在有之。“虋”“门”音同。

据郝懿行《尔雅义疏》此“虋冬”实指蔷薇，与天、麦门冬无关，其说甚是，引文已见天门冬条。

孙星衍辑《本草经》麦门冬条据《吴普本草》有“忍冬、忍陵、仆垒”诸别名，遂谓《说文》：“荵，荵冬草”，《山海经·中山经》：“青要之山，是多仆累。”皆是麦门冬。其中《山海经》之“仆累”尚待考证，而《说文》之“荵冬草”则为忍冬，今呼金银花者，绝非麦门冬。

又，《本草纲目》麦门冬条释名云：“麦须曰虋，此草根似麦而有须，其叶如韭，凌冬不凋，故谓之麦虋冬。”而同书天门冬条释名项李时珍却说：“草之茂者为虋，俗作门，此草蔓茂而功同麦门冬，故曰天门冬。”两条皆释“虋”字，居然前后矛盾如此。而事实上两说皆误，《尔雅·释草》：“虋，赤苗也；芑，白苗也。”郭璞注：“虋，今之赤粱粟。芑，今之白粱粟。皆好谷也。”《说文》略同。可见“虋”字本义，既无关于麦须，亦无关于茂盛。

从名称来看，麦门冬必是因为似麦而得名者，汉王符《潜夫论·思贤》云：“（治疾）当得麦门冬，反得烝穬麦。”穬麦见《名医别录》，据《齐民要术》说即大麦一类，今人以裸麦 *Hordeum vulgare var. nudum* 当之。王符的意思是说以蒸熟的穬麦粒冒充麦门冬的块根，言其相似也，故《本草经集注》云：“冬月作实如青珠，根似穬麦，故谓麦门冬，以肥大者为好。”麦门冬叶与韭相似，故别名多从韭来，《名医别录》云：“叶如韭，冬夏长生。”《吴普本草》亦云：“生山谷肥地，叶如韭，肥泽，丛生，采无时，实青黄。”从叶和根的特点来看，百合科沿阶草属（Ophiopogon）和山麦冬属（Liriope）的多数物种都能符合，古代麦门冬就是此两属植物，若一定要将之确定为沿阶草属，证据尚不够充分。

客观言之，天门冬与麦门冬在植物形态上的唯一相似之处，便是二者的根都膨大呈纺锤状，只是前者大如手指，后者细如穬麦而已。或许可以考虑，“门冬”或“虋冬”就是对其纺锤状根的形容，只是一种细小如穬麦，遂得名“麦门冬”，另一种块根较大者被叫作“天门冬”。

二、麦门冬的品种

麦门冬除可作药用，也是常见庭院植物，如范成大《霜后纪园中草木十二绝》诗云：“门冬如佳隶，长年护阶除。生儿乃不凡，磊落玻璃珠。”但具体物种则相当复杂。

唐代开始麦冬被分大小两种，《本草拾遗》云：“出江宁者小润，出新安者大白。其大者苗如鹿葱，小者如韭叶，大小有三四种，功用相似，其子圆碧。”宋代依然如此，《本草图经》说：

> 今所在有之，叶青似莎草，长及尺余，四季不凋，根黄白色，有须根，作连珠，形似穬麦颗，故名麦门冬。四月开淡红花如红蓼花，实碧而圆如珠。江南出者，叶大者苗如鹿葱，小者如韭，大小有三四种，功能相似，或云吴地尤胜。

该书绘有两幅麦门冬图例（图22-1），有文献考证认为，睦州麦门冬似为麦冬*Ophiopogon japonicus*，而随州麦门冬花直立，花柄向上，块根较少，似为山麦冬*Liriope spicata*之类。事实上，因沿阶草属与山麦冬属之间差异较小，而古人的描述本来就简略，更兼习惯于因袭前代记述，就连以观察仔细著称的《救荒本草》，其麦门冬条图文（图22-2）也只能大致推断为产于河南的野生品种，或许是沿阶草属植物。

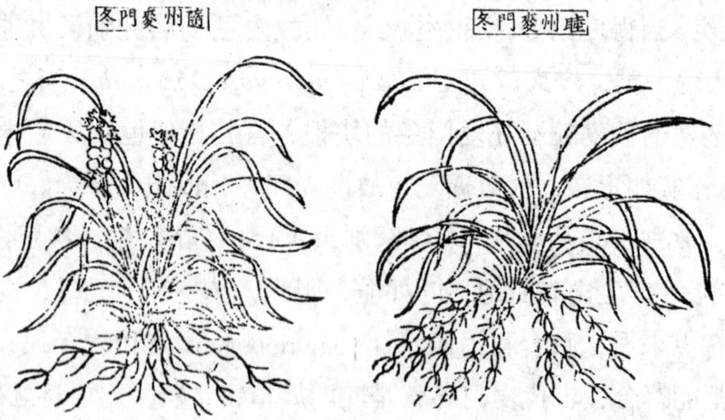

图22-1　晦明轩本《政和证类本草》麦门冬图

但明代《本草纲目》的一条记载为麦门冬品种推定提供了一条线索，集解项李时珍说：“古人惟用野生者，后世所用多是种莳而成。其法，四月初采根，于黑壤肥沙地栽之。每年六月、九月、十一月三次上粪及耘灌夏至前一日取根洗晒收之其子亦可种但成迟尔。浙中来者甚良。其叶似韭而多纵文，且坚韧为异。”野生品种或有混淆，而栽培品一般而言变异较少，李时珍说“浙中来者甚良”，这应该就是今天的正品麦冬 *Ophiopogon japonicus*。

关于麦门冬品种混乱问题，吴其濬论述最确。《植物名实图考》卷11云：“处处有之，蜀中种以为业，《本草拾遗》云大小三种，今所用者大小二种。其余似麦冬者，尚有数种，医书不具其状，皆入草药。”所图（图22-3）麦门冬应即今用正品。

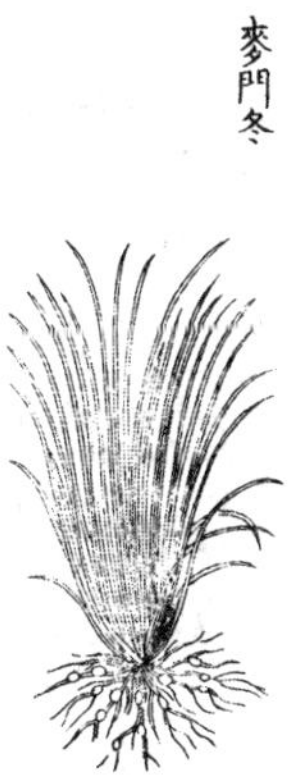

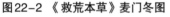

图22-2 《救荒本草》麦门冬图

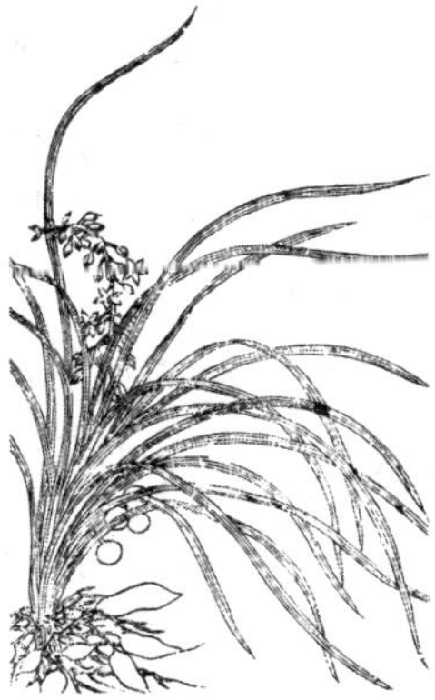
图22-3 《植物名实图考》麦门冬图

三、道地沿革

《本草经》《名医别录》虽载麦门冬产地“生函谷川谷及堤坂肥土石间久废处”，而又记秦、齐、楚、越诸异名，则知此物当时各地皆有分布。

唐宋时期江南应是麦门冬的主要产区，产地由江苏逐渐向浙江转移。《本草拾遗》提到江宁（江苏南京）、新安（安徽歙县）产麦门冬，《本草图经》说：“或云吴地者尤胜。”又绘睦州麦门冬药图，睦州为今浙江建德。

至于杭州正式成为麦门冬的道地产区，可能与宋室南渡有关。《乾道临安志》卷2、《咸淳临安志》卷58物产类药物条下，吴自牧《梦粱录》卷18记临安（浙江杭州）产出药品皆有麦门冬，而成书于南宋嘉定十三年（1220）的杭州地方本草《履巉岩本草》卷上载有麦门冬，郑金生先生据药图（图

22–4）推测为麦冬 *Ophiopogon japonicus*。至明代，《本草纲目》亦云："浙中来者甚良。"

清代四川产量亦大，渐渐成为麦冬的另一主产区，《植物名实图考》说"蜀中种以为业"。清同治十一年《绵州志》记载："麦冬，绵州城内外皆产，大者长寸许为拣冬，中色白力较薄，小者为米冬，长三、四分，中有油润，功效最大。"《三台县志》亦载："清嘉庆十九年，已在园河白衣庵广为种植。"故《药物出产辨》说："产四川棉州者俗名瓜黄，产浙江杭州名苏冬。"民国二十九年（1940）陕西西京市（西安市）国药商业同业公会《药材行规》之麦门冬条亦载产地为"川陕江浙"。

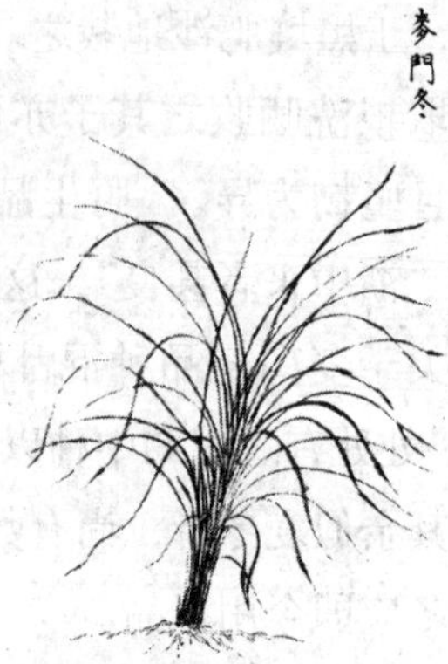

图 22–4 《履巉岩本草》麦门冬图

除江浙、四川外，《千金翼方·药出州土》记华州（陕西华阴）出麦门冬；《本草图经》还绘有随州麦门冬，随州即今湖北随县；《救荒本草》说河南辉县山野中亦有；《植物名实图考》还提到"滇有小园，护阶除者，皆麦门冬也"。以上因品种未确，不宜作为今用正品麦冬的道地依据。

第二十三讲
黄连

黄连载于《本草经》，一名王连，《广雅·释草》亦云："黄连，王连也。"《本草纲目》释其名曰："其根连珠而色黄，故名。"黄连是著名的苦味药物，所以被诗人用来作比兴，如寒山诗有句："死恶黄连苦，生怜白蜜甜。"俗语也有"哑巴吃黄连有苦难言"之说。

一、上药黄连

与后世医家将黄连用为清热燥湿之药不同，神仙家则视为服食上品。《抱朴子内篇·仙药》记仙药之上者，其中有黄连；不仅如此，《艺文类聚》引江淹《黄连颂》也说："黄连上草，丹砂之次，御孽辟妖，长灵久视。骖龙行天，驯马匝地，鸿飞以仪，顺道则利。"《后汉书·方术列传》注引《汉武帝内传》云："封君达，陇西人，初服黄连五十余年。"王微《黄连赞》谓"缙云昔御，飞跸上旻"者，即咏此。与神仙传说相呼应，《本草经》也说："久服令人不忘。"陶弘景注释："道方服食长生。"

《本草纲目》对陶弘景的说法不以为然，批评说：

《本经》《别录》并无黄连久服长生之说，惟陶弘景言道方久服长生。《神仙传》载封君达、黑穴公[1]，并服黄连五十年得仙。窃谓黄连大苦大寒之药，用之降火燥湿，中病即当止。岂可久服，使肃杀之令常行，而伐其生发冲和之气乎？《素问》载岐伯言：五味入胃，各归所喜攻。久而增气，物化之常也。气增而久，夭之由也。王冰注云：酸入肝为温，苦入心为热，辛入肺为清，咸入肾为寒，甘入脾为至阴而四气兼之，皆增其味而益其气，故各从本脏之气为用。所以久服黄连、苦参反热，从火化也。余味皆然。久则脏

[1]《太平御览》卷991引《神仙传》云："黑穴公，服黄连得仙。"

气偏胜，即有偏绝，则有暴夭之道。是以绝粒服饵之人不暴亡者，无五味偏助也。

又引秦观《与乔希圣论黄连书》云："闻公以眼疾饵黄连，至十数两犹不已，殆不可也。医经有久服黄连、苦参反热之说。此虽大寒，其味至苦，入胃则先归于心，久而不已，心火偏胜则热，乃其理也。况眼疾本于肝热，肝与心为子母。心火也，肝亦火也，肾孤脏也，人患一水不胜二火。岂可久服苦药，使心有所偏胜，是以火救火，其可乎。"最后总结说："陶氏道书之说，皆谬谈也。"

按，道家、医家虽各执一词，其间亦有调和的余地。据《齐民要术》引崔寔《四民月令》云："五月五日，合止痢黄连圆，殆养生者所必用欤。"所言服食养生，恐怕还是主要利用黄连燥湿止泻的作用，此即《抱朴子内篇》所言："古之初为道者,莫不兼修医术,以救近祸焉。"

黄连根茎生物碱含量高，以小檗碱（Berberine）为主，这也是黄连生物活性的主要物质基础。黄连是治痢要药,《本草经》说其主"肠澼腹痛下痢",《名医别录》谓其主"久下泄澼脓血"，兼能"调胃厚肠"。中医论述甚多,《本草纲目》引刘完素云："古方以黄连为治痢之最。盖治痢惟宜辛苦寒药，辛能发散开通郁结，苦能燥湿，寒能胜热，使气宣平而已。诸苦寒药多泄，惟黄连、黄檗性冷而燥，能降火去湿而止泻痢，故治痢以之为君。"盐酸小檗碱口服对常见肠道致病菌有抑杀作用；还能使霍乱弧菌毒素失活，对抗霍乱毒素所致炎症和严重腹泻症状也能对抗大肠埃希菌毒素引起的肠分泌亢进和腹泻。这应该是黄连类处方用于感染性腹泻的基本原理。《名医别录》又言黄连"止消渴"，陶弘景也说："俗方多疗下痢及渴。"这与小檗碱的降血糖作用有关，临床甚至有盐酸小檗碱与二甲双胍合用，引起低血糖反应的报告。由此也基本肯定，古今所用黄连，当以含小檗碱的毛茛科黄连属（Coptis）植物为主流。

故刘宋后世黄连主要用于中焦湿热，肠澼下利，少有言及其补益功效者。

今用黄连为毛茛科植物黄连*Coptis chinensis Franch.*、三角叶黄连*Coptis deltoidea C. Y. Cheng et Hsiao*和云连*Coptis teeta Wall.*的干燥根茎，以上品种

在商品上依次称为“味连”“雅连”和“云连”。味连又分南岸连与北岸连两类，南岸连主产于重庆石柱、南川，湖北来凤、恩施、建始、利川、宣恩等地，北岸连主产于重庆城口、巫山、巫溪，湖北房县、巴东、竹溪等地，此外陕西、湖南、贵州、甘肃亦产。雅连主产于四川峨眉、洪雅、乐山、雷波等地。云连主产于云南得钦、维西、腾冲、碧江等地。

本草研究认为：古用正品黄连几乎都是毛茛科Coptis属植物，虽然川产黄连的历史可以追溯到汉代，但六朝至北宋初，因本草家主张黄连当以节若连珠者为上，故短萼黄连*Coptis chinensis Franch. var. brevisepala W. T. Wang et Hsiao*成为药用主流品种，并以安徽宣城为道地产区，到宋代川产的雅连、味连始逐渐恢复正品地位。至于云连，始载于《滇南本草》，野生云连一直是地方习用品，产量较小，一般认为效力不及川产。

二、黄连的品种

古用正品黄连几乎都是毛茛科黄连属植物，但因本草中形态描述一般比较简略，《本草图经》之图例（图23-1）也嫌粗糙，只能根据产地大致推断品种。

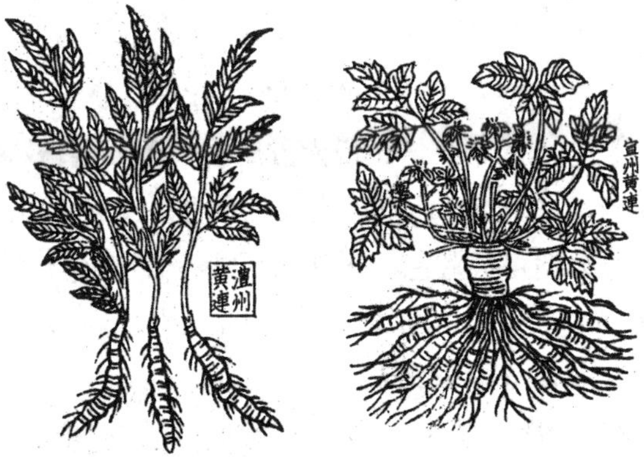

图23-1 晦明轩本《政和证类本草》黄连图

汉晋之际，巴蜀是黄连的主要产地，《范子计然》云：“黄连出蜀郡，黄肥坚者善。”晋左思《蜀都赋》云：“风连莚蔓于兰皋。”风连即黄连，莚蔓即蔓延，形容黄连生长茂盛，刘逵注：“风连出岷山，一曰出广都山。”广都在今四川成都双流区。《本草经》《名医别录》也提到：“黄连生巫阳川谷及蜀郡、太山。”太山产者品种未知，巫阳是今重庆巫山，所出者当是黄连*Coptis chinensis*，而蜀郡所出，应以三角叶黄连*Coptis deltoidea*为主。

但从陶弘景开始直至唐末宋初，更提倡南方所出黄连。《本草经集注》云：“今西间者色浅而虚，不及东阳、新安诸县最胜。”《新修本草》虽作调和之论云：“蜀道者粗大节平，味极浓苦，疗渴为最。江东者节如连珠，疗痢大善，今澧州者更胜。”但据《千金翼方·药出州土》，出黄连者江南东道之婺州、睦州、歙州、建州，江南西道之宣州、饶州，剑南道之柘州，除柘州在今四川理县外，其余皆在南方。又据《新唐书·地理志》土贡黄连的州郡有六，几乎都在南方，计有处州缙云郡（今浙江丽水）、婺州东阳郡（今浙江金华）、宣州宣城郡（今安徽宣城市宣州区）、歙州新安郡（今安徽歙县）、辰州卢溪郡（今湖南沅陵）、施州清化郡（今湖北恩施）。唐五代其他本草文献也主张南方产者为优，如《四声本草》云：“黄连今出宣州绝佳，东阳亦有，歙州、处州者次。”就连《蜀本草》也说：“苗似茶，花黄丛生，一茎生三叶，高尺许，冬不凋。江左者节高若连珠，蜀都者节下不连珠。今秦地及杭州、柳州者佳。”

以上地名中，除施州清化郡所出可能为黄连*Coptis chinensis*，剑南道柘州所出可能为三角叶黄连*Coptis deltoidea*，或峨眉野连*Coptis omeiensis*外，南方出者则非此数种。

可注意者，陶弘景特别强调黄连药材“用之当布裹，挼去毛，令如连珠”，《新修本草》与《蜀本草》皆说南方所出“节若连珠”，而以蜀川产者无连珠为遗憾。换言之，当时乃以黄连根茎是否呈连珠状作为质量判断的标准，或许陶、苏等人觉得根黄色、连珠状更能符合“黄连”命名的本意吧。这种节若连珠的黄连实为今华东地区所称的“土黄连”，原植物恐为短萼黄连*Coptis chinensis var. brevisepala*。

这种以连珠存在与否判断黄连优劣的标准，在宋代依然存在，但逐渐淡化，四川黄连地位有所提高。《开宝本草》尚以宣州所出“九节坚重相击有声者为胜”，《本草图经》也说：“今江、湖、荆、夔州郡亦有，而以宣城者为胜，施、黔者次之。”但据《太平寰宇记》，四川土贡黄连的州县明显增多，计有雅州、柘州、荣州、利州、渠州、忠州六地，而且涵盖了今雅连、味连的正宗产地，至于南方黄连仅见于宣州。显然，此时川产黄连的地位开始得到恢复。

《本草品汇精要》于黄连无所发明，《本草蒙筌》则兼收宣连与川连，有云："宣连出宣城，肥粗苗少，川连生川省，瘦小苗多。并取类鹰爪连珠，不必分地土优劣。"有趣的是，《本草蒙筌》将《本草图经》中的澧州黄连药图改标题为雅州黄连（图23–2）[1]，这代表对雅连正品地位的认可。《本草纲目》乃正式以蜀川所出为道地，李时珍云："黄连，汉末李当之本草惟取蜀郡黄肥而坚者为善，唐时以澧州者为胜，今虽吴蜀皆有，惟以雅州、眉州者为良，药物之兴废不同如此。大抵有二种，一种根粗无毛有珠，如鹰鸡爪形而坚实，色深黄，一种无珠多毛而中虚，黄色稍淡，各有所宜。"按其所说，前者当为味连，而后者则为雅连。

别有云连，见于《滇南本草》："滇连，一名云连，人多不识，生禹山，形似车前，小细子，黄色根，连成条状。"按，禹山在今云南省昆明市境内，其品种当为毛茛科植物云连 *Coptis teeta*。从历史来看，云连应是地方习用品，产量较小，内地本草偶然使用，如《本草从新》卷1提到云南连次于雅州黄连。至于《云南通志》卷27提到："黄连，丽江、开化者佳。"据《滇南本草》整理者研究认为，丽江、开化所出不是云连，而是毛茛科植物多叶唐松草 *Thalictrum foliolosum*。

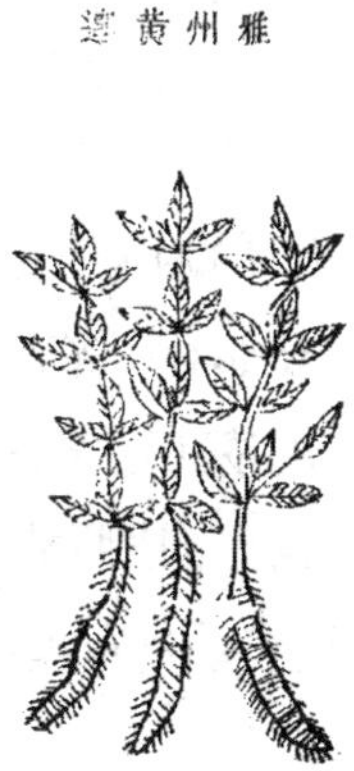

图23–2　《本草蒙筌》雅州黄连图

此后的本草方书皆以四川出产的雅连、味连为道地，间有提到云连者，如《药物出产辨》云："川黄连产雅州及峨眉山等处。产云南者为云连。"《增订伪药条辨》也说："黄连种类甚多，随地皆产，且有野生种植之别，惟四川野生者多佳品，为治疗上之要药。"至于各地俗称之"土黄连"，则来源复杂，如《滇南本草》之土黄连为小檗科小檗属植物昆明小檗 *Berberis ferdinandi-coburgii* 或粉叶小檗 *Berberis pruinosa*，《植物名实图考》及《本草纲目拾遗》中的土黄连似为短萼黄连，谢宗万先生曾有专题研究，此不赘述。

---

[1]《本草蒙筌》成书在《本草纲目》之前，但流行有插图的版本乃是崇祯元年（1628）重刻本，题名《重刻增补图像本草蒙筌》所添，亦代表明末本草家的意见。

第二十四讲
黄芩

《诗经·鹿鸣》："呦呦鹿鸣，食野之芩。"说诗者或指为黄芩，《玉篇》云："芩，黄芩也。诗云食野之芩。"但据《说文》"莶"与"芩"为两字，意义各别。"莶，黄莶也"，段玉裁注："今药中黄芩也。""芩，草也"，段注："小雅'呦呦鹿鸣，食野之芩'，传曰：'芩，草也。'陆玑云：'芩草茎如钗股，叶如竹，蔓生泽中下地咸处，为草真实，牛马皆喜食之。'按如陆说，则非黄芩药也。许君黄莶字从金声，诗野芩字从今声，截然分别，他书乱之，非也。"按照陆玑《诗疏》的描述，这种泽生盐碱地的芩，大约是禾本科植物日本苇*Phragmites japonicus*之类，与中药黄芩无关。

一、黄芩释名

段玉裁所见固然正确，但不论如何，汉代黄芩药名已经写如"黄芩"字，不仅《急就篇》说"黄芩伏苓礜茈胡"，《武威医简》多处用到此药，皆同今写[1]。

黄芩别名甚多，多数与药材状态有关。《本草经》一名腐肠，《吴普本草》《名医别录》又名空肠、内虚等。《广雅》云："菇葿、黄文、内虚，黄芩也。"据《本草经集注》解释："圆者名子芩为胜，破者名宿芩，其腹中皆烂，故名腐肠，惟取深色坚实者为好。"按黄芩以根入药，药材有条芩与枯芩两种，一般认为生长年限较短者根圆锥形，饱满坚实，内外黄色，外表有丝瓜网纹，此即陶弘景说的"子芩"，"黄文"之名亦由此而来。年限过长则药材体大而枯心甚或空心，内色棕褐，即陶弘景说"宿芩"，别名"腐

[1] 在此之前，《五十二病方》中黄芩写法多样，分别作黄黔、黄魿、黄钤、黄钤。虽然未见有作"黄莶"者，但异写众多，至少暗示"黄芩"可能不是此药本名。

肠”“空肠”“内虚”皆本于此。此外，又有别名“妒妇”，也因此而来。《本草纲目》释名说：“妒妇心黯，故以比之。”从药材特征可以证，明代从《本草经》以来药用黄芩品种变化不大，基本都是唇形科黄芩属（Scutellaria）植物。

《吴普本草》描述黄芩植物：“二月生赤黄叶，两两四四相值，茎中空或方圆，高三四尺，四月花紫红赤，五月实黑，根黄。”《新修本草》云：“叶细长，两叶相对，作丛生，亦有独茎者。”《本草图经》载：“苗长尺余，茎干粗如箸，叶从地四面作丛生，类紫草，高一尺许，亦有独茎者，叶细长青色，两两相对，六月开紫花，根如知母粗细，长四五寸，二月八月采根暴干。”结合所绘耀州黄芩、潞州黄芩图例（图24-1），大致可以认为今用正品黄芩*Scutellaria baicalensis*一直是药用主流。

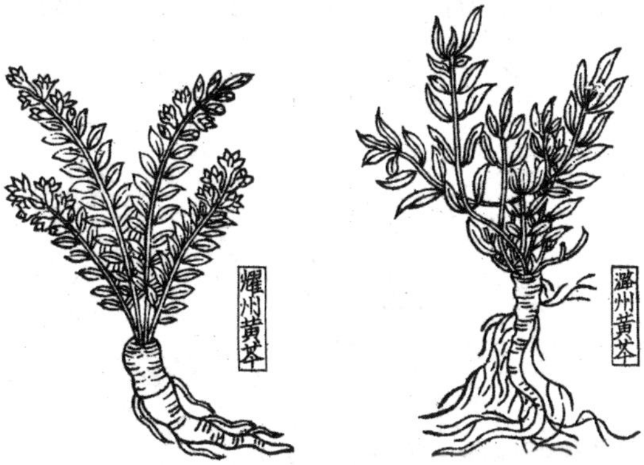

图24-1 晦明轩本《政和证类本草》黄芩图

但古用黄芩似亦非一种，《本草纲目》提到：“西芩多中空而色黔，北芩多内实而深黄。”所谓“西芩”“北芩”应是根据产地划分者，其北芩当为今用正品，而西芩恐是甘肃黄芩*Scutellaria rehderiana*，或滇黄芩*Scutellaria amoena*一类，至于《滇南本草》中的黄芩，主产滇中，疑是滇黄芩*Scutellaria amoena*或丽江黄芩*Scutellaria likiangensis*之类。

二、道地沿革

《范子计然》云：“黄芩出三辅，色黄者善。”汉代三辅即今陕西中部广大地区。《本草经》《名医别录》记载黄芩产地：“生秭归川谷及冤句。”秭归为今湖北秭归，冤句为山东菏泽。《本草经集注》云："今第一出彭城，郁州亦有之。"彭城、郁州皆在江苏。《新修本草》云："今出宜州、鄜州、泾州者佳，兖州者大实亦好，名豚尾芩。"宜州即今湖北宜昌，鄜州为陕西富县，泾州在甘肃泾县。《本草图经》云："今川蜀、河东、陕西近郡皆有之。"《植物名实图考》说："滇南多有，土医不他取也。"《药物出产辨》云："山西、直隶、热河一带均出。"一言以蔽之，汉魏迄明清，黄芩产地遍及除华南以外的全国多数省区。

从药用沿革来看，黄芩道地性不强，正品黄芩*Scutellaria baicalensis*在北方各省皆有分布。相对而言《千金翼方·药出州土》提到宁州（今甘肃宁县）、泾州（今甘肃泾县），《太平寰宇记》载解州（今山西运城）、房州（今湖北房县），《本草图经》所绘潞州（今山西长治）、耀州（今陕西铜川耀州区）产出黄芩，或许可以作为黄芩药材GAP基地建设的依据。

第二十五讲
檗木·小檗·川黄柏·关黄柏

《本草经》黄连、黄芩、黄柏合称“三黄”，又以滋味苦浓著称，所以姚明辉《汉书艺文志注解》释经方类解题“辩五苦六辛”云：“五苦：黄连、苦参、黄芩、黄柏、大黄。六辛：干姜、附子、肉桂、吴萸、蜀椒、细辛。”黄柏味苦，又可作染料，李贺《咏怀二首》有“头上无幅巾，苦蘗已染衣”之句，王琦《李长吉诗歌汇解》云：“苦蘗，黄蘗木皮也，其味甚苦，故曰苦蘗，可以染黄色，田野人家多用之。”

一、药名考释

檗木色黄，故称黄檗，后世多谐音省写作“黄柏”。孙星衍辑《本草经》作“檗木”，森立之本作“蘗木”，别本又有作“蘗木”“糪木”者。按，据《说文》当以“檗”为正字，许慎云：“檗，黄木也。”徐锴系传云：“黄木，即今药家用黄檗也。”尽管《说文》未收“蘗”字，但东汉确用来指代檗木药材，《考工记》郑玄注：“薜，读为药黄蘗之蘗。”段玉裁的解释颇有道理：“黄木者，《本草经》之檗木也，一名檀桓，俗加草作蘗。”至于“糪”与“蘗”，正音niè，本义指树木再生之芽，《类篇》“蘗”亦音bò，释为黄木，其实皆是“蘗”的讹写。

写为“檗”或“蘗”，看似仅为文字正俗之分，其实在汉代可能直接涉及本品的名实。檗木古来皆用为染料，司马相如《子虚赋》有“檗离朱杨”之句，张楫注：“檗，皮可染者。”曾慥《类说》卷47雌黄条云：“古人写书皆用黄纸，以檗染之，所以辟蠹，故曰黄卷。”鲍照诗亦有“剉蘗染黄丝，黄丝历乱不可治”之句。芸香科植物黄皮树*Phellodendron chinense*等皆含可以染黄的小檗碱，将此类植物视为汉代檗木的来源应无问题。但从另一个角度分析，黄皮树为高大乔木，可达15~20米，很难想象作为乔木的“檗木”字，在既有形符“木”的基础上，还会被加上“艸”头，写成“蘗木”，这种可能性的确很小，而小檗科小檗属（Berberis）植物一般为1~3米的小灌木，亦含黄色的小檗碱，故不能排除汉代也以各种小檗为檗木的可能。

这种混淆在陶弘景时代仍然存在，《本草经集注》云：“其根于道家入木芝品，今人不知取服之。又有一种小树，状如石榴，其皮黄而苦，俗呼为子蘗，亦主口疮。又一种小树，多刺，皮亦黄，亦主口疮。”陶弘景提到的“道家入木芝品”那种檗木见《抱朴子内篇·仙药》，葛洪云：“千岁黄蘗木下根，有如三斛器，去本株一二丈，以细根相连状如缕，得末而服之，尽一枚则成地仙不死也。”这种檗木应该是芸香科黄檗属植物，而陶弘景说植株低矮如石榴树，有刺的檗木则是小檗科小檗属植物。

《新修本草》正式将混在檗木条中的小檗属植物单列为小檗条，谓小檗一名山石榴，苏敬言：

其树枝叶与石榴无别，但花异，子细黑，圆如生李子尔。生山石间，所在皆有，襄阳岘山东者为良。陶于蘗木附见二种，其一是此。陶云皮黄，其树乃皮白，今太常所贮乃叶多刺者，名白刺蘗，非小蘗也。

在檗木条下苏敬说：“子蘗一名山石榴，一子似女贞，皮白不黄，亦名小蘗，所在有，今云皮黄，恐谬矣。按今俗用子蘗，皆多刺小树，名刺蘗，非小蘗也。”结合《本草拾遗》对小檗的描述：“小蘗如石榴，皮黄子赤，如枸杞子，两头尖，人剉枝以染黄。若云子黑而圆，恐是别物，非小蘗也。”《新华本草纲要》将之推定为华西小檗*Berberis silva-taroucana*，姑备一说。从唐代开始，檗木或称黄檗，则专指芸香科黄檗属植物，而不再与小檗相混淆。

《蜀本草》所记药物以川产为多，改以黄檗为正名，有云：“黄蘗树高数丈，叶似吴茱萸，亦如紫椿，皮黄，其根如松下茯苓，今所在有。本出房、商、合等州山谷，皮紧厚二三分，鲜黄者上，二月五月采皮日干。”从资源分布来看，将本品订为黄皮树*Phellodendron chinense*及其变种，大致不差。

《本草图经》依然强调“以蜀中者为佳”，苏颂云：“木高数丈，叶类茱萸及椿楸叶，经冬不凋，皮外白里深黄色。”《本草图经》绘有两幅图例（图25-1），其中商州黄檗应就是黄皮树*Phellodendron chinense*，即今言之川黄柏；至于另一幅黄檗，叶近簇生而并刻意突出其刺，所指向的或许是小檗*Berberis sp.*一类。

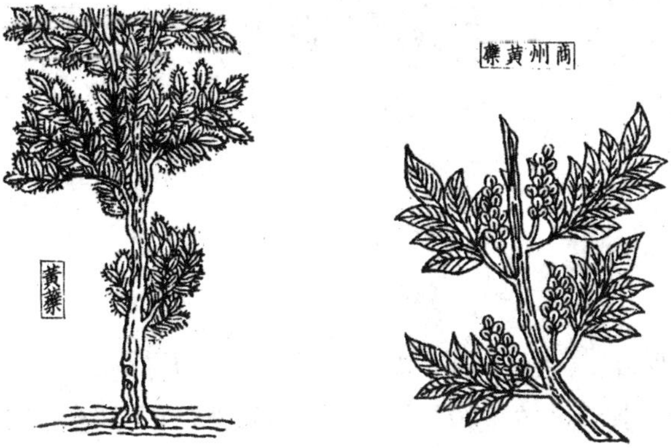

图25-1　晦明轩本《政和证类本草》黄檗图

此后《本草品汇精要》《本草蒙筌》《本草纲目》《野菜博录》《植物名实图考》等书中檗木，或黄檗，或省写为黄柏，几乎都是黄皮树一类。

二、产地变迁与关黄柏的兴起

《本草经》《名医别录》谓檗木“生汉中山谷及永昌”，陶弘景则云：“今出邵陵者，轻薄色深为胜，出东山者，厚而色浅。”可见当时尚不以川产为最优。

唐代黄柏的产地主要在川陕之间，《元和郡县志》卷25载兴州顺政县武兴山“多漆及黄檗”，《新唐书·地理志》金州汉阴郡土贡黄檗，其地皆在今陕西汉中、汉阴县一带。五代《蜀本草》则明确说“以蜀中者为佳”，自此以后，历代本草方志多以川产黄柏为最优，文献甚多，不繁引录。《增订伪药条辩》提到川黄柏、关黄柏的优劣：“四川顺庆府南充县出者为川黄柏，色老黄，内外皮黄黑，块片小者，可作染料用。湖南及关东出者，为关柏，块片甚大而薄，色淡黄者次。”

今称之关黄柏原植物为黄檗*Phellodendron amurense*，主要分布于关外，成为药用正品恐与清代满人入主中原有关。据《盛京通志》卷10载乾隆皇帝《盛京赋》有句谓：“烂红杏与绯桃，纷白楝与黄蘗。”这大约是关黄柏的最早文献出处。

第二十六讲
人参·党参·紫参·太子参

如丹参条所言，《本草经》共有六参，人参五行属土，故《吴普本草》《名医别录》皆记其别名“土精”[1]，《广雅·释草》谓：“参、地精，人参也。”亦是此意。

一、“蓡”字考释

诸参的“参”字正写当如“蓡”，《说文》云：“蓡，人蓡，药草，出上党。”按如此说，“蓡”甚至是人参的专名，其他诸参则加丹、沙、玄、苦、紫以区别之。《五十二病方》第155条治牝痔方用到“骆阮”，并说骆阮“一名白苦、苦浸”，其“浸”即是“蓡”的省写，今言苦参；阜阳西汉简《万物》中紫参也写如“紫蓡”。但从汉代以来，药用的“蓡”字多数已经简写为“参”，不仅《急就篇》作“远志续断参土瓜”，《本草经》六参皆用“参”字，《武威医简》中苦参、人参也用“参”字。

按，“蓡”之简写为“参”，可能仍与人参有关。《说文》：“参，商星也。”段玉裁注说当为晋星，《周礼·春官》：“实沈，晋也。”皆以参星为晋地的分野。汉代记载人参的产地几乎都是山西上党，《说文》云其“出上党”，《本草经》言其“生上党山谷”，《范子计然》亦云：“人参出上党，状类人者善。”又据纬书《春秋运斗枢》说：“摇光星散为人参，废江淮山渎之利，则摇光不明，人参不生。”《礼斗威仪》也说：“下有人参，上有紫气。”由此可知汉代“人参”之得名，确与天上星宿有关[2]，“参”暗示产地，特指晋

[1]《吴普本草》又记人参别名黄参，也与五行有关。《本草纲目》释名说：“其在五参，色黄属土，而补脾胃，生阴血，故有黄参、血参之名。得地之精灵，故有土精、地精之名。”

[2]但一些关于人参历史的文献，谓甲骨文、金文中“参”字即是人参植物象形，属无稽之言，不值一辩。

地的上党。

二、上党人参初探

关于汉代上党郡所出的这种“人参”，究竟是五加科人参属植物人参 *Panax ginseng*，还是桔梗科党参属（Codonopsis）物种，各家看法不一。较多的研究者将上党人参确定为五加科人参，而把此植物在山西绝迹的原因归咎于盲目采挖和生态破坏导致的物候变迁。但研究者有意无意之间回避了一个关键问题，人参在自然状态下对环境要求极其苛刻，除人工可能干预的诸如海拔、光照、降水等因素外，每年在低温环境中为期半年的休眠是其生长所不可缺少的，而这正是今天的山西或古代的晋地所不具备者。不仅如此，因为人参药材主要来自相对遥远的辽东乃至高丽，可以肯定地说，古代参与人参讨论的多数人都没有真正见识过原植物，“三椏五叶”其实是耳食之言，兹择要列出汉唐间与“上党人参”相关的记载，并简要分析：

（1）傅玄《傅子》云：“先王之制，九州异赋，天不生地不养，君子不以为礼。若河内诸县，去北山绝远，而各调出御上党真人参，上者十斤，下者五十斤，所调非所生，民以为患。”此句有三层含义：西晋确以“上党真人参”进贡，数量如说；上党人参产地较为局限，河内郡（今河南省内）虽与上党郡相邻，也无出产；此参的准确产地在太行山脉北山一段，位置约当今长治市之紫团山，又名抱犊山，在壶关县东南60公里。后世盛称之“紫团参”当本于此。

（2）刘敬叔《异苑》卷2云：“人参一名土精，生上党者佳。人形皆具，能作儿啼，昔有人掘之，始下铧，便闻土中呻吟声，寻音而取，果得人参。”

（3）《世说新语·识鉴》刘孝标注引《石勒传》云：

勒字世龙，上党武乡人，匈奴之苗裔也。雄勇好骑射。晋元康中，流宕山东，与平原茌平人师欢家庸，耳恒闻鼓角鞞铎之音，勒私异之。初，勒乡里原上地中生石，日长，类铁骑之象。国中生人参，葩叶甚盛。于时父老相者皆云：此胡体貌奇异，有不可知。

文中“国中生人参”句，《太平御览》人参条引《石勒别传》作“园中生人参”，余嘉锡《世说新语校笺》谓：“《晋书》载记作园中，是。”按如所说，确当作“园中生人参”，如果此处所称上党人参是指五加科人参的话，这将是人参人工栽种的最早记载。

（4）《本草经集注》云：

上党郡在冀州西南，今魏国所献即是。形长而黄，状如防风，多润实而甘，俗用不入服，乃重百济者，形细而坚白，气味薄于上党。次用高丽，高丽即是辽东。形大而虚软，不及百济。百济今臣属高丽，高丽所献，兼有两种，止应择取之尔，实用并不及上党者。其为药切要，亦与甘草同功。而易蛀蚛，唯内器中密封头，可经年不坏。人参生一茎直上，四五叶相对生，花紫色。高丽人作《人参赞》曰：三桠五叶，背阳向阴。欲来求我，椵树相寻。椵树叶似桐，甚大阴广，则多生阴地。采作甚有法。今近山亦有，但作之不好。

陶弘景描述的是齐梁时南方地区人参的药用情况，据陶说上党的人参药材“形长而黄，状如防风，多润实而甘”，这显然是指桔梗科党参 *Codonopsis pilosula* 药材，而百济（朝鲜半岛西南部）所出者“形细而坚白”，这颇似五加科人参。不过陶弘景肯定没有见过人参植物，其说乃汇录诸家之言，谓“一茎直上，四五相对生，花紫色”的植物其实是桔梗科轮叶沙参 *Adenophora tetraphylla*，引《高丽赞》云云方是五加科人参，至于“近山亦有”，则不知是何物。难怪《新修本草》批评他说：“陶说人参，苗乃是荠苨、桔梗，不悟《高丽赞》也。”

（5）《隋书·五行志》云：

高祖时，上党有人宅后每夜有人呼声，求之不得。去宅一里所，但见人参一本，枝叶峻茂。因掘去之，其根五尺余，具体人状，呼声遂绝，盖草妖也。视不明之咎。时晋王阴有夺宗之计，谄事亲要，以求声誉。谮皇太子，高祖惑之。人参不当言，有物凭之。上党，党，与也。亲要之人，乃党晋王而谮太子。高祖不悟，听邪言，废无辜，有罪用，因此而乱也。

这段传奇中记述上党人参也生长在离人家不远的地方，同时还涉及人参的形态，“枝叶峻茂”与前条《石勒别传》中“葩叶甚盛”一样，皆非五加科人参的特征，至于根长五尺更是夸大其词。

（6）唐代似乎仍然坚持人参上党产者优于辽东、朝鲜所出。《药性论》

云："人参，生上党郡，人形者上。次出海东新罗国，又出渤海。"《茶经》卷上云："茶为累也，亦犹人参。上者生上党，中者生百济、新罗，下者生高丽。"

三、宋代"紫团参"揭秘

人参出上党，晚唐以来开始标榜所谓"紫团参"，即上党紫团山所出者，其地在今长治市之紫团山，又名抱犊山，位于壶关县东南60km。陆龟蒙《奉和袭美谢友人惠人参》有句云："五叶初成椵树阴，紫团峰外即鸡林。"周繇《以人参遗段成式》云："人形上品传方志，我得真英自紫团。"

北宋时期，紫团参的地位更高。《开宝本草》说："潞州太行山所出，谓之紫团参。"《圣济总录》独圣饼子用蛤蚧、人参两物，人参后专门有注："紫团参一株，如人形良。"《梦溪笔谈》卷9记王安石用紫团参轶事云：

王荆公病喘，药用紫团山人参不可得，时薛师政自河东还，适有之，赠公数两，不受，人有劝公曰：公之疾非此药不可治，疾可忧，药不足辞。公曰：平生无紫团参，亦活到今日，竟不受。

按，紫团参长于治喘，如赵孟頫国宾山长帖也提到"偶有上党紫团参一本，恐可入喘药"。王安石《赠张康》诗有句云："手中紫团参，一饮宽吾亲。"此言用紫团参疗亲疾，可见《梦溪笔谈》所记不为无因。

但这种"紫团参"是否就是五加科人参呢？苏轼《紫团参寄王定国》有句："欲持三桠根，往侑九转鼎。"这是人参植物"三桠五叶"的写照；又说："灰心宁复然，汗喘久已静。"本于《本草图经》所记，试验真人参的方法[1]。如此看来，苏轼所言的"紫团参"无疑就是五加科人参，但就如苏轼在《小圃五咏·人参》中所咏人参，可能是兰科绶草（盘龙参）*Spiranthes sinensis*一样[2]，这篇关于紫团参的诗歌，尽管用尽人参的典故，也不一定能保证就是五加科人参。

研究金元医方，紫团参却经常与人参出现在同一张处方中，如金代刘完素《黄帝素问宣明方论》卷9仙人肢丸，治疗远年劳嗽，不问寒热，痰涎

[1]《本草图经》说："相传欲试上党人参者，当使二人同走，一与人参含之，一不与，度走三五里许，其不含人参者必大喘，含者气息自如者，其人参乃真也。"

[2] 见王家葵著：《本草博物志》，北京大学出版社，2020年，第141页。

喘满者，方用人参、沙参、玄参、紫团参、丹参，及蛤蚧、麻黄等。元代王好古《医垒元戎》卷12紫菀丸，治五种风癞之疾，用紫团参、人参、沙参、玄参、紫菀等。此则从医方使用的角度证明紫团参非人参。南宋杨万里《诚斋集》卷20有《谢岳大用提举郎中寄茶果药物三首·紫团参》诗云："新罗上党各宗枝，有两曾参果是非。入手截来花晕紫，闻香已觉玉池肥。旧传饮子安心妙，新捣珠尘看雪飞。珍重故人相问意，为言老矣只思归。"用真假曾参来比喻新罗人参（朝鲜参）与上党人参（紫团参），此则代表普通人的看法。

有鉴于此，后世医家怀疑紫团参其实是桔梗科党参*Codonopsis pilosula*之类。如张锡纯《医学衷中参西录·人参解》说：

山西党参种植者多，野生者甚少。凡野生者其横纹亦如辽人参，种植者则无横纹，或芦头下有横纹仅数道；且种者皮润肉肥，野者皮粗肉松，横断之中心有纹作菊花形。其芦头以粗大者为贵，名曰狮头党参，为其历年久远，屡次自芦头发生，故作此形。其参生于五台山者名台党参，色白而微黄；生于潞州太行紫团山者名潞党参，亦名紫团参，色微赤而细。以二参较之，台党参力稍大，潞党参则性平不热，以治气虚有热者甚宜。

但宋金元时期的紫团参，恐怕既不是人参，也不是党参，别有其物，有图为证。《本草图经》绘有威胜军人参图（图26-1），穗状花序，单叶互生，无地下部分。据《宋史》卷271云："太平兴国二年，诏于潞州北乱柳石围中筑城，名威胜军。"壶关遂由威胜军节度，故这幅威胜军人参即是紫团山人参，亦即大名鼎鼎的"紫团参"。

复考《本草图经》晋州紫参图例（图26-2），地上部分完全同于此威胜军人参，地下根状茎则与《绍兴本草》所绘威胜军人参（图26-3）相同。根据《本草图经》对这种紫参的描述："苗长一二尺，根淡紫色如地黄状，茎青而细，叶亦青似槐叶，亦有似羊蹄者。五月开花，白色似葱花，亦有红紫而似水荭者。根皮紫黑，肉红白色，肉浅而皮深。"此即蓼科植物拳参

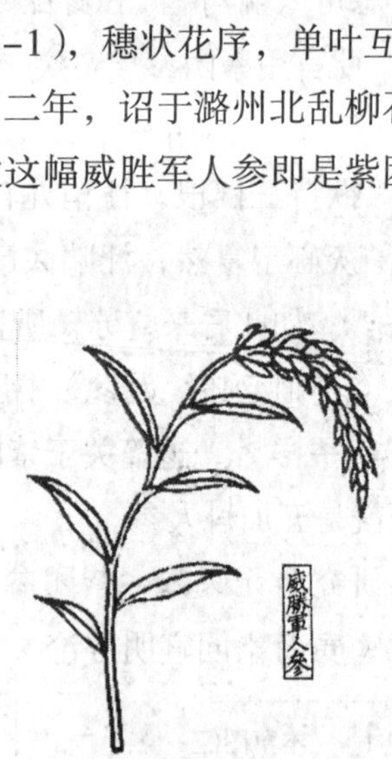

图26-1　晦明轩本《政和证类本草》威胜军人参图

Polygonum bistorta，因其根皮紫褐色，故名紫参，这便是宋代盛称的紫团参原植物。

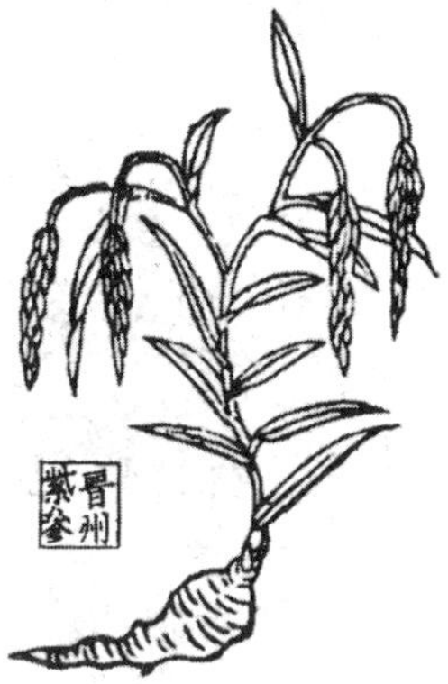

图26-2 晦明轩本《政和证类本草》晋州紫参

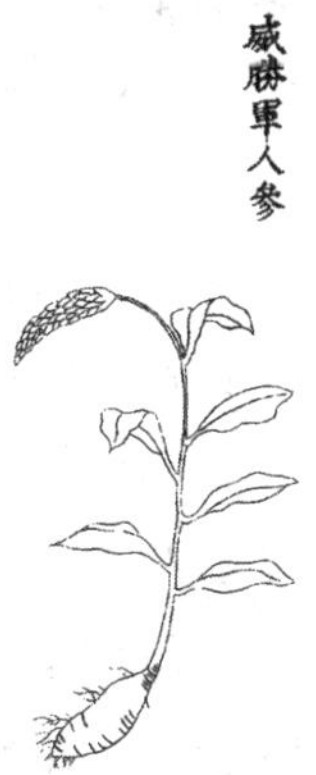

图26-3《绍兴本草》威胜军人参图

四、“上党人参”再议

从汉代提到人参产于上党以来，如果将上党石勒园中所生的人参、陶弘景所见魏国所献人参药材、隋代上党某宅畔所生根长五尺的人参、苏东坡寄赠王定国并亲手栽在惠州苗圃中的上党紫团参都认为是五加科人参的话，实在令人难以置信。但若仔细分析《本草图经》有关上党人参的记载，却又会得出相反的结论。苏颂云：

人参生上党山谷及辽东，今河东诸州及泰山皆有之。又有河北榷场及闽中来者，名新罗人参，然俱不及上党者佳。其根形状如防风而润实，春生苗，多于深山中背阴近椴漆下湿润处，初生小者三四寸许，一桠五叶，四五年后生两桠五叶，末有花茎，茎至十年后生三桠，年深者生四桠，各五叶，中心生一茎，俗名百尺杵。三月四月有花，细小如粟，蕊如丝，紫白色，秋后结子，或七八，枚如大豆，生青熟红，自落。根如人形者神。二月、四月、八月上旬采根，竹刮去土暴干，无令见风。泰山出者，叶秆青，根白，殊别。江淮出一种土人参，叶如匙而小，与桔梗相似，苗长一二尺，叶相对生，生五七节，根亦如桔梗而柔，味极甘美，秋生紫花，又带青色，春秋采根，不入药，本处人或用之。相传欲试上党人参者，当使二人同走，一与人参含之，一不与，度走三五里许，其不含人参者必大喘，含者气息自如者，其人参乃真也。

再看《本草图经》所绘潞州人参药图（图26-4），毫无疑问就是五加科人参，这种奇怪现象是如何造成的呢？

《新修本草》关于人参产地的讨论十分有意思，苏敬说："今潞州、平州、则州、易州、檀州、箕州、幽州、妫州并出，盖以其山连亘相接，故皆有之也。"这基本是沿太行山脉经山西而河北，止于今河北怀来、北京密云，与燕山山脉相交汇。北宋太宗时乐史所撰《太平寰宇记》记载土产人参的州郡共14处，亦沿此线分布，从山西、河北至北京，计有：并州、泽州、辽州、潞州、威胜军、洺州、定州、瀛州、莫州、易州、幽州、蓟州、妫州、檀州。

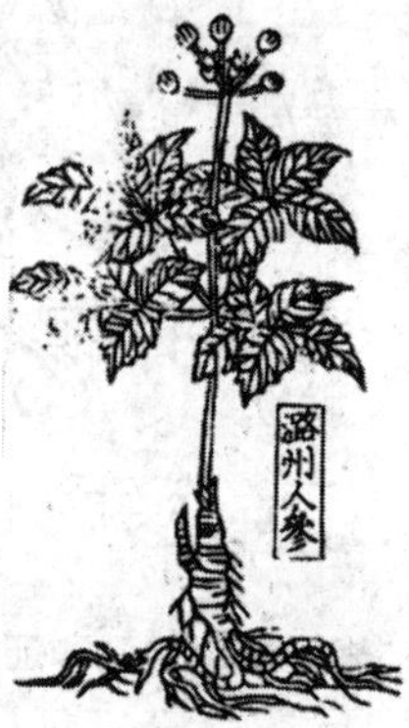

图26-4　晦明轩本《政和证类本草》潞州人参图

最宜注意的是潞州与威胜军，因《本草图经》共绘4幅人参药图，其中兖州、滁州人参（图26-5）为桔梗科沙参属植物，特征十分典型，即苏颂所言"江淮出一种土人参"。潞州人参无疑是五加科人参，特征也极鲜明，而奇怪的是威胜军人参却是前面考证的蓼科拳参*Polygonum bistorta*。更令人费解的是威胜军（今山西沁县）与潞州上党（今山西长治）的直线距离不足100公里，今天的沁县更是长治市的下辖县。居然在同一时期、几乎同一地区所出的人参形态差异大到了如此程度，其中必然另有原因。

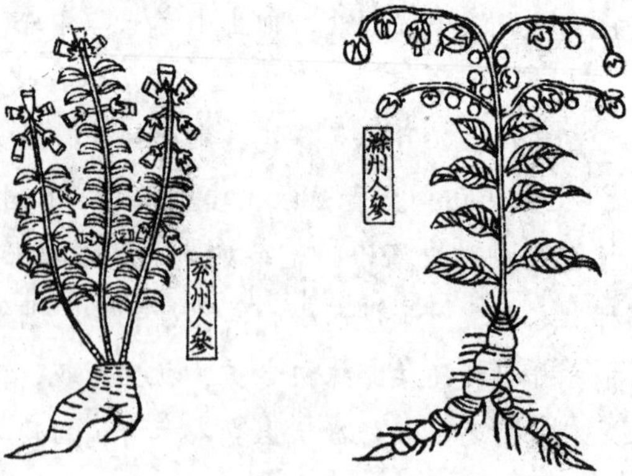

图26-5　晦明轩本《政和证类本草》兖州人参、滁州人参图

我们不妨假设辽东人参与上党人参来源于不同植物。事实上，这种同名异物现象在古代本草中十分普遍，随着历史的发展，其后果不外三种可能：如果二者药效相当，则继续共用一名，如大青叶、板蓝根；二者皆有药效，但作用有所差别，则分化为两种药物，如牛膝与川牛膝、南沙参与北沙参；其中一个无效，则渐渐被淘汰。如果假设成立，两类人参的结局也不外如此。

陶弘景在《本草经集注·序录》中虽然感叹“上党人参，殆不复售”，而人参条的正文却说：“上党郡在冀州西南，今魏国所献即是，形长而黄，状如防风，多润实而甘，俗用不入服，乃重百济者，形细而坚白，气味薄于上党。”言语中已经暗示辽东参与上党参药材外观的差异，但当时辽东、上党皆属北朝，陶弘景毕竟没有机会了解二者在植物形态上的不同，只是含混地说上党参“俗用不入服”，意即不及辽东、高丽参。《新修本草》没有对陶弘景的这些看法提出意见，只是简单地勾画出上党参的分布范围，引文如上。苏敬之所以绝口不提辽东人参，别有隐情。《新修本草》成于高宗显庆二年（657），而在总章元年（668）高丽被灭，唐政府在今平壤设置安东都护府以前，辽东大部是被高丽占领，乃至唐太宗曾感叹说：“辽东旧中国之有，自魏涉周，置之度外。隋氏出师者四，丧律而还，杀中国良善不可胜数。”（语见《册府元龟·帝王部·亲征二》）。这样唐代的民间人士或医家如前面提到的《茶经》《药性论》等坚持说上党参优于辽东参，其实更可能是出于一种“爱国”情怀。

宋代第一部官修本草《开宝本草》已经承认说：“人参，见用多高丽、百济者。潞州太行山所出，谓之紫团参，亦用焉。陶云俗用不入服，非也。”意即上党参不及辽东参，只是可用而已。相对于马志的《开宝本草》，嘉祐六年（1061）苏颂受命编撰的《本草图经》要严谨得多，先是“诏天下郡县图上所产药本”，再经苏颂等“裒集众说，类聚诠次”，遇“有一物而杂出诸郡者，有同名而形类全别者，则参用古今之说，互相发明”。而从《证类本草》中保存下来900余幅图例来看，威胜军人参药图都显得十分另类，不仅如上文所揭示者，威胜军与潞州距离极近，而所出同一植物（人参）差异如此之大，令人费解；两幅图详略上反差之大，也令人吃惊；至于“威胜军人参”不绘出药用部位（根）更是奇怪。

可以根据北宋时期的政局将当时主流人参按产地归作三类：第一类上党

人参，分布于宋朝控制的太行山脉；第二类辽东人参，产于辽朝疆域内女真人控制的地区，具体情况可参南宋叶隆礼撰《契丹国志》卷22；第三类高丽人参，产于高句丽。我们注意到，尽管苏颂和年代稍晚的寇宗奭都十分强调本国所产上党人参远优于舶来的高丽参，但他们也不得不承认，当时的人参主要依赖于进口。《本草图经》云："又有河北榷场及闽中来者，名新罗人参，然俱不及上党者佳。"《本草衍义》也说："人参今之用者皆河北榷场博易到，尽是高丽所出，率虚软味薄，不若潞州上党者味厚体实，用之有据。"因多数时间宋王朝都与辽朝处于敌对状态，故榷场互市时开时闭，此之所以苏颂、寇宗奭都主要谈高丽参而不说辽东参也。

高丽参主要从宁波口岸进口，南宋《宝庆四明志》卷6有记录。至于高丽所产人参的确切信息，则见徐兢《宣和奉使高丽图经》卷23，其略云：

人参之干特生，在在有之，春州者最良。亦有生熟二等，生者色白而虚，入药则味全，然而涉夏则损蠹，不若经汤釜而熟者可久留。旧传形匾者，谓丽人以石压去汁作煎，今询之，非也，乃参之熟者积垛而致尔。其作煎当自有法也。

在了解当时政治背景的基础上，我们推测，苏颂所主持的药物普查很可能已经发现上党人参与辽东或高丽人参之间，在植株形态乃至功用上存在差异，但由于人参在当时医药领域的重要地位，为了不在边贸中向敌方（辽朝或高丽）示弱，刻意掩盖了上党参不是人所共知的"三椏五叶"五加科人参的事实，而根据高丽参的形态精心绘制了"潞州人参"图样，并留下一段十分准确的文字描述，给人留下上党（潞州）果然出产真人参的印象，目的在于掩敌人之耳目。至于那幅"威胜军人参"图，则反映了真实情况，所谓上党人参中极品"紫团参"，其实是蓼科紫参；同时也指示上党人参产地范围的"收买药材所辨验药材"官员，这种样子的植物也可以视同于人参进行采买。

苏颂制造的这一秘密，在当时究竟有多少人了解内情，不得而知，《梦溪笔谈》中关于王安石拒服上党紫团参的故事虽然盛传一时，但也不敢轻易举为王安石知道内幕的例证，更谈不上成为支持这段推测的证据，然而距苏颂编撰《本草图经》后66年，包括上党在内的整个北方地区落入了女真之手，建立金朝，上党人参也就再无秘密可言了。

前面提到金代河间（今河北河间）刘完素（1120—1200）《黄帝素问宣明方论》，元代赵州（今河北赵县）王好古（约1200—1264）《医垒元戎》都同时使用人参与紫团参。刘、王二人的家乡都离上党不远，刘完素的时代距苏颂《本草图经》更不足百年，而皆意识到所谓上党紫团参与人参之不同，这绝不能用从宋到金百年之间上党真人参被采挖殆尽，且已经用其他植物，比如紫参冒充来解释之。

宋代紫团山有“参园”，据乾隆四十五年刊《山西志辑要》卷3潞安府壶关县古迹条云：

参园，即南极园，在紫团山。石间生参似人形，一名人御，一名神草。旧传有服参飞仙者。本草亦名紫团参为上。今园已垦而田矣。

光绪《山西通志》卷100物产引旧《通志》也说：

人参产壶关紫团山者为紫团参，山旧有参园，后垦为田。其他山谷虽产参，然服之鲜效。（原注：《潞安府志》：紫团山参园已垦为田，而索者犹未已。张翰林谓，遍剔岩薮，根株鲜获，人慕虚名，寺肤实害，每值易参，僧以倍价市之，逮系弥旬，吏缘为奸。又司捕者假以巡察，横索参钱，山僧敛而纳之，至鬻衣钵。翰林名铎，即其邑人。案，《明纪》太祖言，朕闻人参得之甚艰，今后不必进用。而其中叶，吏犹暴横。若此则当唐、宋岁充常贡时，其病民又何若也？）

可见紫团山的参园在明初已经废置。结合《本草图经》所绘威胜军人参图例，参园所出的“紫团参”其实就是蓼科拳参，这应该是北宋所谓“上党人参”的主流。

由此我们知道，所谓上党人参其实是蓼科拳参[1]，至少在北宋这一秘密已经被发现，只是由于特殊原因而加以隐瞒，但金代开始，所称“上党紫团参”为拳参无疑。其后五加科人参的药用沿革比较单纯，《本草纲目》说：“上党今潞州也，民以人参为地方害，不复采取。今所用者，皆是辽参。其高丽、百济、新罗三国，今皆属于朝鲜矣，其参犹来中国互市。”李时珍除

[1] 本书关于上党人参的结论与《中药材品种沿革及道地性》有所不同，作者观点以本书为准。

将潞州人参消失的原因说成是“民以人参为地方害，不复采取”外，其余药用情况至今变化不大[1]。

五、桔梗科党参的来历

汉代上党郡所出人参究竟是何物，研究者各执一词，各种主张的证据支持都尚不充分，姑且存疑，至少宋代的上党人参应该是以拳参冒充。桔梗科党参*Codonopsis pilosula*正式记载虽晚，但仔细分析文献，隐隐约约也能看到桔梗科党参的踪迹。前面提到，陶弘景言魏国所献上党郡出产“形长而黄，状如防风，多润实而甘”的人参，很可能就是党参*Codonopsis pilosula*，亦即后世盛称的“潞党参”。再看寇宗奭在《本草衍义》中描述的上党人参情况：

（上党）土人得一窠，则置于板上，以色茸缠系，根颇纤长，不与榷场者相类。根下垂有及一尺余者，或十歧者，其价与银等，稍为难得。

寇宗奭明确说这株“人参”的形态“不与榷场者相类”，即不同于高丽或辽国进口的人参，根长尺余多分歧，应该也是桔梗科党参。

至于党参之名，其实是由“上党人参”演变而来，清王世祯《古夫于亭杂录》卷4党参条云：

王介甫云：“平生无紫团参，亦活到今日。”案，紫团，上党山名也，本草及唐宋已来皆贵党参，今惟贵辽东及高丽产，佳者每一两价至白金五两，而上党每一斤价止白金二钱，近人参禁严，价骤贵，始稍以党参代之，每一斤价至白金一两有奇，而购之亦不易也。

党参正式载于本草则见《本草从新》，吴仪洛云：“按古本草云：参须上党者佳。今真党参久已难得，肆中所卖党参，种类甚多，皆不堪用。唯防风党参，性味和平足贵，根有狮子盘头者真，硬纹者伪也。”《植物名实图考》云：“党参，山西多产。长根至二三尺，蔓生，叶不对，节大如手指，野生者根有白汁，秋开花如沙参，花色青白，土人种之为利。”《本草纲目拾遗》在上党参条引《百草镜》云：“党参，一名黄参，黄润者良，出山西潞安、

[1]至于辽东人参，一直就是五加科人参，品种产地古今变化不大，如清《皇朝通志》卷125所言：“人参，三椏五叶，间成人形，产辽阳深山中，为医经上品。盖神皋钟毓，厥草效灵，实王气悠长之征。吉林宁古塔等地所产，其品已为稍逊，至所称上党参，直同凡卉矣。”

太原等处。有白色者，总以净软壮实味甜者佳。嫩而小枝者，名上党参。老而大者，名防党参。”又附录防风党参，先引《本草从新》云云，然后引翁有良辨误云：“党参功用，可代人参，皮色黄而横纹，有类乎防风，故名防党，江南徽州等处呼为狮头参，因芦头大而圆凸也。”文献提到的“防风党参”，又称“防党参”，见《续名医类案》卷35“归脾汤去人参、木香，加防党参”云云，结合《植物名实图考》党参药图（图26-6），此言党参、防党参、防风党参皆是党参 *Codonopsis pilosula* 或其变种素花党参 *Codonopsis pilosula* var. *modesta*。

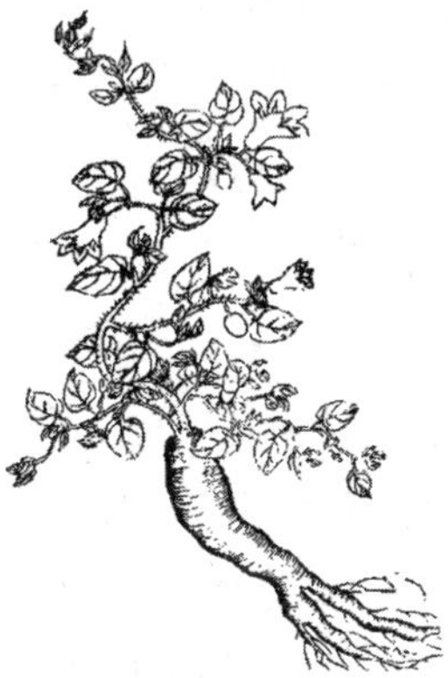

图 26-6 《植物名实图考》党参图

《本草纲目拾遗》又有“川党”一名，谓：“近今有川党，盖陕西毗连，移种栽植，皮白味淡，类乎桔梗，无狮头，较山西者迥别。”此处“无狮头”的形态特征与川党参中所谓小条者相似，其根头部小于正身，称为“泥鳅头”。因此，此种当是今用之川党参 *Codonopsis tangshen*。

六、太子参的来历

与人参有关的物种还有“太子参”。太子参之名始见于《本草从新》，该书人参条下，太子参与参须、参芦并列，吴仪洛云：“太子参，大补元气，虽甚细如参条，短紧坚实，而有芦纹，其力不下大参。”

《本草从新》所称太子参究竟是何品种，各家看法不一，《中药大辞典》认为：“据《本草从新》《纲目拾遗》《饮片新参》等书，太子参原指五加科植物人参之小者。”而《新华本草纲要》则谓：“《本草从新》所述简略，难以断定是何品种。”至于《本草纲目拾遗》所称太子参，则为五加科人参无疑。赵学敏引《百草镜》云：“太子参即辽参之小者，非别种也，乃苏州参行从参包中拣出短小者，名此以售客。”赵学敏谓其“味甘苦，功同辽参。”又引张觐斋云：“称太子参者，乃参中之全枝而小者，是参客巧取之名也。”换言之，赵学敏认为太子参即是小枝人参。

太子参别名孩儿参，但在明清本草中，孩儿参与《本草纲目拾遗》中的太子参一样，仍然是正品人参的别称。《本草纲目》人参条云：“其似人形者，谓之孩儿参，尤多赝伪。”《本经崇原》亦云：“人参，一名神草。其年发深久者，根结成人形，头面四肢毕具，谓之孩儿参，故又有神草之名。”以上两说谓孩儿参是人参中如人形而质优者。而徐大椿《药性切用》则说：“有一种小者，名太子参，气质稍嫩，其用不下大参。”凌奂《本草害利》人参条云：“太子参即孩儿参，功媲大参。”此则言太子参或孩儿参是相对于大参（大枝人参）而细小者。张璐《本经逢原》乃认为：“称太子参者，乃参中之全枝而小者，是参客巧取之名也。”

直至民国，本草文献所称太子参，仍多指五加科人参。如曹炳章《增订伪药条辨》云：“近人所谓白抄参、移山参、太子参，皆其类也。”此外，民国二十九年（1940）陕西西京市（西安市）国药商业同业公会《药材行规》太子参条说“处处山田有之”，看来也不似石竹科的太子参。另据谢宗万先生调查：“解放后，在浙江杭州一带药店所售，确有以辽参（人参）之小者为太子参的。”文献明确记载以石竹科植物孩儿参*Pseudostellaria heterophylla*作为正品太子参来源，则是1949年以后的事。

但是，石竹科太子参的药用历史，似应能追溯到清代，我们的推测基于以下理由：①前引《本草从新》有关太子参的论述，虽只寥寥数语，但亦可看出端倪。该书描述太子参药材特征明显不同于赵学敏诸家，吴仪洛云：“细如参条，而有芦纹。”这是指其药材细小而无分枝，且具有芦头，据此，则知吴所说太子参绝非人参之细枝条（参须、参条皆不具芦头），亦非单枝的细小人参（一年生的人参根茎，其功效决不会如吴所言“其力不下大参”，药材亦不会“短紧坚实”），而应别是一品种。按照吴仪洛描述的药材特征，颇能与今用石竹科太子参药材相吻合。②托名叶桂所撰的《本草再新》记载太子参的功效：“治气虚肺燥，补脾土，消水肿，化痰止渴。”其“消水肿、化痰”的功效明显不同于五加科人参，而与石竹科太子参用于脾气虚弱，胃阴不足的食少倦怠及气虚津伤的肺虚燥咳相接近，因此，从功效来看，《本草再新》所谓的太子参亦有可能为石竹科植物。③如上所述，在多数本草文献中，太子参是人参药材的商品规格之一，尤多指细枝辽参，其名为江浙药商所取，并非原产地所用名称。如赵学楷《百草镜》云：“太子参乃苏州参行从参包中拣出短小者，名此以售客。”尤值得注意的是，清代以来，凡提到太子参药名的本草文献，其作者莫不是江浙之人，如吴仪洛为浙江海盐人，叶桂为江苏吴县人，赵学敏、赵学楷兄弟为浙江钱塘人，凌奂为浙江吴兴人，曹炳章为浙江鄞县人，著《饮片新参》的王一仁为浙江新安人。这绝非巧合，而江浙正是石竹科太子参的大宗产地，苏州又是人参伪品的制作中心，如《本草纲目拾遗》云：“参价日昂贵，而各种伪品杂出，人亦日搜奇于穷岩荒壑，觅相似草根以代混，倘误用之，为祸非浅。”又说：

珠儿参者，其形独蒜似之，去皮煮熟，色如红熟人参，因圆大而如珠，故名。其味苦而微带辛，不知何根子所造。价每斤五钱，治牙痛有验。大略苦者性寒，而辛者必散，是火郁发之意，未必全在补功也。至于红党参，即红萝卜草所造。白党参未考。此皆苏地好奇者所制，好奇之医，因而用之，走方者所以惑乡人。

赵学敏虽未明言太子参亦出伪造，实不排除苏地药肆以石竹科太子参托名“辽参之小者”以牟暴利的可能。谢宗万在《中药材品种论述》上册中对中药新兴品种问题有一段精辟论述，实有助于对太子参品种沿革的理解，谢云：

中药新兴品种当其最初刚刚出现之时，很可能是冒传统正品药材之名而起的新异品种，但经过研究和一段时间的临床实践考验，认为的确相当于或优于那种传统的正品药材，因而普遍被人们接受和公认，由于它在药名上与那种传统的中药有着密切的联系，这样，就成为中药的新兴品种了[1]。

综上讨论，太子参或孩儿参本是人参的别名，最初是将似人形的人参称为“孩儿参”，如《本草纲目》《本经逢原》等，清代开始，则将细枝人参称作“太子参”或“孩儿参”，但当时已有药商为利所驱，用当地所产石竹科植物太子参的根诈冒人参，以欺病者，而托言“太子参”。其后，或许由于该物种确实具有部分类似人参的功效，遂逐渐摆脱伪品的地位，成为一个独立的新兴中药品种，并有相关的传说与之配套[2]。

---

[1] 谢宗万著：《中药材品种论述》，上册，第二版，上海科技出版社，1990年，第11页。

[2] 太子参虽是晚近兴起的药用品种，使用历史相对较短，没有明显的道地优势，相对而言，江苏栽培历史较长。根据传说，太子参因生长于明懿文太子（朱标）陵园而得名，太子墓在南京，即明东陵，此故事出现虽晚，但在封建时代，如无特殊原因，以“太子”二字命名药物，一般不可能，故推测南京确系太子参药材的原初产地。

第二十七讲 玄参

《本草经》六参之中，丹参、玄参、紫参都与颜色有关，玄参根干燥后为乌黑色故名。《广雅·释草》云："鹿肠，玄参也。"《名医别录》记别名有鹿肠，《吴普本草》则作"鹿腹"，或是传写之讹[1]。按，《本草经》则在败酱条记别名鹿肠，则与玄参之鹿肠为同名异物，但何以得名，亦难究诘。

一、品种考订

《本草经》玄参一名"重台"，《名医别录》则有玄台、鹿肠、正马、咸、端诸名。《太平御览》卷991引《吴普本草》对玄参的形态颇有记载：

玄参一名鬼藏、一名正马、一名重台、一名鹿腹、一名端、一名玄台。神农、桐君、黄帝、雷公、扁鹊苦，无毒；岐伯咸；李氏寒。或生宛句山阳。二月生，叶如梅毛，四四相值，似芍药，黑茎，茎方，高四五尺，华赤，生枝间，四月实黑。

其中"叶如梅毛"句，疑为"叶如梅有毛"。从描述来看比较接近于玄参科华北玄参*Scrophularia moellendorffii*和北玄参*Scrophularia buergeriana*之类，而"重台"的别名似乎是形容华北玄参疏离的顶生穗状花序。

但陶弘景对玄参的描述颇令人困惑，《本草经集注》云："今出近道，处处有。茎似人参而长大，根甚黑，亦微香，道家时用，亦以合香。"玄参科的植物与五加科人参全无相似之处，故苏敬批评说："玄参根苗并臭，茎亦

[1] 按，《本草经》败酱一名鹿肠，《本草和名》则作"鹿腹"，森立之《本草经考注》认为："古抄诸本，肠、腹互讹者不遑枚举，此亦未可审定何是。"不过从《广雅》《名医别录》都说玄参名鹿肠来看，《吴普本草》言鹿腹更像是讹误。

不似人参，陶云道家亦以合香，未见其理也。”但究竟是陶弘景时代药用玄参另有其物，还是别有原因呢？据1990年代新修《茅山志》，句容茅山地区玄参蕴藏量在100~2500kg之间[1]，此能证明茅山确有玄参科的玄参植物分布，故陶弘景说“今出近道处处有”，应该合理；所谓“道家时用”，可能是指《列仙传》中陇西人山图马踏折脚，山中道人教服地黄、当归、羌活、玄参的故事[2]。又谓以玄参合香，《本草图经》详述其法云：“陶隐居云道家时用合香，今人有传其法。以玄参、甘松香各杵末，均秤分两，盛以大酒瓶中，投白蜜渍，令瓶七八分，紧封系头，安釜中，煮不住火，一伏时止火，候冷破瓶取出，再捣熟，如干，更用熟蜜和，瓷器盛，阴埋地中，旋取，使入龙脑香，亦可以熏衣。”至于陶弘景说玄参“茎似人参”，事实当然不是如此，森立之在《本草经考注》中的解释最有道理：“依此语考之，则亦陶不目击真人参之一证也。”意即陶弘景因未见过五加科人参原植物而误说，非玄参果然似人参也。

宋代文献所描述的玄参皆是玄参属（Scrophularia）植物，《开宝本草》云：“茎方大，高四五尺，紫赤色而有细毛，叶如掌大而尖长。根生青白，干即紫黑。”《本草图经》云：

二月生苗。叶似脂麻，又似槐柳，细茎，青紫色，七月开花青碧色，八月结子黑色。又有白花，茎方大，紫赤色而有细毛，有节若竹者，高五六尺，叶如掌大而尖长如锯齿。其根尖长，生青白，干即紫黑，新者润腻。一根可生五七枚，三月八月九月采暴干。

这种根黑、茎方、有毛、花青碧色者或许是北玄参*Scrophularia buergeriana*，而开白花者当是同属其他植物。至《本草纲目》始说玄参“花有紫、白二种”，其中紫花者应该是今用之玄参*Scrophularia ningpoensis*。

宋代以后，玄参的品种应该没有变异，但药图则有需要说明者。《本草图经》绘有三种玄参（图27-1），其中衡州玄参为玄参属植物应该没有问题，而江州玄参、邢州玄参两图则显然非玄参科植物，其中江州玄参尤其可能是受了陶弘景说玄参“茎似人参”的误导而形成的伪品。明代《本草品汇精

[1] 见茅山志编纂委员会编，《茅山志》，方志出版社，2000年，第316页。

[2] 故事见《初学记》引《列仙传》，道藏本《列仙传》则谓山图服地黄、当归、羌活、独活、苦参散，其中无玄参。

要》玄参条所绘三幅药图皆袭用《证类本草》而无所发明,《本草蒙筌》独取江州玄参药图而稍加繁琐，看来这些书的作者并没有真正见识过玄参。金陵版《本草纲目》玄参药图取材于《证类本草》之衡州玄参，虽然描摹失真，但毕竟未错；而张绍棠本将之抽换成《植物名实图考》中的玄参（图27–2），则真是谬以千里了。

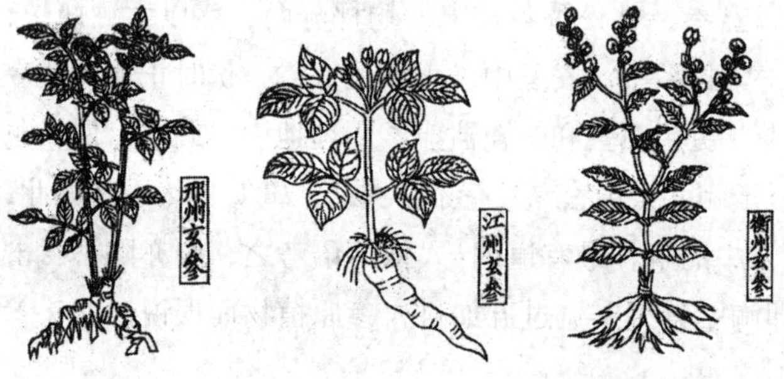

图27–1 晦明轩本《政和证类本草》玄参图

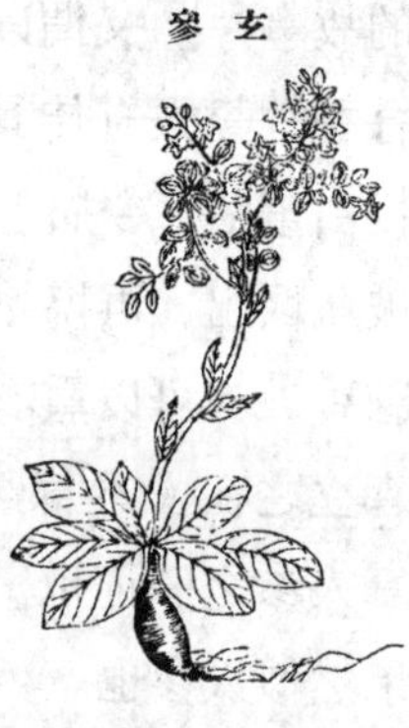

图27–2 张绍棠本《本草纲目》玄参图

按,《植物名实图考》玄参条极为简略，仅云：“元参,《本经》中品，形状详宋图经，有紫花、白花二种。”其图例却被绘为玄参科地黄*Rehmannia glutinosa*一类的植物，此究竟是吴其濬误认玄参，还是身后陆应谷镂版时误用药图，不得而知。

二、道地沿革

《本草经》《名医别录》谓玄参“生河间川谷及冤句”。《太平御览》引《建康记》言“建康出玄参”。这是南方出产玄参的最早记载，建康即今南京，颇能印证陶弘景所说“今出近道，处处有”。而唐代玄参的产地仍以北方为主,《千金翼方·药出州土》记华州出玄参，这与《范子计然》云“玄参出三辅，青色者佳”相契合。《太平寰宇记》虽成于宋，所记则以唐代情况为主，按其所说河南府有玄参入贡。宋代苏颂说“今处处有之”，而据药图则有衡州、邢州、江州，因邢州、江州所图玄参品种有异，故产地亦作不得数。

南宋方志提到土产玄参的有《新安志》《赤城志》《景定建康志》，其地当今之安徽徽州、浙江台州、江苏南京。据《明一统志》记和州与九江府皆出玄参，即安徽和县与江西九江。尽管《赤城志》记台州天台山出玄参，可以视为后世浙产玄参的张本，而浙江玄参道地优势的形成，恐怕应晚至民国年间。《药物出产辨》提到“产浙江杭州府”，但民国二十九年（1940）陕西西京市（西安市）国药商业同业公会《药材行规》仍说玄参产地“处处原野，川产最多”，乃知当时浙玄参尚未普及全国也。

第二十八讲 沙参·南沙参·北沙参·川明参·明党参

《本草经》载六种参，除紫参外，其余五参分属五行，各依五色分应五脏，陶弘景云："此沙参并人参是为五参，其形不尽相类，而主疗颇同，故皆有参名。"《吴普本草》《名医别录》皆记沙参别名"白参"，据《广雅》"苦心，沙参也"句，王念孙疏证说：

沙之言斯白也。《诗·小雅·瓠叶》笺云："斯，白也。"今俗语"斯白"字作"鲜"，齐鲁之间声近"斯"。斯、沙，古音相近。实与根皆白，故谓之白参，又谓之沙参。《周官·内饔》"鸟皫色而沙鸣"，郑注云："沙，嘶也。""斯"之为"沙"，犹"嘶"之为"沙"矣。

乃知沙参因其根色白而得名，《本草纲目》释名项李时珍解释："沙参色白，宜于沙地，故名。"不确。

一、正品沙参的基源

早期文献有关沙参的形态描述比较含混，如《吴普本草》云："白沙参，三月生，如葵，叶青，实白如芥，根大白如芜菁，三月采。"《本草经集注》云："今出近道，丛生，叶似枸杞，根白实者佳。"《蜀本草·图经》云："花白色，根若葵根。"

就以上描述来看，几乎可以肯定不是指桔梗科沙参属(Adenophora)植物，而奇怪的是，陶弘景谈论的人参转似此属植物。如人参条陶注云："人参生一茎直上，四五叶相对生，花紫色。"荠苨条陶弘景说："根茎都似人参，而叶小异。"桔梗条也说："今别有荠苨，能解药毒，所谓乱人参者便是，非此桔梗，而叶甚相似，但荠苨叶下光明滑泽无毛为异，叶生又不如人参相对尔。”显然，正如《新修本草》所批评的：“陶说人参，苗乃是荠苨、桔梗，不悟《高丽赞》也。”按，陶弘景所描述的人参、荠苨皆是桔梗科沙参属植物，很可能就是荠苨*Adenophora trachelioides*，这种植物当是《本草图经》人参条所说：“江淮出一种土人参，叶如匙而小，与桔梗相似，苗长一二尺，叶相对生，生五七节，根亦如桔梗而柔，味极甘美。秋生紫花，又带青色，春秋采根，不入药。”《本草图经》所图兖州人参、滁州人参皆是沙参属植物[1]。故《本草纲目》云：“其滁州者乃沙参之苗叶，沁州、兖州者皆荠苨之苗叶，江淮土人参者，亦荠苨也。”所见甚是。

《本草图经》沙参条所绘三幅沙参药图（图28-1），淄州沙参、随州沙参皆为桔梗科沙参属植物，其中淄州沙参应该能确定为今用正品轮叶沙参*Adenophora tetraphylla*，而归州沙参为伞形科植物，从产地和图例来看，或许是后世所用的川明参*Chuanminshen violaceum*。有趣的是，《本草图经》的描述文字已将沙参分为南北两类，苏颂云：

今出淄、齐、潞、随州，而江淮、荆、湖州郡或有之。苗长一二尺以来，丛生崖壁间，叶似枸杞而有叉牙，七月开紫花，根如葵根，箸许大，赤黄色，中正白，实者佳。二月八月采根暴干。南土生者，叶有细有大，花白，瓣上仍有白粘胶，此为小异。

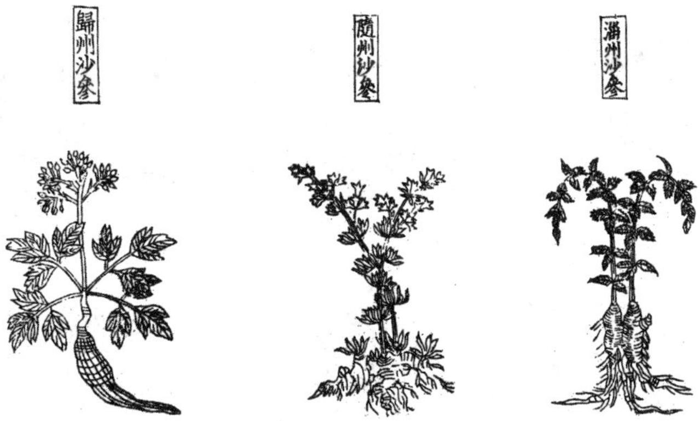

图28-1 晦明轩本《政和证类本草》沙参图

与后世南北沙参的分化不同，苏颂的意思是说北方诸地所出者为优，原植物按药图提示淄州、随州所出皆是沙参属植物。

[1] 参见图26-5。

明代《救荒本草》关于沙参的论述更加证明苏颂所说，北方（河南）有沙参属正品沙参的产出。《救荒本草》共载有三种沙参，分别是沙参（图28-2）、杏叶沙参（图28-3）、细叶沙参（图28-4），朱橚云：

沙参：今辉县太行山边亦有之。苗长一二尺，丛生崖坡间，叶似枸杞叶，微长而有叉牙锯齿，开紫花，根如葵根，赤黄色，中正白，实者佳。味微苦，性微寒，无毒。恶防己，反藜芦。又有杏叶沙参及细叶沙参，气味与此相类，但《图经》内不曾该载此二种叶苗形容，未敢并入本条，今皆另条开载。

杏叶沙参：一名白面根。生密县山野中。苗高一二尺，茎色青白，叶似杏叶而小，边有叉牙，又似山小菜叶，微尖而背白，稍间开五瓣白碗子花，根形如野胡萝卜，颇肥，皮色灰黪，中间白色。味甜，性微寒。本草有沙参，苗叶根茎，其说与此形状皆不同，未敢并入条下，乃另开于此。其杏叶沙参又有开碧色花者。

细叶沙参：生辉县太行山山冲间。苗高一二尺，茎似蒿簳，叶似石竹子叶而细长，又似水蓑衣叶，亦细长，稍间开紫花，根似葵根而粗，如拇指大，皮色灰，中间白色。味甜，性微寒。本草有沙参，苗叶茎状，所说与此不同，未敢并入条下，今另为一条，开载于此。

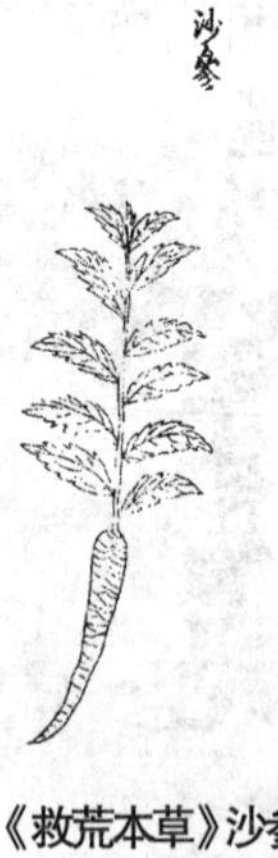

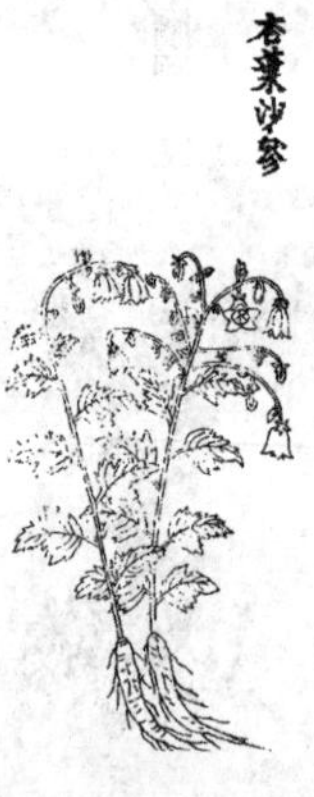

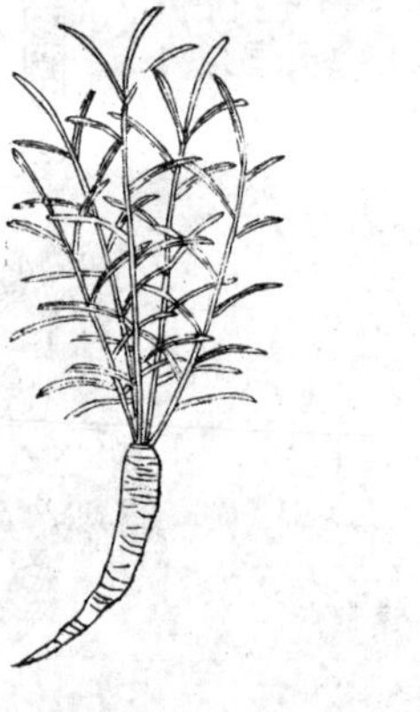

图28-2《救荒本草》沙参图　图28-3《救荒本草》杏叶沙参图　图28-4《救荒本草》细叶沙参图

结合所绘图例，《救荒本草》之沙参即是今用之正品沙参*Adenophora stricta*，细叶沙参为同属植物紫沙参*Adenophora paniculata*，而杏叶沙参按谢宗万先生的意见，为同属之裂叶沙参*Adenophora hunanensis*。

直到清代，多数文献仍强调北方沙参质量优于南方产者。如《本经逢原》云："沙参有南北二种，北产者坚性寒，南者体虚力微。"《本草从新》文字略同。在此时期的本草乃有专用"北沙参"之名者，如《得配本草》卷2有："北沙参，一名白参，一名铃儿参。"《植物名实图考》卷7沙参条亦说："处处有之，以北产及太行山为上。"因此在年代较吴其濬稍早的雍乾年间方书，如《绛雪园古方选注》《续名医类案》中所使用的"北沙参"，应该也是指北地所产沙参属植物，而非后来的伞形科北沙参物种。

至于此时期本草文献中出现的"南沙参"，依然是指南方所产沙参属植物，如《本草纲目拾遗》单列有南沙参条，正文说："功同北沙参，而力稍逊。"其后有按语云："如南沙参，误用者甚多。南沙参产于浙地者，鲜时如萝卜，土人去皮煮熟，如熟山药，晒干如天花粉而无粉性，本名粉沙参，功专散毒消肿排脓，非南沙参也。其南沙参形如桔梗而中空松，味淡微甘，桔梗带辛，而南沙参不辛，产于亳门者最佳，俗名雄桔梗。"仔细体会此段文字，乃知"粉沙参"亦曾被混称为"南沙参"，其原植物为伞形科之明党参 *Changium smyrnioides*，但赵学敏所认可的"南沙参"依然是桔梗科沙参属植物。

二、北沙参的来历与南北沙参物种分化

今用沙参有南北二种，南沙参为桔梗科植物轮叶沙参 *Adenophora tetraphylla* 或沙参 *Adenophora stricta* 的干燥根，北沙参为伞形科植物珊瑚菜 *Glehnia littoralis* 的干燥根。南沙参栽培、野生皆有，其中轮叶沙参主产于贵州、河南、黑龙江、内蒙古、江苏，以贵州产量大，安徽、江苏、浙江质佳，销往全国；沙参分布于山西、陕西、河北、河南、湖北、四川、贵州等省。北沙参主要为栽培品，产于山东莱阳、牟平、蓬莱、崂山、烟台、文登，河北昌黎、果亭、定州、安国，江苏连云港，以及广东、福建、辽宁，其中以山东莱阳胡城村产者为最著名，称莱阳沙参。显然，今天所言的南沙参、北沙参与直到清代都以桔梗科沙参属植物入药的情况并不完全相同，最大区别在于伞形科珊瑚菜忽然成了北沙参的正品。

北沙参据民国曹炳章《增订伪药条辨》云：

北沙参，山东日照县、故墩县、莱阳县、海南县俱出，海南出者条细质坚，皮光洁色白，鲜活润泽为最佳。莱阳出者质略松，皮略糙，白黄色，亦

佳。日照、故墩出者，条粗质松，皮糙黄色者次。关东出者粗松质硬皮糙，呆黄色更次。其他台湾、福建、湖广出者粗大松糙为最次，不入药用。

民国二十九年（1940）陕西西京市（西安市）国药商业同业公会《药材行规》之北沙参条云“详沙参条”，而沙参条注：“产北方沙地。”这意味着直接以北沙参作沙参的处方应付。此外，同样是民国年间的“辽沙参”中药内票[1]上所印药物图形（图28–5），依稀还能看出这种所谓“北沙参”就是今用之伞形科植物珊瑚菜*Glehnia littoralis*。但根据现有文献确实难以回答清代中叶至清末这一段时间里，究竟是什么原因，使本来以北方为道地的沙参属沙参将产地优势让位给了南方各省，并被冠以“南沙参”之名，而北地所产沙参居然被伞形科珊瑚菜所代替，被称为“北沙参”。

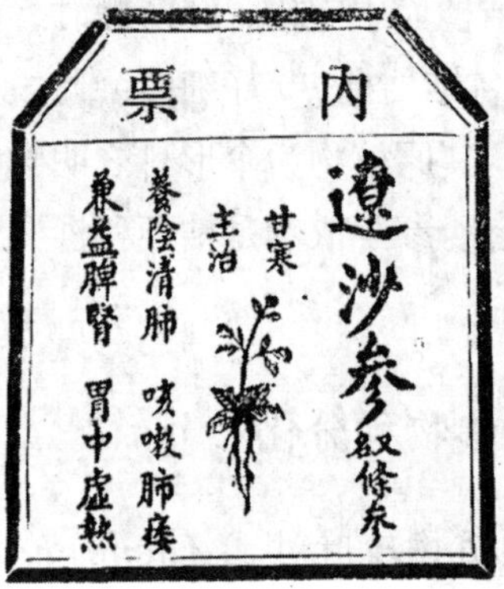

图 28–5 民国辽沙参内票

陈重明、黄胜白在《本草学》曾提出一种假说，不失为对此疑问的一种解释。珊瑚菜*Glehnia littoralis*本来是山东莱阳一带栽种用来冒充人参的植物，故有“莱阳参”之名，因其主要生长于海滨沙地，恰好符合李时珍说沙参“宜于沙地”的特征，随着产量的增加，遂渐渐占用了“沙参”之名，为了与沙参属沙参相区别，乃被称为“北沙参”[2]。按正常的想法，来源于沙参属的沙参仍应保留“沙参”的名称，但情况显然不是如此，如前举《药材行规》中，北沙参居然成了“沙参”药名的处方应付，如此一来，只好将沙参改名为“南沙参”了。毕竟沙参属植物南北都有分布，被称为“南沙参”后，南方则成了沙参属南沙参当然的道地产区。

[1] 旧时中药配方，每味药物单独小包，外贴药肆或同业公会印刷的关于此药的简要说明，称为“内票”。其上除药名外，还有简单功效及插图。

[2] 见陈重明、黄胜白等编著：《本草学》，第二版，东南大学出版社，2005年，第365页。

三、明党参与川明参

明党参与川明参都是较为晚出的药名，前者主要与人参有关，后者与沙参有关，但二者之间又有交互，故在此条内一并讨论。

刘奎《松峰说疫》在党参条提到明党，有云："此外又有明党、洋参二种，明党形类天冬而两头俱锐，洋参形似白及而其性颇凉，总不知其为何物，皆不敢用。"其中洋参即是西洋参，当是罕见，故言"不知其为何物"，略过不提。"明党"或许如《清稗类钞》所言："人参透明，党参不透明，故又谓人参曰明党。"[1] 其本意只是为了区别桔梗科党参而给五加科人参编排的别名，但仍然被不良药商钻了空子，以一些根略呈角质化的物种来冒充，其中大宗者自然是伞形科植物明党参 *Changium smyrnioides*。

将明党参 *Changium smyrnioides* 当作人参，可以追溯到南宋《履巉岩本草》，该书人参苗条说："味甘、温，无毒。杀金石药毒，补五脏六腑，保中守神，治气，消食开胃。治蜂蝎螫方，用人参苗细嚼，急擦之，立效。"根据图例（图28-6），郑金生将其考订为伞形科明党参[2]，认为是当时杭州一带"土人参"之类的药品。又引《本草从新》土人参云："出江浙。俗名粉沙参。红党，即将此参去皮净，煮极熟，阴干而成者，味淡无用。"《本草纲目拾遗》云："土人参各地皆产，钱塘西湖南山尤多，春二三月发苗如蒿艾，而叶细小，本长二三寸，作石绿色，映日有光，土人俟夏月采其根以入药，俗名粉沙参，红党即将此参去皮净煮极熟阴干而成。"

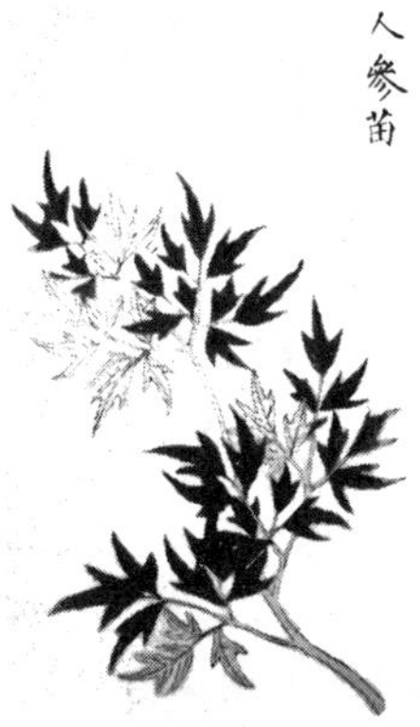

图28-6 《履巉岩本草》人参苗图

除了伞形科明党参外，亦有以桔梗科沙参属荠苨作为明党参者，如赵其光《本草求原》荠苨条说："荠苨似桔梗而味甘，一名明党。"则是以桔梗科沙参属的荠苨 *Adenophora trachelioides* 作明党参，目标仍然是冒充

[1] 见徐珂编撰：《清稗类钞·植物类》，中华书局，2010年，第5755页。

[2] 郑金生整理：《南宋珍稀本草三种》，人民卫生出版社，2007年，第1页。

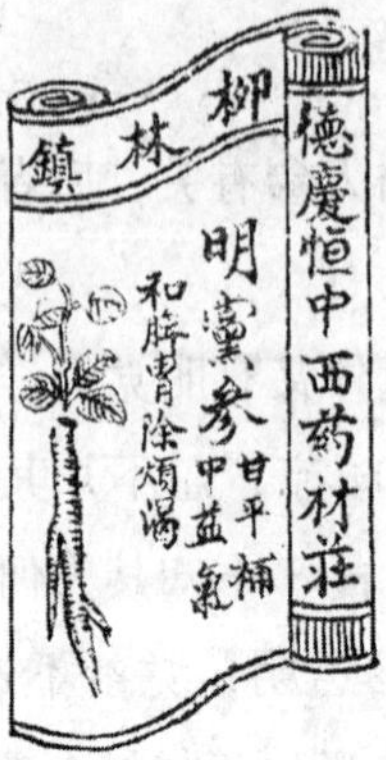

图28-7　民国明党参内票

人参。所见民国时期明党参的中药内票（图28-7），图例表现的即是荠苨一类。

川明参亦称“明参”，较明党参更为晚出，文献记载亦罕，因为四川有大量栽种，原植物明确，为伞形科川明参*Chuanminshen violaceum*。川明参从名称来看似乎是川产明党参的简称，但产地调查发现，四川苍溪、巴中等地一直作为沙参栽种，所以也叫作“明沙参”。此种最初究竟是作为党参还是沙参的代用或伪冒品，现有材料难以判断，暂且存疑。

第二十九讲
牛膝·川牛膝

牛膝载于《本草经》,《广雅·释草》:“牛茎,牛膝也。”王念孙疏证云:“《广韵》‘茎、桱’并户耕切。《说文》‘桱,牛膝下骨也。’牛茎之名,殆取此义与。”

一、牛膝与怀州牛膝

关于牛膝得名的缘由,《本草经集注》解说甚详:“其茎有节,似牛膝,故以为名也。”《吴普本草》描述本品“叶如蓝,茎本赤”,文字虽然简略,而特征与今之牛膝并无矛盾,是否一定此种,尚不能轻下结论。《本草图经》所言则详:

今江、淮、闽、粤、关中亦有之,然不及怀州者为真。春生苗,茎高二三尺,青紫色,有节如鹤膝,又如牛膝状,以此名之。叶尖圆如匙,两两相对,于节上生花作穗,秋结实甚细。此有二种:茎紫节大者为雄,青细者为雌。二月、八月、十月采根,阴干。根极长大而柔润者佳,茎叶亦可单用。

这些描述基本与苋科牛膝属(Achyranthes)特征吻合,参考《本草图经》怀州牛膝图,也与今之怀牛膝原植物牛膝*Achyranthes bidentata*相同。按,怀州牛膝的历史至少可以上溯唐代。《千金翼方·药出州土》记河北道怀州出牛膝,《唐六典》卷3提到“凡天下十道,任土所出而为贡赋之差”,其中河北道土贡即有怀州牛膝。北宋时怀州牛膝也非常著名,《古宿尊语录》卷10记并州智嵩禅师有“怀州牛膝天下人闻”之语;欧阳修与友人书信也提到“承置得怀州牛膝,更有,尽乞之”云云;《元丰九域志》卷2怀州河内郡专门记载“土贡牛膝五十斤”。以上所言怀州牛膝,皆可结合《本草图经》图例确定其为牛膝*Achyranthes bidentata*。

尽管如此，也应看到《本草图经》除绘有怀州牛膝外，尚有单州、滁州、归州牛膝图（图29-1），其中滁州牛膝尚接近牛膝属外，归州、单州牛膝既非牛膝属，甚至也不是川牛膝所在的杯苋属（Cyathula）植物。由此看来，苏颂所处的时代（11世纪）牛膝尚存在比较严重的品种混乱。但这种情况似乎在苏颂以后不久就得到了纠正，原因看来与当时河南规模性的种植有关。寇宗奭在《本草衍义》中记载："今西京作畦种，有三尺者最佳。"北宋的西京即今河南洛阳，从此以后，牛膝的种植渐多，品种基本保持不变。

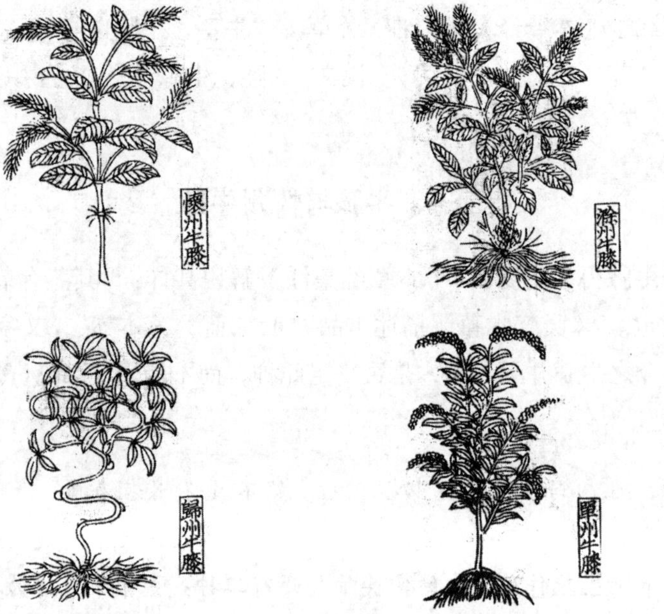

图29-1　晦明轩本《政和证类本草》牛膝图

在《救荒本草》中，牛膝名山苋菜，文字袭用《本草图经》而稍详，有云："苗高二尺已来，茎方，青紫色，其茎有节如鹤膝，又如牛膝状，以此名之。叶似苋菜叶而长，颇尖艄，叶皆对生，开花作穗。"所附药图（图29-2）与《本草图经》怀州牛膝图同，其穗状花序顶生及腋生特点十分明确，故可判定为苋科植物牛膝*Achyranthes bidentata*。

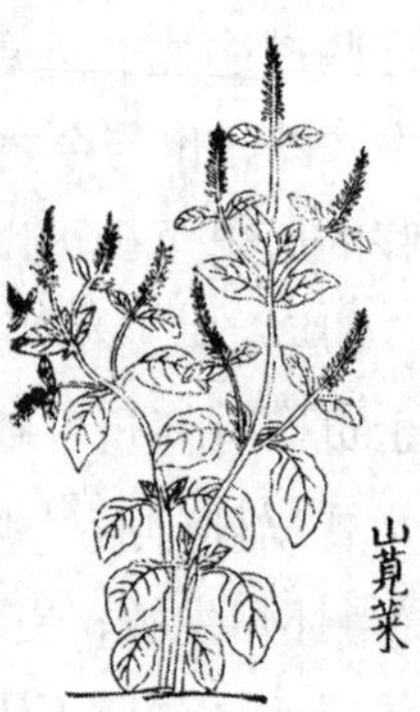

图29-2 《救荒本草》山苋菜图

关于牛膝需稍加说明的是，陶弘景开始便提到牛膝有雌雄两种，《本草经集注》云：“乃云有雌雄，雄者茎紫而节大为胜尔。”陶说亦见于《肘后备急方》卷7：“雄牛膝，茎紫色者是也。”苏颂亦附和说：“此有二种，茎紫节大者为雄，青细者为雌。”类似的说法亦见于《日华子诸家本草》：“怀州者长白，近道苏州者色紫。”《外台秘要》卷40张文仲疗溪毒方亦用到“雄牛膝”。按，苋科植物中色素的变化较为普遍，据谢宗万先生研究，在四川有野生的牛膝，植株茎叶呈红色，当地称“红牛膝”，但此植物实际上仍为苋科牛膝*Achyranthes bidentata*，而非别种，此或即陶弘景等所说的“雄牛膝”。

二、川牛膝的来历

至于“川牛膝”之名，最早见于唐蔺道人《仙授理伤续断方》，宋代医方使用甚多，在《太平惠民和剂局方》《圣济总录纂要》《三因极一病证方论》《传信适用方》《妇人大全良方》《仁斋直指方论》《世医得效方》《济生方》等方书中，皆同时出现牛膝与川牛膝，关于这些文献中的川牛膝究竟是牛膝*Achyranthes bidentata*之产于蜀川者，还是另有其物，简论如下。

如果把《本草图经》比喻为宋代官方“药材标准”的话，那《太平惠民和剂局方》就是当时的“成药指南”，既然苏颂明确说牛膝“怀州者为真”，那《太平惠民和剂局方》怎么会出现“川牛膝”之名呢？按《太平惠民和剂局方》虽成书北宋，而代有添补，今详检本书点校本，全书使用牛膝方剂46首，只有2首使用到川牛膝，即乳香应痛丸、秘方换腿丸，两方皆见卷1，分别属于“宝庆新增方”和“续添诸局经验秘方”，添补年代都在南宋。显然，除《仙授理伤续断秘方》《圣济总录纂要》以外，其他提到川牛膝的文献几乎都在宋室南渡以后。

《太平惠民和剂局方》于嘉定元年（1208）附刊许洪《指南总论》3卷，该书卷上“论炮炙三品药石类例”草部正式列有川牛膝之名，其略云：“川牛膝，凡使，先洗去芦头，剉碎，以酒浸一日夜，焙干方用。如急，切，用酒浸，蒸过便使，不蒸亦得。”这是川牛膝第一次在炮制类本草中出现，而考该书作者许洪结衔“敕授太医助教前差充四川总领所检察惠民局”，也确实与四川有关。嘉熙元年（1237）陈自明著《妇人大全良方》中共有30首处方使用川牛膝，占全书含牛膝处方的1/3，卷首“辩识修制药物法度”也专门提到川牛膝："拣如鼠尾，软而甜者为上。"

我们认为，南宋医方中涉及的川牛膝，应该不是牛膝属的牛膝 *Achyranthes bidentata* 之产于四川者，或许已经是杯苋属川牛膝 *Cyathula officinalis*。理由有四：①如前所述，《本草图经》确立了牛膝 *Achyranthes bidentata* 的正品地位，北宋后期此种已有规模化种植，一般而言，药物一旦由野生变家种后较少发生品种混乱，但宋室南迁，原产北地的药材来源出现困难，急需在南方找寻替代品，在此过程中确有可能再次发生混乱。②牛膝属在南方分布广泛，江苏、安徽至今都可找到牛膝 *Achyranthes bidentata* 的野生品，而据《咸淳临安志》卷58、《海盐澉水志》卷6、《淳熙三山志》卷41记南宋时杭州、海盐、福州都有牛膝药材产出，《宝庆四明志》卷6记高句丽也有牛膝贩来中国。《咸淳临安志》卷58"药之品"牛膝条还有注释云："仁和、玺桥、白石多种。"显然，若非特殊原因，实无必要舍近求远地从西南寻找药源。③方书中牛膝与川牛膝同时出现，意味着该书作者将二者视为两物。④应该承认《妇人大全良方》中描述川牛膝药材"拣如鼠尾软而甜者为上"，这更接近牛膝 *Achyranthes bidentata* 药材特征。但川牛膝 *Cyathula officinalis* 药材虽然相对粗大，韧性亦强，仍能从中拣择出"如鼠尾软而甜者"，故也不排除其为川牛膝的可能。

不妨做这样的推测，唐代川牛膝只是地方习用品，偶然在方书中使用，如《仙授理伤续断方》，北宋随着牛膝品种的统一，川牛膝逐渐被人淡忘[1]，南宋由于怀牛膝来源困难，南方地区虽有同种或近缘植物，但因物候或栽培技术的问题，皆不能满足药用要求，这样原来的地方习用品川牛膝又重新登台，成为南宋医方中大量使用的品种。或许南宋时期川牛膝作为怀牛膝的代用品只是权宜之计，但使用既久，渐渐发现川牛膝药性亦有不同于怀牛膝之处，因此当元明统一之后，怀牛膝来源不再困难，而川牛膝在方书中的使用不仅没有减少，反而逐渐增加，直到成为一个独立品种。

三、川牛膝名实讨论

以上论述毕竟假设的成分居多，为进一步明确川牛膝 *Cyathula officinalis* 的药用沿革，兹将元明以来与川牛膝相关的主要文献罗列如下：

[1] 如《圣济总录纂要》共134方使用牛膝，其中仅卷16有两方写作川牛膝，且尚不排除后人添补的可能。

（1）《寿亲养老新书》系宋陈直原撰，卷2以下皆由元代邹铉续补，该书卷4“神仙不老丸”条歌诀称“牛膝”，详注则言川牛膝，并云：“长三四尺而滋润者，去苗，刷洗净，焙干，寸截，用酒浸一宿，焙燥，秤一两半。”

（2）明代《滇南本草》白牛膝条云：“强筋骨，功胜川牛膝。”

（3）《本草纲目》牛膝条集解项，李时珍云：“牛膝，处处有之，谓土牛膝，不堪服食，惟北土及川中人家栽莳者为良。秋间收子，至春种之。其苗方茎暴节，叶皆对生，颇似苋叶而长，且尖艄，秋月开花作穗，结子状如小鼠负虫，有涩毛，皆贴茎倒生，九月末取根。水中浸两宿，挼去皮，裹扎暴干，虽白直可贵，而挼去白汁入药，不如留皮者力大也。嫩苗可作菜茹。”

（4）明高濂《遵生八笺》卷17有神仙不老丸用川牛膝，云：“长而润者去芦，酒浸一宿，焙干一两半。”

（5）明末方以智《物理小识》卷5云：“淮牛膝细长，色黄白，治女。川牛膝大而带黑色，治男。皆本草未载。”

（6）清张璐《本经逢原》卷2牛膝条云：“怀产者长而无旁须，水道涩渗者宜之。川产者细而微黑，精气不固者宜之。”又云：“惟川产者气味形质与续断仿佛，庶无精滑之虞。”

（7）民国曹炳章《增订伪药条辨》卷2牛膝条云：“牛膝计有三种，功用各有专能。河南淮庆产者曰淮牛膝，根长二三尺，肉肥，色黄白，皮光洁性糯，枝粗者佳。天津产者，皮黄粗糙，有软刺不圆，性梗者次。四川产者，曰川牛膝，根茎粗无芦，色黄黑，枝粗软糯者良，去头稍用。浙江各地出者，曰杜牛膝，紫梗绿叶，对节而生，叶颇类苋，根细短，含有滑汁，治喉症，能引吐恶痰毒痰，利小便。淮牛膝补筋健骨，滋肝肾之功，如牛之有力也，故名。川牛膝，祛风利下焦湿。种类不同，效用亦异。”

（8）民国张山雷《本草正义》谓：“川牛膝之名，不见于古书，惟张石顽《本经逢原》谓怀产者长而无旁须，水道涩渗者宜之。川产者细而微黑，精气不固者宜之。又谓川产气味形质与续断仿佛，用之无精滑之虞。是牛膝之川产者，不专以滑泄见功，而宣通关节之力则一，颇为有利无弊，肝肾阴虚，而机关不利者宜之。但今时市肆中之所谓川牛膝，则其形甚大，而性质空松，又与石顽之说不类，然用之于肩背手臂，疏通脉络，流利骨节，其效颇著。盖其质空疏，则其力能旁形上达，以视怀牛膝之坚实直下者，功用大有区别。而世俗恒以川膝、怀膝，视为一类二种，随笔拈来，含混用之，不知分别，误矣。”

以上第1、4条涉及川牛膝的炮制，皆因袭许洪《指南总论》，第2条仅载其名，均无助于判断品种。第3条《本草纲目》提到“川中人家栽莳者”，这本来是很重要的线索，但其植物描述毫无疑问为牛膝*Achyranthes bidentat*，故很容易被读者认为川中种莳者也是此种，但事实上李时珍未必见过川中人家栽莳牛膝的原植物。第7、8条年代已晚至民国，多数研究者都同意文中“川牛膝”是指*Cyathula officinalis*。有争议的是第5、6条，谢宗万先生认为《本经逢原》所谓“川产者”很可能是四川出产的牛膝*Achyranthes bidentata*，而《本草正义》所说当时的市售川牛膝品种“其形甚大，而性质空松”，才是川牛膝*Cyathula officinalis*。其说恐误。如果从药材性状来判断两种牛膝，《物理小识》首次将怀牛膝与川牛膝放在一起进行比较，方以智说淮产形细长而色黄白，川产相对大而带黑色，后者应该符合川牛膝*Cyathula officinalis*的特征。而《本经逢原》也是两种牛膝一起比较，张璐说怀产长而无旁须，而川产者细而微黑，谢先生惑于张璐文中的“细”字，认为张山雷《本草正义》“所谓其形甚大而性质空松”才是川牛膝*Cyathula officinalis*，而谢先生忽视了《本经逢原》中很重要的一句话：“川产者气味形质与续断仿佛。”就药材形性特征而言，似续断者应该是川牛膝*Cyathula officinalis*，而非牛膝*Achyranthes bidentata*。

综上所述，Cyathula officinalis应该是川牛膝主要来源，其栽培历史可依据《本草纲目》所说“川中人家栽莳”追溯到明代。

第三十讲
五味子·南五味子

《说文》："菋，荎藸也"；"荎，荎豬草也"；"藸，荎藸也"。《尔雅·释草》："菋，荎藸。"郭璞注："五味也，蔓生，子丛在茎头。"但有意思的是，《尔雅·释木》又重出"菋，荎藸"条。郝懿行注意到，《齐民要术》卷十引《皇览·冢记》说："孔子冢茔中树百，皆异种，鲁人世世无能名者。人传言：孔子弟子异国人，持其国树来种之。故有柞、枌、雒离、女贞、五味、毚檀之树。"《太平御览》卷990引《圣贤冢墓记》亦说："孔子墓上五味树。"如此则别有木本之五味。

按，五味子既以具足五味得名，自然界能满足此条件者当然不止木兰科五味子一类，不排除某类木本植物的茎叶花实也因为五味具足而得"五味"之名。更可注意的是，《本草经》《名医别录》所记药物别名，一般都会包括此物雅名，即见于《说文》《尔雅》的名称，独五味子仅言别名会及、玄及，与《广雅·释草》"会及，五味也"相合，而没有提到菋或荎藸。故也不排除将"菋，荎藸"释为五味，只是郭璞一家之言。

一、五味子的名实

《本草图经》描述说："春初生苗，引赤蔓于高木，其长六七尺，叶尖圆似杏叶，三四月开黄白花，类小莲花，七月成实，如豌豆许大，生青熟红紫。"按其所言，结合所绘三幅五味子图例（图30-1），应该都是木兰科五味子*Schisandra chinensis*及同属近缘植物。

五味子因具足五味而得名，《新修本草》云："五味，皮肉甘、酸，核中辛、苦，都有咸味，此则五味具也。"《雷公炮炙论》说："其味酸咸苦辛甘全者真也。"五味配合五行，故道仙家服食多用之，《太平御览》引《典术》

曰："五味者，五行之精，其子有五味。淮南公、羡门子服五味十六年，入水不濡，入火不焦，日行万里。"《抱朴子内篇·仙药》亦说："移门子服五味子十六年，色如玉女，入水不沾，入火不灼。"《本草经集注》言："道方亦须用。"《云笈七签》服食方用者甚多，如守仙五子丸中五味为五子之一，王君河车方用五味子"主五脏"，南岳真人郑披云传授五行七味丸以五味子为"金之精"。

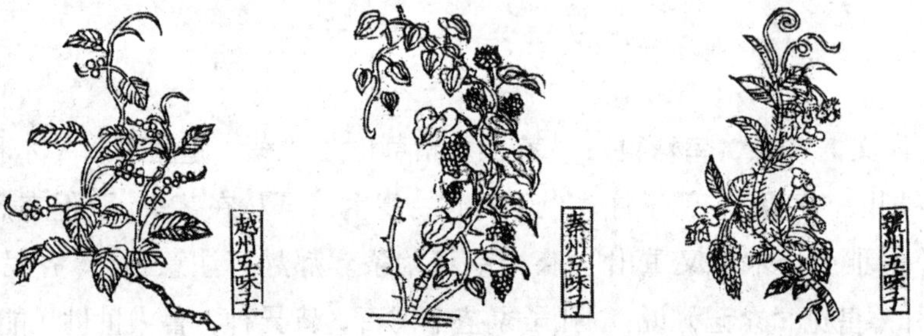

图30-1　晦明轩本《政和证类本草》五味子图

古用五味子应该都是木兰科五味子属（Schisandra）植物，或许是道教重视的缘故，兼有本草家身份的上清派道士陶弘景便特别强调五味子的品质，《本草经集注》云："今第一出高丽，多肉而酸甜。"陶说高丽出者最优，《新修本草》谓："其叶似杏而大，蔓生木上，子作房如落葵，大如蘡子。"森立之《本草经考注》将之称为"朝鲜五味子"，并详细描述其形态："朝鲜五味子今蕃殖在宫园，叶似杏，又似木天蓼而有皱纹。春每旧藤节间生芽，四五叶一所，攒生，花实与美南葛粗同，但其实球不圆而长，垂下一二寸，生青熟赤，日干，变黑色为异。"由产地及形态来看，应该是今之正品五味子*Schisandra chinensis*。

二、南北五味子的由来

除五味子*Schisandra chinensis*外，同属其他物种也作五味子用，此即苏颂所说："今有数种，大抵相似，而以味甘者为佳。"但为了突出*Schisandra chinensis*的正宗地位，宋代方书中开始使用"北五味子"之名。如《妇人大全良方》《仁斋直指方论》，最值得注意的是宋李迅撰《集验背疽方》专门提到"真北五味子"，并有论云："核如猪肾形，肉微黑，苦味重者是真。拣去枝杖，炒过，用核。如沙柑子核者，是土五味子，不堪用。"所谓"真北五味子"，乃是相对于"伪北五味子"或"南五味子"而言，这样的名称其实暗含有贬低南方所产五味子的意味，或至少提示在宋代"南五味子"不是佳品。

明代五味子正式被分为南北两种，《本草蒙筌》云："南北各有所长，藏留切勿相混。风寒咳嗽南五味为奇，虚损劳伤北五味最妙。"《本草纲目》云："五味今有南北之分，南产者色红，北产者色黑，入滋补药必用北产者乃良。"所谓"北产者"应该是五味子*Schisandra chinensis*，而"南产者"则应该是指产于南方，包括华中五味子*Schisandra sphenanthera*在内的五味子属多种植物，未必一定是今用正品南五味子。

关于五味子之分南北，明清本草家大致有三种看法：①南北五味各有其用，如《本草蒙筌》谓"南北各有所长"，引文见上，《本草备要》《本草从新》言皆从其说。②功效不分南北，但以北产者为佳而已，如《本经逢原》言"产辽东者佳"，《植物名实图考》言"以北产者良"，《本草求真》言"北产黑紫者良"等。③专用北产，如陈士铎《本草新编》云："此药有南北之分，必以北者为佳，南者不可用，古人以南北各有所长，误也。"三说莫衷一是，迄于晚近，2000年版《中国药典》开始将南五味子从五味子条分化单列，但直至2005年版，两种五味子的性味归经、功能与主治项皆无任何区别，均为："酸、甘，温。归肺、心、肾经。收敛固涩，益气生津，补肾宁心。用于久嗽虚喘，劳遗滑精，遗尿尿频，久泻不止，自汗，盗汗，津伤口渴，短气脉虚，内热消渴，心悸失眠。"这样做虽然看似满足"一名一物"的要求，但就临床应用而言，五味子的品种划分变得毫无意义，长期发展南五味子将有可能被淘汰出局。

三、道地沿革

《本草经》《名医别录》记五味子产地"生齐山山谷及代郡"，品种不详。

陶弘景乃将五味子按品质分为数等，《本草经集注》云："今第一出高丽，多肉而酸甜，次出青州、冀州，味过酸，其核并似猪肾，又有建平者少肉，核形不相似，味苦，亦良。"其高丽所出当为今之五味子*Schisandra chinensis*，而青州、冀州所出，当是同属其他植物，至于建平所出，其地在今重庆巫山县，据《常用中药材品种整理和质量研究》的实地调查，巫山用作五味子的植物主要为金山五味子*Schisandra glaucescens*，可备一说。

《新修本草》云："一出蒲州及蓝田山中。"蒲州在今山西永济，蓝田在陕西，《千金翼方·药出州土》称华州、河中府出五味子，皆与《新修本草》的记载相合。按唐末宋初，河中府（今山西）所出的五味子似乎特别有名，《旧五代史·周书》记河东贡五味子，《宋史》亦如之，《开宝》云："今河中府岁贡焉。"据《元丰九域志》其数量为五十斤。这种山西所出五味子是否为*Schisandra chinensis*不得而知，考虑到*Schisandra chinensis*主要产于当时的辽朝以及后来金国的疆域，而宋辽（金）两国虽有榷场互市，毕竟敌对时候居多，则河中所出恐怕也只是权宜代用之品，此亦如《本草图经》所说："今河南、陕西州郡尤多，而杭越间亦有。"以及所图虢州、越州、秦州五味子，皆是南五味子，属于在不能觅得"真北五味子"时的替代品。

明清两朝，北五味子的来源皆无困难，所用都以辽东者为上，《明一统志》记辽东出五味子，《清一统志》同，并补充说："《盛京通志》：今奉锦二府及乌拉皆有之。"晚近《药物出产辨》云："产奉天、吉林两省为最。"

综上，（北）五味子历来以辽吉所出为优，而南五味子在多数时候只是北五味子的代用品，从现代《中国药典》之导向来看，如果南五味子在化学成分、药理研究不能显示其不可替代之处的话，颇有可能被淘汰，故不建议做更多的栽培学研究。

第三十一讲
巴戟天·广巴戟

关于本草巴戟天的原植物拟定，近代植物学家意见分歧甚大，据谢宗万先生综述[1]，大致有远志科植物吕氏远志*Polygala reinii*，玄参科假马齿苋*Bacopa monniera*，茜草科大虎刺*Damnacanthus indicus var. gigantea*或*Damnacanthus indicus var. major*，兰科盘龙参*Spiranthes spiralis*大戟科*Euphorbia chamaesyce*或*Euphorbia chamaesyce var. major*或*Euphorbia chamaesyce var. gigantea*等说法。大约在1958年，侯宽昭教授通过对市售药材的调查，认为巴戟天的原植物为茜草科巴戟天*Morinda officinalis*，及其变种*Morinda officinalis var. hirsuta*，这被认为是结论性意见，并被《中国药典》所采纳，但尽管如此，侯的结论在1980年代受到质疑，另一些学者提出木兰科铁箍散*Schisandra propinqua var. sinensis*，或茜草科四川虎刺*Damnacanthus officinarum*或许更接近于古代的巴戟天品种。针对上述问题，需要具体分析。

一、古代巴戟天的药材特征及植物特征

巴戟天药用其根，《名医别录》说："二月八月采根阴干。"陶弘景更对根的性状作了补充描述："状如牡丹而细，外赤内黑，用之打去心。"《新修本草》云："根如连珠，多者良，宿根青色，嫩根白紫，用之亦同。连珠肉厚者为胜。"《日华子诸家本草》云："色紫，如小念珠，有小孔子，坚硬难捣。"至此，判断巴戟天药材的三项标准已经具足，即：根呈念珠状、木心可去除、皮色紫。

宋代本草对这三项特征强调尤多，《本草图经》云：

[1] 谢宗万著：《中药材品种论述》，上册，第二版，上海科技出版社，1990年，第277页。

二月八月采根，阴干，今多焙之。有宿根者青色，嫩根者白色，用之皆同，以连珠肉厚者为胜，今方家多以紫色为良。蜀人云，都无紫色者，彼方人采得，或用黑豆同煮，欲其色紫，此殊失气味，尤宜辨之。一说蜀中又有一种山律根，正似巴戟，但色白，土人采得，以醋水煮之乃紫，以杂巴戟，莫能辨也。真巴戟嫩者亦白，干时亦煮治使紫，力劣弱，不可用。今两种市中皆是，但击破视之，其中紫而鲜洁者伪也，真者击破，其中虽紫，又有微白，惨如粉，色理小暗也。

《本草衍义》云：

巴戟天本有心，干缩时偶自落，或可以抽摘，故中心或空，非自有小孔子也。今人欲要中间紫色，则多伪以大豆汁沃之，不可不察。外坚难染，故先从中间紫色。

这三项特征也可以在宋代医方记载中得到证明，如《妇人大全良方·辩识修制药物法度》要求“巴戟拣紫色者为上，水浸软”，《博济方》多处用到“紫巴戟”，并要求“去心”，又称“穿心巴戟”，至于去心的方法，方书提到“打去心”或“槌去心”。此外，偶然使用“白巴戟”，见《妇人大全良方》，这究竟是《本草图经》所说“嫩者亦白”的真巴戟，还是似巴戟的山律根，不得而知。

一般而言，古代医家和本草家对药材的认识远胜于他们对原植物的了解，巴戟天的情况尤其如此。上面提到的三条药材标准甚至沿用至今，而本草家对巴戟天原植物的描述却相互抵牾。

《新修本草》云：“巴戟天苗，俗方名三蔓草，叶似茗，经冬不枯。”关于“三蔓草”，李时珍表示“名义殊不可晓”，今人则将之理解为具三小叶，而“叶似茗”大约是革质的意思。《本草图经》绘有归州巴戟天与滁州巴戟天两幅药图（图31–1），两图十分不同，归州者叶互生，羽状复叶，小叶3~5，而滁州者似为某种单子叶植物，《本草

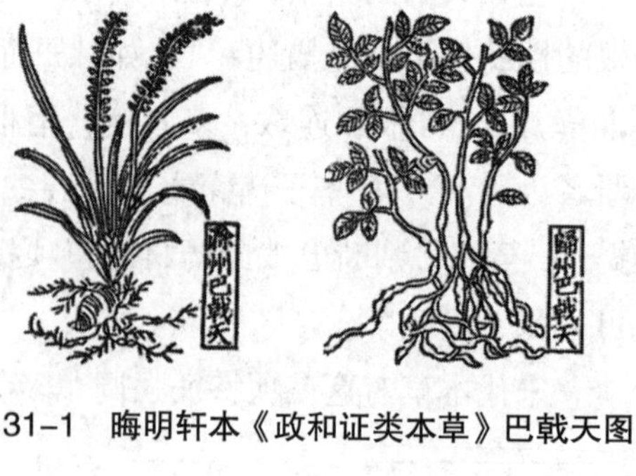

图31–1　晦明轩本《政和证类本草》巴戟天图

图经》也说巴戟天有两种，苏颂云：“今江淮河东州郡亦有之，皆不及蜀州者佳。叶似茗，经冬不枯，俗名三蔓草，又名不凋草，多生竹林内。内地生者，叶似麦冬而厚大，至秋结实。”

中尾万三将滁州巴戟天考订为兰科盘龙参*Spiranthes spiralis*，因滁州产者除《明一统志》卷18记载滁州土产巴戟子外，后世很少提到，显非正品，姑且存此一说。相对而言，归州巴戟天其地在今湖北西部，正与四川、重庆毗邻，多数研究者都认为其可能是古代巴戟的正品，但究系何种植物，因图文都很简单，故异说纷呈，难有定论。

二、川产巴戟天

巴戟天因产地得名，《本草经》《名医别录》记其产地“生巴郡及下邳山谷”，《华阳国志·巴志》谓巴地“药物之异者有巴戟、天椒”，左思《蜀都赋》更将巴戟天的产地局限在今川东北一带，有云：“于东则左绵巴中，百濮所充。外负铜梁于宕徒浪渠，内函要害于膏腴。其中则有巴菽巴戟，灵寿桃枝。”

川产巴戟天的道地优势从汉代绵延至晚清。唐代《千金翼方·药出州土》记巴戟天产地有始州、眉州、龙州。《太平寰宇记》载剑州普安郡、果州南充郡、巴州清化郡、夔州云安郡、忠州南宾郡、阶州武都郡，土产都有巴戟天，以上地名除阶州在今甘肃外，其余都在今四川、重庆地界。《元丰九域志》卷8专门提到剑州普安郡土贡巴戟一十斤，剑州普安郡即今四川剑阁县。《明一统志》依然记剑州出巴戟，清雍正修《四川通志》保宁府下巴州、剑州、广元，以及夔州府俱出巴戟天，嘉庆修《四川通志》略同。但今用之茜草科植物巴戟天*Morinda officinalis*主要分布于两广，则显然不与古代所用者同。

最令人遗憾的是，自从两广所产巴戟流行以来，四川巴戟天渐渐湮没，只能根据清末民国四川地方使用情况对品种作大致推测。据清末出版《成都通览》，其“成都之土产及各属之土产”条对四川省内各县所出药材记载颇为详细，没有提到巴戟天之名，而在“成都之草药名目”条下则有“香巴戟”“苦巴戟”二物。又据清末《天宝本草》土巴戟条云：“土巴戟性本微温，强筋壮骨补中精。女人赤白并痢症，且止遗精与腹疼。”这些被冠以“香”“苦”“土”的各种巴戟，或许与川产巴戟有关。

土巴戟为木通科植物白木通*Akebia trifoliata var. australis*的根，该植物三小叶，与《新修本草》“三蔓草”的别名相合，而根色不紫，且不呈念珠状，这大约就是《本草图经》提到用作巴戟天伪品的山律根，苏颂云："蜀中又有一种山律根，正似巴戟，但色白，土人采得，以醋水煮之乃紫，以杂巴戟，莫能辨也。"

香巴戟为木兰科铁箍散*Schisandra propinqua var. sinensis*，徐利国先生作"巴戟天的本草考证"，将之考订为古代巴戟天正品，但此植物根的性状与前述古代巴戟药材三项标准差距太远，恐亦非是。

此外，在湖北恩施作巴戟天使用的茜草科植物四川虎刺*Damnacanthus officinarum* 也被认为是古用巴戟天，该植物与《本草图经》所图归州巴戟天略近似，而其根表皮深棕色，横断面肉质，黄白色而略带紫色，药材呈明显念珠状，中心往往有去除木心后留下的小孔，就药材特征而言，四川虎刺的确更接近于巴戟天药材，古代所用或许就是该种。

三、广巴戟的来历

陈仁山《药物出产辨》说："广巴戟产广东清远、三坑、罗定为好，下四府、南乡等均次之，西江德庆系种山货，质味颇佳，广西南宁亦有出。"从品种来看，此即是今之茜草科巴戟天*Morinda officinalis*。但值得注意的是，陈仁山在书中明确称此巴戟天为"广巴戟"，这种称呼或许含有与川巴戟分庭抗礼的意思，但绝对谈不上取而代之。其实，晚清民国时期药用巴戟天仍然是多来源，如闽人郑肖岩光绪辛丑（1901）著《伪药条辨》云："巴戟天，产蜀地者佳，如连珠。击破中紫而鲜洁者，伪也。中虽紫，微有白糁粉色，而理小黯者，真也。近有以山豆根混充者，山豆色白，性寒，或以醋煮以乱之，则误人不浅矣。"不仅郑说巴戟天蜀产者佳，据民国二十九年（1940）陕西西京市(西安市)国药商业同业公会《药材行规》仍然说巴戟天"四川最佳"。而浙江鄞县曹炳章1927年作《增补伪药条辨》则说："巴戟肉，广东出者肉厚、骨细、色紫、心白黑者佳。江西出者骨粗、肉薄，略次。浙江台州宁海县出者，名连珠巴戟，择其肉厚软糯、屑少，去骨用肉，亦佳。"

由此可以了解，茜草科植物巴戟天*Morinda officinalis*即"广巴戟"是一个最近百年间由地方习用品提升的正品，其正品地位的获得与国家药典的提倡有极大关系，但已有千数百年使用历史的四川巴戟天从此湮没无闻，确实令人遗憾。

第三十二讲
半夏

半夏之名最早见于《礼记·月令》:“仲夏之月,鹿角解,蝉始鸣,半夏生,木堇荣。”《吕氏春秋》《淮南子》皆同。《急就篇》“半夏皂荚艾橐吾”句,颜师古注:“半夏,五月苗始生,居夏之半,故为名也。”显然,这种半夏是因为生于夏历五月而得名,这与后世所用天南星科植物半夏的生物学特性不符,对此,孙星衍在《本草经》辑本中含蓄地表达了疑惑——辑本半夏条的按语引《月令》作“二月半夏生”,几乎所有的二孙辑本以及黄奭辑本皆是如此,显然改“五月”为“二月”不应视为版本讹误,而是有意为之。

一、半夏的品种考订

《本草经》半夏一名水玉,二孙辑本按语说:“《列仙传》云赤松子服水玉以教神农,即半夏别名。”按,赤松子事见《列仙传》卷上,如果赤松子所服的这种“水玉”是半夏的话,的确与该药在《本草经》下品的地位不相吻合。森立之则从另一个角度对“五月生半夏”做了解释,《本草经考注》本条按语云:“叶有细阔二种,花有紫白二样,五月叶茎际生实,与百合实、零余子等同。此实即是嫩根落地而生芽也。《月令》所云五月半夏生,此之谓也。”森立之将五月生半夏解释为叶柄下部的珠芽,其实,不论如何曲委解说,直到汉代,药用半夏恐怕都不是今用品种。

魏晋文献中的半夏应与今种接近,《名医别录》提到“生令人吐,熟令人下。用之汤洗令滑净”,陶弘景也说:“用之皆先汤洗十许过,令滑尽,不尔戟人咽喉。”现代研究提示,生半夏所含2,4-二羟基苯甲醛葡萄糖苷有黏膜刺激作用,可以催吐,受热后此成分破坏,其他耐热成分则有止呕作用。至于两书提到的洗令“滑”尽,这当是形容半夏块茎中所含黏液细胞之黏液质。此外，《吴普本草》则在植物特征上对半夏有所描述："一名和姑，生微邱，或生野中。叶三三相偶，二月始生，白花圆上。"这亦符合今用天南星科植物半夏*Pinellia ternata*的特征。

二、半夏的混淆品

大约从唐代开始，几种来源于天南星科的药物——虎掌、由跋、天南星与半夏之间的关系变得含混不清，这为后世半夏的品种混乱埋下了伏笔。

《新修本草》半夏条云："半夏所在皆有，生平泽中者名羊眼半夏，圆白为胜，然江南者大乃径寸，南人特重之，顷来互用，功状殊异。问南人，说苗乃是由跋，陶注云虎掌极似半夏，注由跋乃说鸢尾，于此注中似说由跋。三事混淆，陶终不识。"苏敬这段话揭示了唐代半夏、由跋、虎掌相混淆的情况，但将混乱的原因归咎于陶弘景似非合理。不妨依次澄清：

（1）虎掌亦载于《本草经》，陶弘景云："近道亦有，形似半夏，但皆大，四边有子，如虎掌。今用多破之或三四片尔。"苏敬批评说："此药是由跋宿者，其苗一茎，茎头一叶，枝丫胦茎。根大者如拳，小者如鸡卵，都似扁柿，四畔有圆牙，看如虎掌，故有此名。其由跋是新根，犹大于半夏二三倍，但四畔无子牙尔。陶云虎掌似半夏，即由跋；以由跋为半夏；释由跋苗全说鸢尾，南人至今犹用由跋为半夏也。"按，陶弘景所说虎掌当是天南星科掌叶半夏*Pinellia pedatisecta*，而苏敬提到虎掌的块茎"大者如拳，小者如鸡卵"，则远远超过半夏属的标准，或许是同科植物魔芋*Amorphophallus rivieri*一类。宋代一度拨乱反正，《蜀本草》《本草图经》对虎掌植物的描述，以及《本草图经》所绘冀州虎掌药图（图32-1），皆与陶弘景一样，直接指向掌叶半夏，其中尤以苏颂的叙述最为确切：

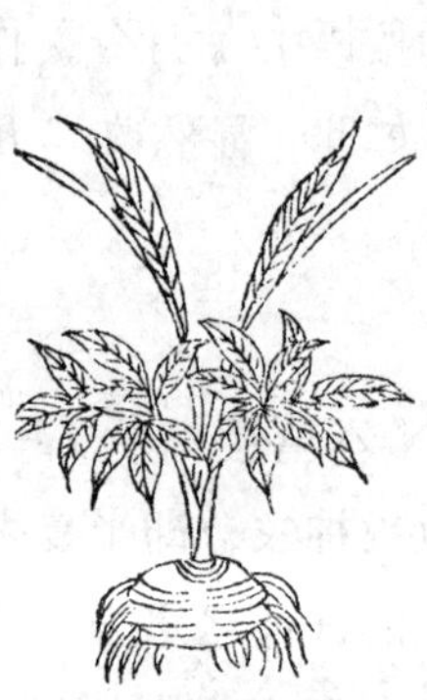

图32-1　晦明轩本《政和证类本草》冀州虎掌图

初生根如豆大，渐长大似半夏而扁，累年者其根圆及寸，大者如鸡卵，周匝生圆牙二三枚，或五六枚。三四月生苗，高尺余，独茎，上有叶如爪，五六出分布，尖而圆。一窠生七八茎，时出一茎作穗，直上如鼠尾，中生一叶如匙，裹茎作房，傍开一口，上下尖，中有花，微青褐色，结实如麻子大，熟即白色，自落布地。一子生一窠。九月苗残取根，以汤入器中渍五七日，汤冷乃易，曰换三四遍，洗去涎，暴干用之，或再火炮。今冀州人菜园中种之，亦呼为天南星。

看来宋代开始已有将掌叶半夏用作天南星的趋势，正因为此，《本草纲目》误将本品与天南星并为一条，更导致后世称此植物为“虎掌南星”，作天南星药材的混淆品。

（2）由跋见于《名医别录》，陶弘景云：“本出始兴，今都下亦种之。状如乌翣而布地，花紫色，根似附子。”简单的描述看不出为何物，苏敬则认为陶所言为鸢尾根，《新修本草》云：“由跋根，寻陶所注，乃是鸢尾根，即鸢头也。由跋，今南人以为半夏，顿尔乖越，非惟不识半夏，亦不知由跋与鸢尾也。”无法评价苏敬的判断正确与否，但按照《新修本草》的意思，虎掌、由跋实为一物，即前面所引的虎掌“是由跋宿者”，而“由跋是新根”。既然苏敬所说的虎掌为魔芋，则由跋当是魔芋一年生最多二年生的幼苗，这由陈藏器《本草拾遗》对由跋的描述可为证明：“由跋苗高一二尺，似苣蒻，根如鸡卵，生林下，所谓由跋也。”苣蒻正写作“蒟蒻”，为《开宝本草》新载，《本草图经》天南星条云：“今由跋苗高一二尺，茎似蒟蒻而无班，根如鸡卵。”乃知由跋确是魔芋*Amorphophallus rivieri*的幼苗，其较小的块茎冒充半夏。

（3）天南星进入本草的年代较晚，《本草拾遗》提到：“生安东山谷，叶如荷，独茎，用根最良。”《开宝本草》云：“生平泽，处处有之。叶似蒻叶，根如芋。二月八月采之。”《本草图经》说：

二月生苗，似荷梗，茎高一尺以上，叶如蒟蒻，两枝相抱。五月开花似蛇头，黄色，七月结子作穗似石榴子，红色。根似芋而圆，二月八月采根，亦与蒟蒻根相似，人多误采。茎班花紫是蒟蒻。一说天南星如本草所说，即虎掌也，小者名由跋，后人采用，乃别立一名尔。今天南星大者，四边皆有子，采时尽削去之。

唐宋各家描述的天南星虽然异辞，但基本可以认定为天南星科天南星属（Arisaema）植物，而此后《本草纲目》《植物名实图考》等又误将半夏属的虎掌、魔芋属的蒟头认作天南星，加重了混乱。按，天南星与半夏相混，唐代已见端倪，侯宁极《药名谱》乃以“半夏精”影射天南星。

尽管唐宋以来半夏存在混淆，但《吴普本草》所说“叶三三相偶”，作为半夏的植物特征，则一直相沿未改，如《蜀本草·图经》云：“苗一茎，茎端三叶，有二根相重，上小下大，五月采则虚小，八月采实大。”《本草图经》补充说：“二月生苗一茎，茎端出三叶，浅绿色，颇似竹叶而光，江南者似芍药叶。”此即《植物名实图考》卷24所说，“半夏一茎三叶，诸书无异辞”，结合《本草图经》(图32-2)《植物名实图考》(图32-3)之半夏图例，半夏属的半夏*Pinellia ternata*应该一直是药用主流。

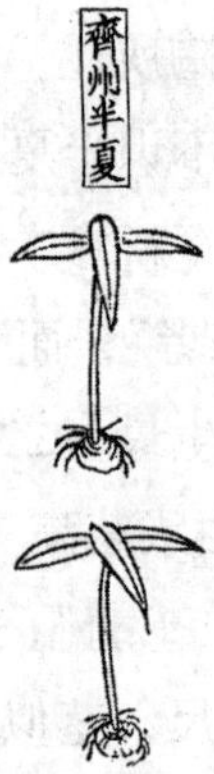

图32-2　晦明轩本《政和证类本草》齐州半夏图

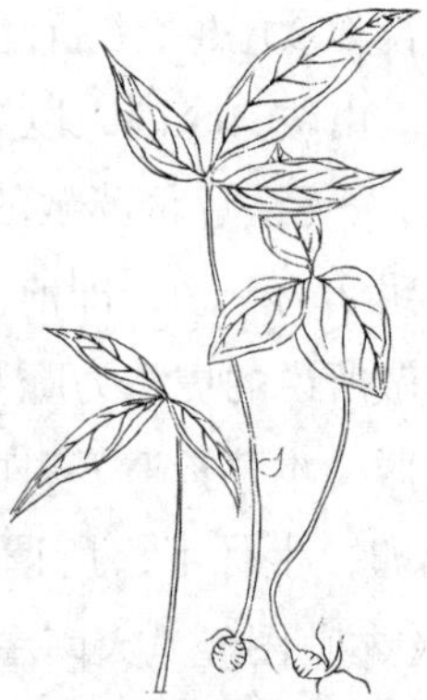

图32-3　《植物名实图考》半夏图

三、道地沿革

《范子计然》谓半夏“出三辅，色白者善”，《本草经》说：“生槐里川谷。”槐里即今陕西汉中南郑区。陶弘景则曰：“槐里属扶风，今第一出青州，吴中亦有。”此外，《太平御览》卷992引《广州记》言“鄣光县出半夏”，又引《建康记》言“建康出半夏，极精”。

今用半夏分布甚广，《新修本草》提到“半夏所在皆有”，《千金翼方·药出州土》土贡半夏者有河南府、润州、宣州三处。宋代《太平寰宇记》土贡半夏有河南府、唐州、戎州三处，此外南宋所修《临安志》《三山志》《赤城志》《海盐澉水志》《建康志》等皆提到该地有半夏产出，但宋代最正宗的半夏产地为齐州，即今山东济南历城区，不仅《本草图经》专门绘制齐州半夏，苏颂也说：“今在处有之，以齐州者为佳。”《本草衍义·序例》将齐州半夏与上党人参、川蜀当归、华州细辛并称，在宋元医方如《苏沈良方》《医说》《妇人大全良方》《世医得效方》亦使用齐州半夏。孔平仲《常父寄半夏》诗生动地记叙了老友自齐州寄来半夏，被家人分食险些中毒的趣事，诗云：

齐州多半夏，采自鹊山阳。累累圆且白，千里远寄将。新妇初解包，诸子喜若狂。皆云已法制，无滑可以尝。大儿强占据，端坐斥四旁。次女出其腋，一攫已半亡。小女作蟹行，乳媪代与攘。分头各咀嚼，方爱有所忘。须臾被辛螫，弃余不复藏。竞以手扪舌，啼噪满中堂。父至笑且惊，亟使啖以姜。中宵分稍定，久此灯烛光。大钧播万物，不择窳与良。虎掌出深谷，鸢头蔽高冈。春草善杀鱼，野葛挽人肠。各以类自蕃，敢问孰主张。水玉名虽佳，神农录之方。其外则皎洁，其中慕坚刚。奈何蕴毒性，入口有所伤。老兄好服食，似此亦可防。急难我辈事，感惕成此章。

明清半夏多以山东齐州出者为上，见《本草品汇精要》《本草纲目》等；晚近《药物出产辨》则认为“产湖北荆州为最”；郑肖岩《伪药条辨》只说半夏“青齐江浙随处有之”，而曹炳章增订本则主张杭州富阳出者最佳，衢州、严州出者亦佳，而四川、荆州出者较次；民国初年北京西鹤年堂清半夏药材内票（图32-4）又注明“植物草根，产自济宁”，依然以山东为正；另据民国二十九年(1940)陕西西京市(西安市)国药商业同业公会《药材行规》之“半夏个”产地项言“四川、江南、北方各省”，同书“半夏曲”条则云：“四川保宁最佳。”事实上，直到民国除山东外，半夏似未真正形成大宗的道地产区，或正因为此，《中国道地药材》将本品列为南药，《道地药材图典》列入中南卷湖北省下，《中药商品学》归为川药，有关品质研究则载入《常用中药材品种整理和质量研究（北方编）》第1册中，因此，相关省区都可以结合本品的栽培背景进行人工种植。

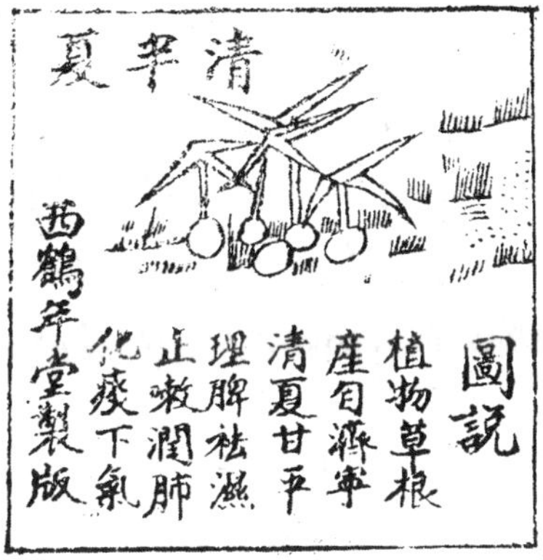

图32-4　清末民国西鹤年堂清半夏内票

第三十三讲
青蒿·黄花蒿

“蒿”在古代是一大类草本植物的泛称,《诗经·鹿鸣》:“呦呦鹿鸣,食野之蒿。”注家引《晏子》云:“蒿,草之高者也。”区别言之则有白蒿(《诗经》称“蘩”)、蒌蒿(《诗经》名“蒌”)、牛尾蒿(《诗经》名“萧”)、牡蒿(《诗经》称“蔚”,入药则有艾蒿、茵陈蒿、马先蒿等,这些大都是菊科蒿属(Artemisia)植物,今日所言的青蒿亦为其中之一。

一、《本草经》之草蒿

《本草经》以草蒿为正名,一名青蒿。青蒿之名最早则见于《五十二病方》,该书牝痔方用到青蒿,并说:“青蒿者,荆名曰囗。”其缺字上半残损,《五十二病方》整理者认为是“萩”,不仅同时出土的《养生方》专门用到“萩”,检《尔雅·释草》:“萧,萩。”郭璞注:“即蒿。”邢昺疏谓:“萧、萩,古亦叠韵。”按《诗经》多处提到“萧”,如言“采彼萧兮”“蓼彼萧斯”等,据陆玑疏云:“今人所谓萩蒿是也。或云牛尾蒿,似白蒿。白叶茎粗,科生,多者数十茎,可作烛,有香气,故祭祀以脂爇之为香。”如其说,则《五十二病方》中的这种名“萩”的青蒿很可能是今之牛尾蒿*Artemisia subdigitata*一类。另一种说法认为《五十二病方》中的缺字为“菣”,《说文》:“菣,香蒿也。”据《尔雅》:“蒿,菣。”郭璞注云:“今人呼青蒿香中炙啖者为菣。”邢昺疏引孙炎云:“荆楚之间谓蒿为菣。”陆玑诗疏也说:“蒿,青蒿也。荆豫之间,汝南、汝阴皆云菣。”尽管如此,也没有充分的证据可证明这一名“菣”的“青蒿”便是今用品种。

事实上,从《本草经》直至宋代本草中的青蒿品种都不很固定,且各种证据间颇有抵牾之处,未必能轻易确定为今之黄花蒿*Artemisia annua*也。理由有三：

（1）药用青蒿之所以被规定为黄花蒿*Artemisia annua*，几乎唯一的原因是此种含有具抗疟活性的青蒿素，但从《本草经》直到《证类本草》，主流本草只字不提青蒿截疟的功效。

（2）陶弘景说到青蒿可以做食物，《本草经集注》云："即今青蒿，人亦取杂香菜食之。"《食疗本草》云："最早春便生，色白者是，自然香醋淹为菹，益人。"《本草衍义》云："草蒿，今青蒿也。在处有之，得春最早，人剔以为蔬，根赤叶香，今人谓之青蒿，亦有所别也。"又如苏轼诗句："渐觉东风料峭寒，青蒿黄韭试春盘。"皆以青蒿为食物，而黄花蒿*Artemisia annua*味苦，甚难吃，文献所称的食用青蒿不应是此种。

（3）尤其重要的是，《本草图经》所绘两幅草蒿（青蒿）药图（图33-1）都很离奇，图中上面一幅甚至很难认为是菊科植物，而下方所绘接近穗状花序，勉强可以释为南牡蒿*Artemisia eriopoda*一类，但无论如何，此两幅药图绝不与黄花蒿*Artemisia annua*有任何相似之处。

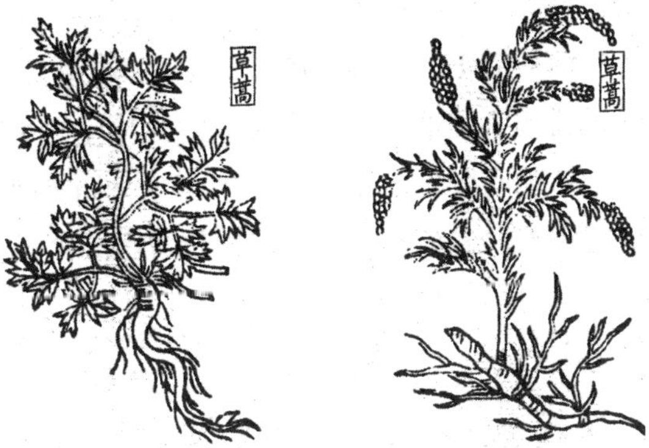

图33-1　晦明轩本《政和证类本草》草蒿图

二、黄花蒿*Artemisia annua*的药用实况

而另一些资料则表明黄花蒿*Artemisia annua*在魏晋至唐宋时期的确也作为青蒿使用。资料罗列如下，并简要分析。

（1）《肘后备急方》治寒热诸疟方有云："青蒿一握，以水二升渍，绞取汁，尽服之。"现在已知，在蒿属植物中，唯有黄花蒿*Artemisia annua*含有青蒿素，具抗疟作用，因此，如果葛洪记载真实的话，所使用的青蒿理应是此种。

（2）《齐民要术》卷9引《食次》作女曲用青蒿上下罨之，其法在《天工开物》中仍有记载，酒曲条云："凡造神曲所以入药，乃医家别于酒母者。

法起唐时。其曲不通酿用也。造者专用白面，每百斤入青蒿自然汁、马蓼、苍耳自然汁，相和作饼，麻叶或楮叶包罨，如造酱黄法。”现代民间制作神曲所用青蒿依然是气味浓烈的黄花蒿*Artemisia annua*。

（3）黄花蒿*Artemisia annua*全株含挥发油，具有特殊的气味，《蜀本草·图经》描述青蒿说：“叶似茵蔯蒿而背不白，高四尺许，四月五月采苗，日干。江东人呼为犼蒿，为其臭似犼，北人呼为青蒿。”据《广韵》云：“犼，小兽，有臭，居泽，色黄，食鼠。”按如所说，犼当是黄鼠狼之类的动物，将新鲜黄花蒿*Artemisia annua*的气味与黄鼠狼相比，确实有几分相似，这也是此种植物得名“臭蒿”的原因。

面对以上两组相矛盾的证据，可以认为，直到宋代药用青蒿主要来源于菊科蒿属多种植物，黄花蒿*Artemisia annua*只是其中之一。

若撇开令人困惑的《本草图经》两幅草蒿药图，与苏颂年代相近的沈括和寇宗奭似乎注意到青蒿食用与药用的不同，并试图加以解决。

《梦溪笔谈》卷26云：

蒿之类至多。如青蒿一类，自有两种，有黄色者，有青色者。本草谓之青蒿，亦恐有别也。陕西绥银之间有青蒿，在蒿丛之间，时有一两株，迥然青色，土人谓之香蒿，茎叶与常蒿悉同，但常蒿色绿，而此蒿色青翠，一如松桧之色，至深秋，余蒿并黄，此蒿独青，气稍芬芳。恐古人所用，以此为胜。

寇宗奭基本同于此说，《本草衍义》云：

草蒿，今青蒿也。在处有之，得春最早，人剔以为蔬，根赤叶香，今人谓之青蒿，亦有所别也。但一类之中，又取其青色者。陕西绥银之间有青蒿，在蒿丛之间，时有一两窠，迥然青色，土人谓之为香蒿。茎叶与常蒿一同，但常蒿色淡青，此蒿色深青，犹青，故气芬芳。恐古人所用以深青者为胜，不然，诸蒿何尝不青。

沈括、寇宗奭皆以苗色深青为青蒿，这究竟是蒿属植物的哪一种，实难确指，或许就是后来引起争议的青蒿*Artemisia apiacea*。两书都提到“香蒿”，似乎是专门针对前引《蜀本草·图经》说青蒿“其臭似犼”立言，就气嗅来说，看来二氏都不以黄花蒿*Artemisia annua*为青蒿。更值得注意的是，

《梦溪笔谈》将青蒿分为色黄与色青两类，恰为《本草纲目》在青蒿条外新增黄花蒿条埋下了伏笔。

《本草品汇精要》药图（图33–2）仿自《本草图经》，只是描摹得更接近菊科蒿属植物而已，于品种并无发明。其后《本草蒙筌》对茵陈与草蒿（青蒿）的关系做了辨正，陈嘉谟云：

> 谚云：三月茵陈四月蒿，人每诵之，只疑两药一种，因分老嫩而异名也。殊不知叶虽近似，种却不同。草蒿叶背面俱青，且结花实，茵陈叶面青背白，花实全无。况遇寒冬，尤大差异。茵陈茎干不凋，至春复旧干上发叶，因干陈老，故名茵陈，草蒿茎干俱凋，至春再从根下起苗，如草重出，乃名草蒿。发旧干者三月可采，产新苗者四月才成，是指采从先后为云，非以苗分老嫩为说也。

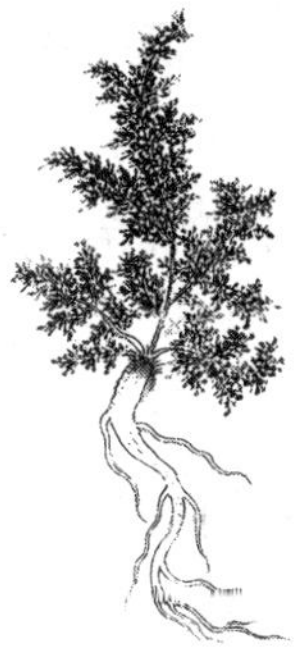

图33–2 《本草品汇精要》草蒿图

陈嘉谟的说法虽然无助于解决青蒿的名实问题，但说茵陈、青蒿为两物则十分正确。可令人不解的是，直到清末，张锡纯还在《医学衷中参西录·茵陈解》中说："茵陈者，青蒿之嫩苗也，秋日青蒿结子，落地发生，贴地大如钱，至冬霜雪满地，萌芽无恙，甫经立春即勃然生长，宜于正月中旬采之。"据谢宗万先生的意见，张锡纯恐怕是把茵陈*Artemisia capillaris*误认为青蒿了。

三、《本草纲目》新增黄花蒿条

《本草纲目》首次在青蒿条外分出黄花蒿一条。青蒿与黄花蒿在植物学上的关系是近代争论的焦点，为了弄清问题的来龙去脉，不妨将《本草纲目》青蒿、黄花蒿的主要内容概括如下：

《本草纲目》青蒿条几乎包含了前代本草草蒿的一切内容，释名项取草蒿、方溃、菣、犱蒿、香蒿五名，并加按语云："晏子云：蒿，草之高者也。按《尔雅》诸蒿，独菣得单称为蒿，岂以诸蒿叶背皆白，而此蒿独青，异于诸蒿故耶。"集解项依次转录《名医别录》《本草经集注》《蜀本草》《本草图经》诸书注说，而主要采纳寇宗奭关于香蒿、臭蒿的意见，以香蒿为青蒿，臭蒿为黄花蒿，李时珍云：

青蒿二月生苗，茎粗如指而肥软，茎叶色并深青，其叶微似茵陈，而面背俱青，其根白硬，七八月间开细黄花，颇香，结实大如麻子，中有细子。

主治项综合《本草经》《新修本草》《食疗本草》《本草拾遗》《日华子诸家本草》的论述，而新增“治疟疾寒热”功效。附方项录旧方四，新增十三，其“疟疾寒热”三方、“温疟痰甚”一方皆属时珍新添。

黄花蒿条除引用《日华子诸家本草》“臭蒿一名草蒿”，并转录该书臭蒿子的功效外，其余内容皆为《本草纲目》新增，李时珍云：“香蒿臭蒿通可名草蒿，此蒿与青蒿相似，但此蒿色绿带淡黄，气辛臭不可食，人家采以罨酱黄酒曲者是也。”

李时珍的分条其实是本于沈括的看法，将一种色深青、气芳香、可食用的植物作为青蒿正品，故在青蒿条下保留前代本草的所有记载，这样做，按照传统本草编撰通例没有任何不妥，甚至李时珍将截疟功效增补到此食用青蒿条下，也不能算为严重错误——尽管此功效已被现代药理证明不为食用青蒿所不具有——毕竟类似的增补在各种本草中不胜枚举。其实，正是由于李时珍青蒿条比较清晰的植物描述，并结合《本草纲目》不太准确的青蒿药图（图33-3），以及吴其濬对《本草纲目》青蒿论述的认可，再参考《植物名实图考》相对标准的绘图（图33-4），近现代植物学家才得以将古代青蒿考订为*Artemisia apiacea*。

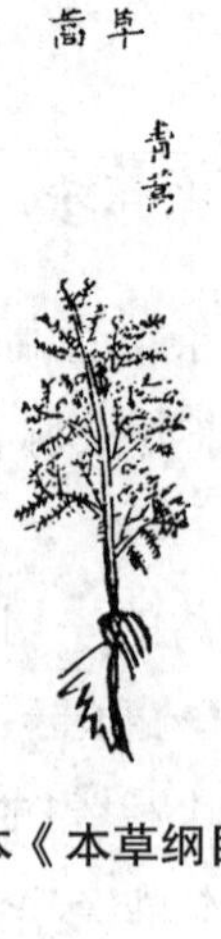

图33-3　金陵本《本草纲目》青蒿图

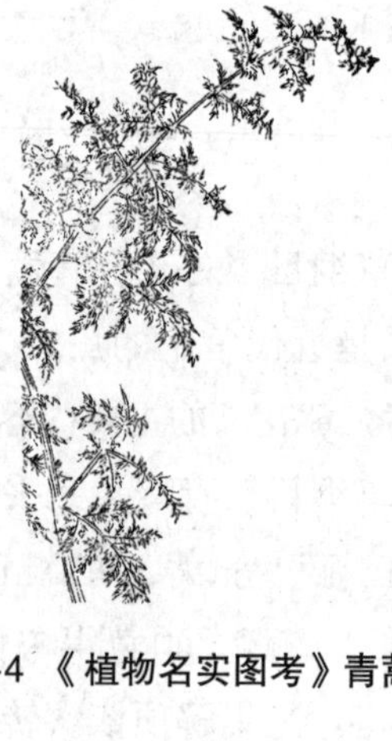

图33-4 《植物名实图考》青蒿图

同样的，《本草纲目》之所以分出黄花蒿条，乃是由于李时珍不认可混杂在青蒿品种中的这种“气辛臭不可食”植物为青蒿。相对于青蒿药图，《本草纲目》黄花蒿的图例（图33-5）更加草率，也同样由于吴其濬的认可，以及《植物名实图考》准确的绘图（图33-6），日本早期植物学家将黄花蒿考订为*Artemisia annua*，对这一结论，老一辈谙熟本草沿革的生药学家赵燏黄、谢宗万、陈重明诸先生都没有异议，毕竟事实就是如此。

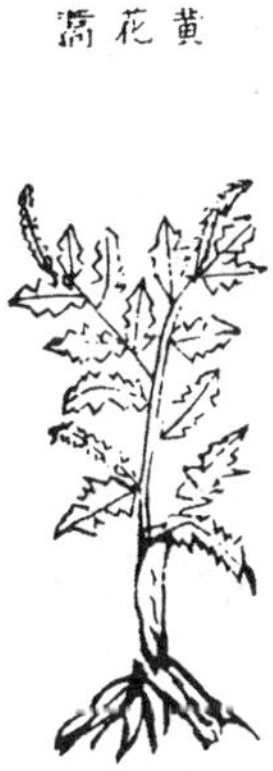

图33-5　金陵本《本草纲目》黄花蒿图

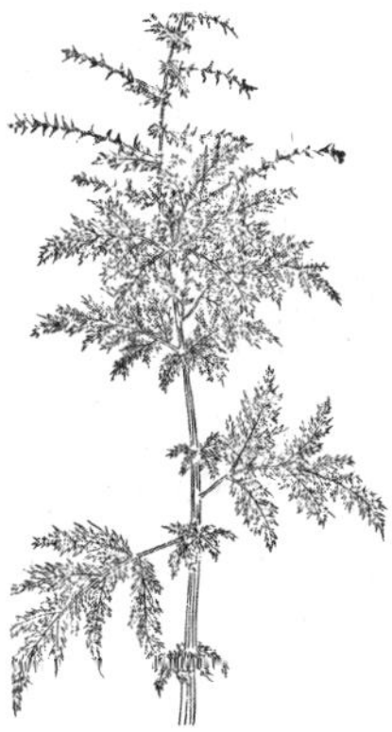

图33-6　《植物名实图考》黄花蒿图

我们不能因为现代发现黄花蒿*Artemisia annua*含有抗疟的青蒿素，就不顾事实地说古代文献中所涉及的一切青蒿都是此种，或者说药用青蒿自古都是*Artemisia annua*。其实如赵燏黄先生1930年代在《祁州药志》中引录日本石户谷氏的报告，称北平青蒿为茵陈蒿*Artemisia capillaris*，而天津的青蒿为*Artemisia annua*；赵先生的看法则是北方药肆用的主要是*Artemisia annua*，而南方用*Artemisia apiacea*。1949年以后青蒿品种的混乱依然存在，据谢宗万先生调查，除上述三种外，各地区作青蒿用的植物尚有多种，而《中国药典》直到1985年版才规定黄花蒿*Artemisia annua*为药用青蒿的唯一来源，此前则可兼用青蒿*Artemisia apiacea*入药。由此可以肯定地说，在1985年以前，药用青蒿是多基源品种，黄花蒿*Artemisia annua*只是来源之一。

第三十四讲
黄精

道家以黄精为仙药,《博物志》称之为“太阳之草”,饵而食之,可以长生。《抱朴子内篇·仙药》云:

黄精一名菟竹,一名救穷,一名垂珠。服其花胜其实,服其实胜其根,但花难多得。得其生花十斛,干之才可得五六斗耳,而服之日可三合,非大有役力者不能办也。服黄精仅十年,乃可大得其益耳。

陶弘景云:“俗方无用此,而为仙经所贵,根叶花实皆可饵服,酒散随宜,具在断谷方中。”据《医心方》卷26引《太清经》云:

采黄精,常以八月二日为上时,山中掘而生食,渴饮水,黄精生者捣取汁三升,于汤上煎令可丸,如鸡子。食一枚。日再,廿日不知饥。

此大约即是陶弘景所言仙经断谷之法一类。又考早期道经《太上灵宝五符序》卷中云:

天官名此草为戊己芝,昔人有至霍山赤城内者,见其中有数千家,并耕田垦陆,尽种此草,多者数十顷,少处数十亩,而其根茎殊大,当是锄护之至,不如于山中租出而生矣,草泽中皆有之也。昔人即问赤城人:种此草何为?人对之云:此仙草,此中人由来并食之耳,使人长生矣。吴主孙权时闻其说所言之审,即使人于江东山中种而食之。但权不绝房内,为诸不静,遂不能得其益也。尔时皆使监司领兵人专守之。吴败,而此里名故存江东,或名之为菟竹里,或名之为黄里,是权时种植之故处也。

此虽然有传说的成分,但可证实黄精在江南一带早有人工种植。唐代韦应物有一首《饵黄精》古风,完全用本草的说法入诗,可资参考。诗云:

“灵药出西山，服食采其根。九蒸换凡骨，经著上世言。候火起中夜，馨香满南轩。斋居感众灵，药术启妙门。自怀物外心，岂与俗士论。终期脱印绶，永与天壤存。”北宋韩维有一首谢人馈赠黄精诗，也专门说到九蒸九晒：“仙经著灵药，兹品上不刊。服之岁月久，衰羸反童颜。岩居有幽子，乘时劚苍山。溪泉濯之洁，秋阳暴而干。九蒸达晨夜，候火不敢安。”

一、黄精的品种考订

陶弘景对黄精的描述甚为简单，《本草经集注》云：“今处处有，二月始生，一枝多叶，叶状似竹而短，根似萎蕤。萎蕤根如荻根及菖蒲，概节而平直，黄精根如鬼臼、黄连，大节而不平，虽燥并柔软有脂润。”《新修本草》云：“黄精肥地生者即大如拳，薄地生者犹如拇指。萎蕤肥根颇类其小者，肌理形色都大相似。”又云：“黄精叶似柳及龙胆、徐长卿辈而坚。”《本草图经》云：“三月生，苗高一二尺以来，叶如竹叶而短，两两相对，茎梗柔脆，颇似桃枝，本黄未赤，四月开细青白花如小豆花状，子白如黍，亦有无子者，根如嫩生姜，黄色。”《救荒本草》云：“叶似竹叶，或两叶，或三叶，或四五叶，俱皆对节而生。”按如所说，大致都是百合科黄精属植物。

黄精属植物在我国有30余种，分布广泛，《本草图经》黄精药图（图34-1）多达10幅，其中滁州、相州、解州、丹州黄精叶均轮生，颇接近今之黄精*Polygonatum sibiricum*，这恐是古代药用的主流品种，后世如《救荒本草》（图34-2）《本草纲目》所描绘者似亦为此种。永康军黄精叶互生，似为多花黄精*Polygonatum cyrtonema*，《植物名实图考》所绘（图34-3）即是本种，商州黄精似为轮叶黄精*Polygonatum verticillatum*。

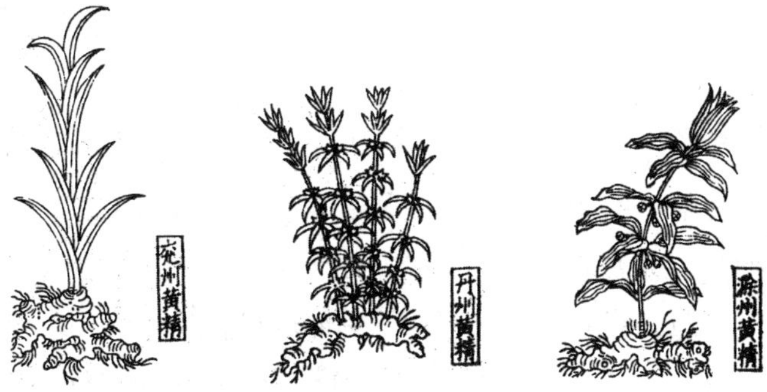

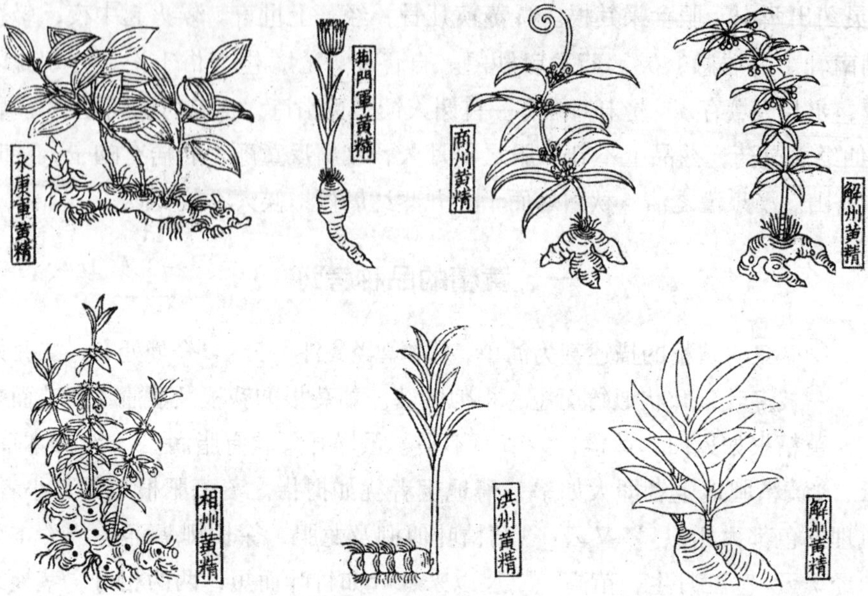

图34-1　晦明轩本《政和证类本草》黄精图

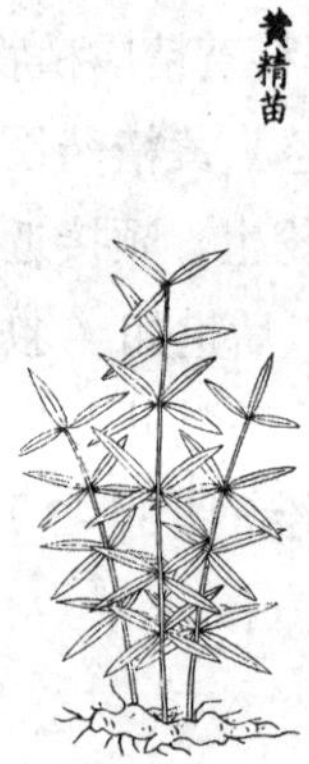

图34-2《救荒本草》黄精苗图

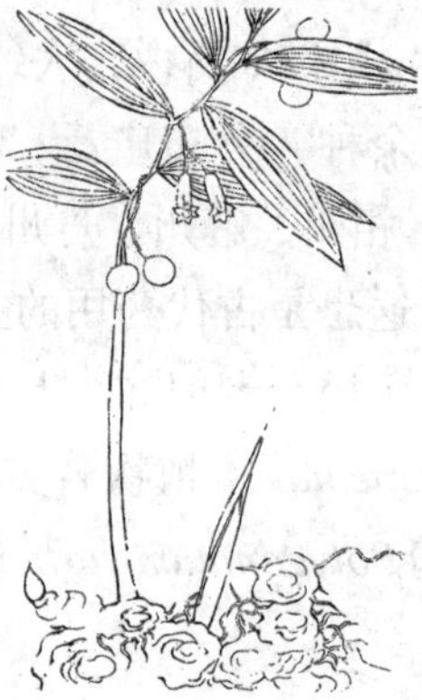

图34-3《植物名实图考》黄精图

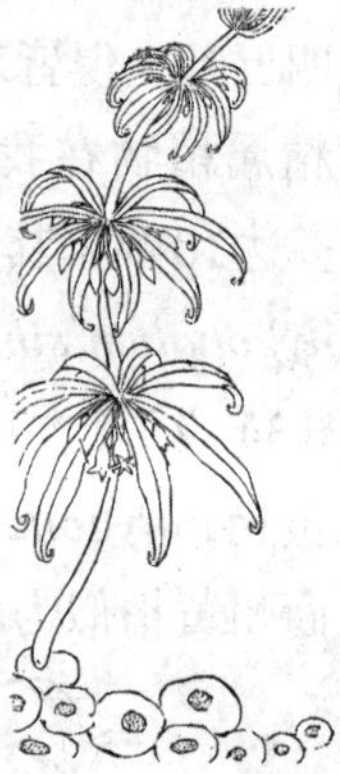

图34-4《植物名实图考》滇黄精图

又有滇黄精，见《植物名实图考》卷10，吴其濬云：“滇黄精，根与湖南所产同而大，重数斤，俗以煨肉，味如山蓣。茎肥色紫，六七叶攒生作层，初生皆上抱。花生叶际，四面下垂如璎珞，色青白，老则赭黄。”据其附图（图34-4），即今之百合科植物滇黄精*Polygonatum kingianum*。

二、黄精的道地沿革

黄精始载于《名医别录》，而未记产地，《本草经集注》说“今处处有”，《本草图经》绘有滁州、丹州、商州、解州、相州、兖州、宏州、荆门军、永康军黄精，地跨南北。苏颂云：“今南北皆有之，嵩山、茅山者佳。”晚近《药物产出辨》谓“产湖南者为正”，而民国二十九年(1940)陕西西京市(西安市)国药商业同业公会《药材行规》则说：“山野宿草，处处有之。”《中国道地药材》《中药商品学》皆将黄精列为“贵药”，而《道地药材图典》将滇黄精与多花黄精归为云南道地，将黄精归为河南道地。严格说来，除滇黄精为云南所出外，其余品种的黄精无所谓道地，兹将有价值的产地资料罗列如下。

（1）江苏：陶弘景时代江苏茅山黄精尚未知名，宋代《本草图经》则说茅山者佳，据清代修《茅山志》卷10太保黄精条云：

> 天宝七年五月，唐玄宗工昼假寐，若见梁贞白先生陶弘景持黄精谓曰：是为仙经所贵，根叶花实皆可饵服，服之驻颜。帝方觉，适报李玄静进茅山黄精，帝喜曰：贞白先生实报朕躬，于是册赠太保。

（2）河南：苏颂说黄精嵩山者佳，据《新唐书·地理志》河南府土贡黄精，《救荒本草》亦载黄精，《河南通志》云：“黄精，各府州多有出，嵩山者佳。”

（3）浙江：绍兴石鼓山黄精颇有名，《会稽志》卷9石鼓山多黄精、白术，故宋王十朋《会稽风俗赋》有云：“药物之产，不知其名白术丹参，甘菊黄精。”高似孙《剡录》云：“旧经曰：石鼓山多黄精；《博物志》曰：太阳之草名黄精；谢灵运游名山志曰：天室固多黄精；秦系期王炼师诗：黄精蒸罢洗琼杯，林下从留石上苔。昨日围棋未终局，多乘白鹤下山来。”除会稽外，台州天台山亦有，见《赤城志》，杭州於潜山亦有，见《临安志》。

（4）此外，如安徽、四川、云南等省也有产出黄精的记载。

关于黄精的种植，除前引《太上灵宝五符序》外，《农政全书》卷40引《四时类要》亦其栽种之法云：“二月择叶相对生者，是真黄精，擘长二寸许，稀种之，一年后甚稠，种子亦得。其叶甚美，入菜用，其根堪为煎，术与黄精，仙家所重。”

三、附论黄精与钩吻

关于古代黄精品种尚有需要说明者，许多文献都提到黄精叶与钩吻类似，如《本草经集注》云："黄精叶乃与钩吻相似，惟茎不紫，花不黄为异，而人多惑之。其类乃殊，遂致死生之反，亦为奇事。"《雷公炮炙论》云："凡使，勿用钩吻，真似黄精，只是叶有毛钩子二个，是别认处，若误服害人。黄精叶似竹叶。"《本草图经》云："江南人说：黄精苗叶稍类钩吻，但钩吻叶头极尖而根细。"考其出处，皆本于张华《博物志》卷5云：

> 黄帝问天老曰：天地所生，有食之令人不死者乎？天老曰：太阳之草名曰黄精，饵而食之，可以长生。太阴之草名曰钩吻，不可食，入口立死。

这种钩吻并非今所称马钱科植物胡蔓藤*Gelsemium elegans*，或许是百部科植物金刚大*Croomia japonica*。

第三十五讲
茯苓·茯神

"茯苓"一词异写甚多,《五十二病方》治干骚方作"服零",据《庄子·徐无鬼》称猪苓为"豕零",则"服零"大约是此物最早的写法。褚先生所补《史记·龟策列传》作"伏灵",按,"伏"与"服"音同相假借,说见《说文通训定声》,"灵"则与"零"相通,见《隶释》卷9汉熹平元年故民吴仲山碑。《广雅》写作"茯蕶",则是"伏零"字各加草头而成。至于后世通行之"茯苓",其"苓"字疑是"蕶"之省写。

一、茯苓的名实

茯苓为真菌类生物,常寄生于松科植物马尾松、赤松等树的根上,《本草经》谓其"生太山山谷大松下",《本草图经》两幅茯苓药图(图35-1)已准确刻画其生长状态,至于传说茯苓为松脂所化,高诱注《淮南子》云:"茯苓,千岁松脂也。"《典术》云:"茯苓者,松脂入地,千岁为伏苓。望松树赤者下有之。"其说固然荒谬,而据历代各家对茯苓形态的描述,其为多孔菌科茯苓*Poria cocos*毫无问题。

《本草图经》的记载最为详细,转录其文云:

出大松下,附根而生,无苗叶花实,作块如拳,在土底,大者至数斤,似人形,龟形者佳。皮黑,肉有赤白二种,或云是多年松脂流入土中变成,或云假松气于本根上生。今东人采之法,山中古松,久为人斩伐者,其枯折槎枿,枝叶不复上生者,谓之茯苓拨,见之,即于四面丈余地内,以铁头锥刺地,如有茯苓,则锥固不可拨,于是掘土取之,其拨大者茯苓亦大,皆自作块,不附着根上,其抱根而轻虚者为茯神。然则假气而生者,其说胜矣。

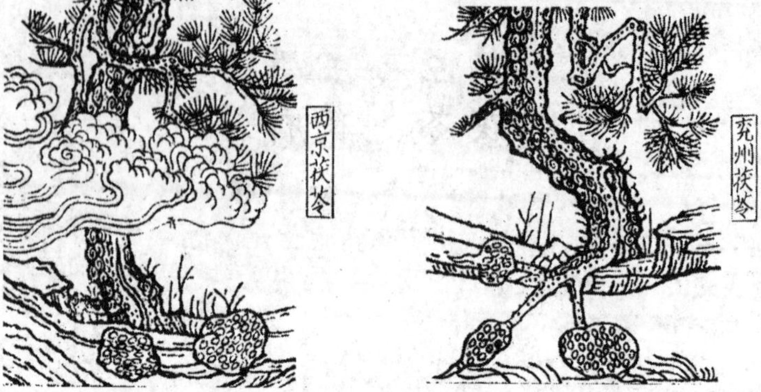

图35-1 晦明轩本《政和证类本草》茯苓图

需说明者，许多文献都提到茯苓与菟丝共生。先秦文献即有“或谓兔丝无根也，其根不属于地也，茯苓是也”之说，见《艺文类聚》引《吕氏春秋》，《淮南子》尤多引申，有云：“千年之松，下有茯苓，上有兔丝。”又云：“兔丝无根而生，茯苓抽，兔丝死。”至于《抱朴子》的描述则更加形象：“如兔丝之草，下有伏兔之根，无此兔在下，则丝不得生于上，然实不属也。”又：“兔丝初生之根，其形似兔，掘取，剖其血以和丹，服之立变化，任意所作。”[1] 按菟丝为旋花科菟丝子 *Cuscuta chinensis*，该植物为寄生缠绕性草本，无根无叶绿素，靠着丝状茎上的吸器从宿主植物吸收养分，但菟丝主要寄生在豆科植物上，完全无关于生长松科植物根下的茯苓。古人注意到菟丝无根，但却误认茯苓为其根，推究原因如下：

（1）生有茯苓的松树基部地面上往往有白色菌丝，早晨松树上也可见有从地面缠系到树干上的毛状长丝，或是周围泥土长出一层淡白色云雾状的菌丝，这其实是茯苓的菌丝体，这些情况至今仍是药农寻找野生茯苓的标志。古人其实也注意到这种现象，《史记·龟策列传》褚先生曰：“所谓伏灵者，在兔丝之下，状似飞鸟之形。新雨已，天清静无风，以夜捎兔丝去之，即以篝烛此地，烛之火灭，即记其处，以新布四丈环置之，明即掘取之。入四尺至七尺得矣，过七尺不可得。伏灵者，千岁松根也，食之不死。”按其所述之“兔丝”，仍是指菌丝体，而非指菟丝植物。

（2）茯苓《本草经》别名“茯菟”，大约是取“其形似兔”之意，所谓“兔丝”，当是指“茯菟”上的游丝，即前述菌丝体。由于大多数古代作者没

[1] 均见《艺文类聚》卷81所引，与今传本文字略有不同。

有实地观察经验，他们想当然地把此“兔丝”理解为“施于松上”的“女萝”，即松萝科植物松萝 *Usnea diffracta*，《诗经·小雅·頍弁》：“茑与女萝。”《毛传》云：“女萝、菟丝，松萝也。”

（3）《尔雅·释草》云：“唐蒙、女萝，女萝、兔丝。”其中“唐蒙”即《诗经·鄘风·桑中》“爰采唐矣”之“唐”，论植物即旋花科菟丝 *Cuscuta chinensis*。《名医别录》亦言：“菟丝子一名唐蒙。”松萝、菟丝虽宿主不同，但都是寄生植物，故诗人比兴往往混为一谈，如《古诗十九首》有句：“与君为新婚，菟丝附女萝。”

由此一来，本指茯苓菌丝体的“兔丝”，先被误为松萝科的女萝菟丝，再转义为旋花科唐蒙菟丝，遂有“下有茯苓，上有菟丝”之说。但对此古人早有提出怀疑者，如菟丝子条陶弘景注：“旧言下有茯苓，上生菟丝，今不必尔。”苏颂云：“今人未见其如此者。”寇宗奭也说：“其上有兔丝下有茯苓之说，甚为轻信。”至《本草纲目》乃有正确结论，李时珍云：

> 下有茯苓，则上有灵气如丝之状，山人亦时见之，非兔丝子之兔丝也。注《淮南子》者以兔丝子及女萝为说，误矣。茯苓有大如斗者，有坚如石者，绝胜，其轻虚者不佳，盖年浅未坚故尔。刘宋王微《茯苓赞》云：皓苓下居，彤丝上荟。中状鸡凫，其容龟蔡。神侔少司，保延幼艾。终志不移，柔红可佩。观此彤丝，即兔丝之证也。

二、关于茯神

《广雅·释草》云：“茯神，茯蕶也。”此以茯神与茯苓为一类，与前引《史记·龟策列传》说“伏灵者，千岁松根也，食之不死”同[1]。《名医别录》则云：“其有抱根者，名茯神。”并记功效云：“茯神，平。主辟不祥，疗风眩、风虚，五劳，口干，止惊悸，多恚怒，善忘，开心益智，安魂魄，养精神。生太山山谷大松下。二月、八月采，阴干。”《本草经集注》亦云：“其有衔松根对度者为茯神，是其次茯苓后结一块也。仙方惟云茯苓而无茯神，为疗既同，用之亦应无嫌。”《本草衍义》解释说：“茯神者，其根但有津气

[1]《太平御览》卷89茯苓条引《广志》云：“茯神，松汁所作，胜茯苓。或曰：松根，茯苓贯着之。生朱提濮阳县。”与上说小异。

而不甚盛，故止能伏结于本根。既不离其本，故曰茯神。”这与今以茯苓菌核中间天然抱有的松根为茯神，或称茯神木一致。

据《苏轼文集》与程正辅函提到求购茯苓事，其中亦涉及茯神云：

惟患无好白伏苓，不用赤者，告兄为于韶、英、南雄寻买得十来斤，乃足用，不足且旋致之亦可。已一面于广州买去。此药时有伪者。柳子云“尽老芋”是也。若有松根贯之，却是伏神，亦与伏苓同，可用，惟乞辨其伪者。

三、道地沿革

因茯苓被神仙家目为“安魂养神，不饥延年”的上品仙药，故历代记其产地多数在名胜山川，如《本草经》说茯苓“生太山山谷大松下”，《范子计然》云：“茯苓出出嵩高三辅。”《初学记》引《嵩山记》云：“嵩高山有大松树，或百岁，或千岁，其精变为青牛，为伏龟，采食其实得长生。”

《新修本草》云：“今太山亦有茯苓，白实而块小，不复采用。第一出华山，形极粗大。雍州南山亦有，不如华山。”《千金翼方·药出州土》贡茯苓者有雍州、华州、虢州。证以其他资料，唐代茯苓主要产于华山及其周围地区，《通典》卷6云：“华阴郡贡茯苓三十八斤，茯神三十八斤。”吴融《病中宜茯苓寄李谏议》诗中有句：“千年茯菟带龙鳞，太华峰头得最珍。”贾岛诗云：“常言吃药全胜饭，华岳松边采茯神。”至五代《蜀本草》依然说：“所在大松处皆有，唯华山最多。”

茯苓分布甚广，后世颇推重云南野生茯苓，呼为“云苓”，据晋张华《博物志》云：“松脂沦入地千年化为伏苓，伏苓千岁化为虎魄。今太山有伏苓而无虎魄，益州永昌有虎魄而无伏苓。”益州永昌在今云南保山，乃知当时对云南的茯苓资源缺乏了解。年代略晚的郭义恭《广志》云记茯神“生朱提、汉阳县”。朱提、汉阳在今云贵之间，这或许是云南出茯苓的最早记载。

六朝唐宋皆不以云贵所产茯苓为贵，至于清《滇海虞衡志》说：“茯苓，天下无不推之云南，曰云苓。”又云：“李时珍，江讱庵之书尚不言云苓，云苓之重，当在康熙时。”似不准确，《本草蒙筌》云：“近道亦有，云贵独佳。”陈嘉谟年代尚在李时珍之前，年代稍后，王肯堂《证治准绳》之河车丸、《景岳全书》之苍术丸皆专用"云苓"，则滇产茯苓之驰誉当开始于明初，直到晚近皆以云苓为优，《植物名实图考》云："茯苓，本经上品，附松根而生，今以滇产为上，岁贡仅二枚，重二十余斤，皮润细，作水波纹，极坚实。"《药物出产辨》云："以云南产者为云苓，最正地道。"《增订伪药条辨》云："望松树赤者，下有茯苓，此皆言天然野生之茯苓，其生长在十年或数百年不等，得松之精气足，其皮黑皱，其肉坚致结合，不论何地产，皆为佳品。惟云南产，天然生者为多，亦皮薄起皱纹、肉带玉色、体糯质重者为最佳，惜乎出货不多。其他产临安、六安、於潜者，种苓为多。"

关于茯苓的人工种植，《本草经集注》提到："今出郁州，彼土人乃故研松作之，形多小，虚赤不佳。"此似指人工培植而非造作，但显然技术尚处于萌芽阶段，不够成熟，故品质不如野生者"大如三四升器，外皮黑而皱，内坚白，形如鸟兽鱼鳖"佳。

宋代茯苓种植的记载比较完整，南宋灵隐寺僧元肇有诗云："不为栽松种茯苓，只缘山色四时青。老僧不惜携将去，留与西湖作画屏。"种植之法载周密《癸辛杂识》续集上："道士郎如山云，茯苓生于大松之根，尚矣。近世村民乃择其小者，以大松根破而系于其中，而紧束之，使脂液渗入于内，然后择地之沃者，坎而瘗之，三年乃取，则成大苓矣。洞霄山最宜茯苓，往往民多盗种，密志之而去，数年后乃取焉，种者多越人云。"这种用幼苓作"肉引"的办法，相当于现代的掘根原苓引种法。

明清种苓逐渐普及，安徽尤称大宗，但值得注意的是，种植茯苓往往因为毁林破坏植被而受到广泛诟病，《植物名实图考》云："他处皆以松截断，埋于山中，经三载，木腐而茯成，皮糙黑而质松，用之无力，然山木皆以此翦薙，尤能竭地力，故种茯苓之山，多变童阜，而沙崩石陨，阻截溪流，其害在远。闻新安人禁之。"

第三十六讲
桂·牡桂·菌桂·肉桂·官桂·桂枝

桂在古代用者有三：

（1）饮食调味：《礼记·檀弓》云："丧有疾，食肉饮酒，必有草木之滋焉，以为姜桂之谓也。"郑玄注："增以香味。"《吕氏春秋·本味》云："和之美者，阳朴之姜，招摇之桂。"桂不仅与姜并称，也与另一调味品椒同用。见于《楚辞》有"杂申椒与菌桂兮，岂维纫夫蕙茝"；"蕙肴蒸兮兰藉，奠桂酒兮椒浆"；"椒桂罗以颠覆兮，有竭信而归诚"等句。此外，《韩非子》买椟还珠谓"为木兰之椟，薰以桂椒"。

（2）入药治病：《说文》云："桂，江南木，百药之长。"《急就篇》有"芎䓖厚朴桂栝楼"之句。郭璞《山海经赞》云："桂生南隅，拔萃岑岭。广熙葩陵，霜秀津颖。气王百药，森然云挺。"不仅《本草经》收载，今存汉代医方，如马王堆出土《五十二病方》《养生方》《杂疗方》《居延汉简》《武威医简》等，用之甚多。

（3）神仙服食：《列仙传》谓彭祖"常食桂芝，善导引行气"；范蠡"好服桂饮水"；桂父"常服桂及葵，以龟脑和之"。《抱朴子内篇·仙药》云："桂可以葱涕合蒸作水，可以竹沥合饵之，亦可以先知君脑，或云龟，和服之，七年，能步行水上，长生不死也。"又云："赵他子服桂二十年，足下生毛，日行五百里，力举千斤。"王嘉《拾遗记》引仙人韩终采药诗云："暗河之桂，实大如枣，得而食之，后天而老。"

一、"桂"的名实

据《汉语大字典》，"桂"可以指代四种植物：樟科肉桂、木犀科桂花、樟科月桂、禾本科筀竹。那么，以上文献提到的食用、药用、神仙用的各种桂，究竟是哪一种，从现存的各种证据来看，文献若单称“桂”，绝大多数情况是指樟科樟属（Cinnamomum）植物而言，理由有四：

（1）作为香料调味的桂，从先秦沿用至今，具体品种或有变异，但其来源应该都是樟科樟属植物。

（2）《吕氏春秋》已经注意到“桂枝之下无杂木”[1]，又《异物志》云：“桂之灌生，必粹其类。”《广志》亦曰：“桂出合浦，其生必高山之岭，冬夏常青。其类自为林，林间无杂树。”《梦溪笔谈》乃云：

> 杨文公《谈苑》记江南后主患清暑阁前草生，徐锴令以桂屑布砖缝中，宿草尽死，谓《吕氏春秋》云“桂枝之下无杂木”，盖桂枝味辛螫故也。然桂之杀草木，自是其性，不为辛螫也。《雷公炮炙论》云：“以桂为丁，以钉木中，其木即死。”一丁至微，未必能螫大木，自其性相制耳。

《本草纲目》云：“《尔雅》谓之梫者，能侵害他木也。”以上描述的都是植物排他现象，对此缪启愉在《汉魏六朝岭南植物志录辑释》中的解释十分明确，桂树[2]之树皮、小枝、叶、花梗、果实均含有桂皮油，其主要成分为桂皮醛，树皮中含量为70%~90%，初结的果实和花梗更过之。这是一种挥发性芳香物质，可以抑制其他树种的生长，时间一久，就会导致植物群落结构的变化，最后形成纯桂树林，这种现象已为《异物志》等所发现[3]。故从有关桂的生态描述，可以确定其为樟科樟属（Cinnamomum）植物。

（3）从桂的字形来看，《说文》云：“从木，圭声。”《酉阳杂俎》续集卷9记李德裕语：“凡木叶，脉皆一脊，唯桂叶三脊。”范成大《桂海虞衡志·志草木》亦云：“凡木叶心皆一纵理，独桂有两文，形如圭，制字者意或出此。叶味辛甘，与皮别无，而加芳，美人喜咀嚼之。”周去非《岭外代答》亦云：“桂叶比木樨叶稍大，背有直脉三道，如古圭制然，因知古人制字为不苟云。”《植物名实图考》也说蒙自桂树“绿叶光劲，仅三勒道，面凹背凸，无细纹，尖方如圭，始知古人桂以圭名之说，的实有据”。按，古“桂”字之右文“圭”是否因象叶形而来，不可确知，但《酉阳杂俎》以降

---

［1］此句屡见宋人引用，如《尔雅翼》引《吕氏春秋》云：“桂枝之下无杂木，辛螫故也。”

［2］按，缪启愉的意思专指肉桂 *Cinnamomum cassia*。

［3］缪启愉、邱泽奇辑释：《汉魏六朝岭南植物志录辑释》，农业出版社，1990年，第60页。

所讨论的叶有三脊云云，的确是在描述樟属植物的特征三出叶脉，如《本草图经》所绘“桂”药图(图36-1)，便十分强调其三出叶脉。

(4)马王堆3号墓出土的医书中多处使用桂，而更幸运的是，1号墓出土有小片的桂，且已除去粗皮(木栓层)，经鉴定为樟属植物浙樟 *Cinnamomum chekiangensis*。

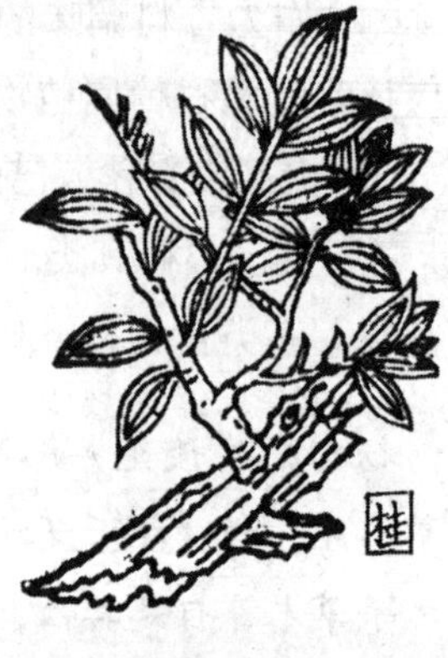

图36-1 晦明轩本《政和证类本草》桂图

尽管可以认为樟属植物是古代药用、食用桂的主要来源，但关于桂，尤其是樟科樟属肉桂与木犀科木犀属(Osmanthus)桂花之间，以及箘桂、牡桂之间，药用桂枝的来源等，尚有若干未明之处，继续讨论如下。

有关桂类药物的文献空前混乱，其中一项很重要的原因在于桂类药物的本草名与处方名不统一。《本草经》收载有“菌桂”与“牡桂”，《名医别录》又增加“桂”条，三者究竟是何关系，历来已成为聚讼，而汉以后处方所用则主要有肉桂、桂枝、桂心，和偶然使用到的官桂，颇不与本草药名相同。不仅本草名与处方名之间有所交错，同一药名在不同时期、不同文献中，其名实也各不相同，至于宋代开始木犀科桂花也混入本草桂的条目，更给桂类药物增添了混乱。今参用时贤著作，如真柳诚“林亿等将张仲景医书的桂类药名改为桂枝”，宋立人“桂的考证”等，试为解纷之论。

二、本草中的菌桂、牡桂与桂

1.菌桂

菌桂在《离骚》中两见：“杂申椒与菌桂兮，岂维纫夫蕙茝”；“矫菌桂以纫蕙兮，索胡绳之纚纚”。句中之“菌桂”，其“菌”与“桂”是一是二，历代说者纷纭，不繁录。按，马王堆《五十二病方》《养生方》均用到此物，写作“困桂”，此不仅可以证明“菌桂”是专名，而且对阐明菌桂的来历大有帮助。

菌桂亦可写作“箘桂”，如《新修本草》仁和寺写本、《医心方》《本草和名》等。《新修本草》箘桂条苏敬说：“箘者竹名，古方用筒桂者是。”

《本草拾遗》乃进一步怀疑《本草经》“箘桂”是“筒桂”之讹，陈藏器云：“古方有筒桂，字似箘字，后人误而书之，习而成俗，至于书传，亦复因循。”森立之注意到《备急千金要方》卷2治妊娠胎死腹中，用“筒桂四寸”，认为此“是苏敬所云古方之遗”。今证以马王堆文献作“困桂”，则知苏敬、陈藏器、森立之的推测为误，至于《备急千金要方》出现的“筒桂”，其实是“菌桂”之讹，而非相反。

无论写作“菌桂”还是“箘桂”，其本字都是“困桂”，对此王念孙《广雅疏证·释草》“箘、簬、箕、篾笴、筞、籥，箭也”句的解释最有见地：

箘之言圆也，《说文》云：圆谓之困，方谓之京。是困、圆声近义同。箭竹小而圆，故谓之箘也。竹圆谓之箘，故桂之圆如竹者，亦谓之箘。《名医别录》云“菌桂正圆如竹”是也。竹圆谓之箘，故簙箸形圆亦谓之箘。《方言》云：“簙，或谓之箘，或谓之箭里，或谓之夗专，或谓之匴璇，或谓之綦。”案：夗专、匴璇，皆圆之貌。夗专，犹宛转也。簙綦谓之箭，亦谓之箘；竹谓之箭，亦谓之箘；簙箭谓之箘，亦谓之宛转；箭竹谓之箘簬，亦谓之宛簬，其义一也。

据《名医别录》谓菌桂“生交趾、桂林山谷岩崖间，无骨，正圆如竹。立秋采”。《山海经》：“南海之内有衡山、有菌山、有桂山。”郭璞注桂山云：“有菌桂，桂员似竹，见本草。”由此知王念孙对“箘桂”的解释确有来历，并非望文生义。但在植物学的立场，樟属植物的确没有符合“正圆如竹”的标准者，故《本草经集注》说：“《蜀都赋》云菌桂临岩，俗中不见正圆如竹者，惟嫩枝破卷成圆，犹依桂用，非真菌桂也。仙经有用菌桂，云三重者良，则明非今桂矣，必当别是一物，应更研访。”

也正是从《本草经集注》开始，对“菌桂”的植物来源有了各种各样的解释：

《新修本草》云：“箘桂叶似柿叶，中有纵文三道，表里无毛而光泽。”又云：“今按桂有二种，桂皮稍不同，若菌桂老皮坚板无肉，全不堪用。其小枝薄卷及二三重者，或名菌桂，或名筒桂。”又云：“箘者竹名，古方用筒桂者是，故云三重者良。其筒桂亦有二三重卷者，叶似柿叶，中三道文，肌理紧薄如竹。大枝小枝皮俱是菌，然大枝皮不能重卷，味极淡薄，不入药用。今惟出韶州。”

《本草拾遗》则认为："菌桂、牡桂、桂心，已上三色，并同是一物。"

《蜀本草·图经》云："菌桂，叶似柿叶而尖狭光净，花白蕊黄，四月开，五月结实，树皮青黄，薄卷若筒，亦名筒桂。其厚硬味薄者，名板桂，不入药用。"

《本草图经》云："今岭表所出，则有筒桂、肉桂、桂心、官桂、板桂之名，而医家用之罕有分别者。旧说菌桂正圆如竹，有二三重者，则今所谓筒桂也。筒、菌字近，或传写之误耳，或云即肉桂也。"又云："参考旧注，谓菌桂，叶似柿叶，中有三道文，肌理紧，薄如竹，大枝、小枝皮俱是筒，与今宾州所出者相类。"

《埤雅》卷14云："桂，药之长也。凡木叶皆一脊，惟桂三脊。桂之辈三：一曰菌桂，叶似柿叶而尖滑鲜净，《蜀都赋》所谓菌桂临崖者，即此桂也。二曰牡桂，叶似枇杷而大，《尔雅》所谓梫木桂者，即此桂也。菌桂无骨，正圆如竹，故此云木桂也。三曰桂，旧云叶如柏叶者，即此桂也。皆生南海山谷间，冬夏常青，故桂林、桂岭，皆以桂为名也。"

《尔雅翼》卷12云："本草桂有三种：菌桂生交趾、桂林，正圆如竹，有二三重者，叶似柿，花白蕊黄，四月开，五月结实，《离骚》杂申椒与菌桂，矫菌桂以纫蕙是也。今有筒桂，筒、菌字近，或传写之误，或云即肉桂也。牡桂生南海，叶似枇杷，皮薄色黄，少脂肉，气如木兰，削去皮名桂心，所谓官桂也。桂生桂阳，是半卷多脂者，所谓板桂也。"

迄于宋代，关于菌桂来源的问题已经变得混乱不堪，文献家、本草家皆难明究竟，至李时珍更将木犀科桂花窜入菌桂条，尤添谬误，故不再胪列明代以后关于菌桂的注说。

《本草经集注》以前的"菌桂"，其来源于樟科樟属应该没有问题，马王堆医书中同时出现"菌桂""美桂"与"桂"，则表明在当时人概念里三桂各是一物，至于出土的实物浙樟 *Cinnamomum chekiangensis*，药材为板片状，与"囷"的本义和后世所谈"筒桂"皆不吻合，似不应该视为"菌桂"。又从菌桂与牡桂的关系来看，牡桂或说为"木桂"[1]，或说为"大桂"，或说为"壮桂"，或即《五十二病方》之"美桂"，则菌桂是否可以认为是"牝桂""竹桂""小桂""弱桂"，故推测菌桂应该是一种外观形性或内在质量（如辛香气味）都弱于牡桂的药物，但这种菌桂究竟是指一种特定的樟属植

[1] 木桂、大桂、壮桂等名的来历详后文。

物，还是一类樟属植物的特殊加工品，不得而知。

陶弘景时代菌桂已属罕用之品，据陶弘景说当时充菌桂者有二，一者以桂“嫩枝破卷成圆”充之，这比较符合前述菌桂弱而小的特征，但陶弘景却说“非真菌桂也”。陶所推崇的是第二种，即仙经说“三重者良”，但此句的意义陶弘景也不甚分明，遂言“应更研访”，而后世乃依此为线索，以筒卷为多重者为菌桂，即《新修本草》云“叶似柿叶”而“小枝薄卷及二三重者”，真柳诚据此将唐代所称的菌桂确定为阴香*Cinnamomum burmanni*，应大致不差。至于宋代以后，菌桂、牡桂的内容其实都合并在“桂”项下，已没有单独的菌桂或牡桂使用，本草家、文献家关于各种桂的争论，多数只停留在字面上了。

2. 牡桂

既明菌桂的沿革，再讨论牡桂则比较容易，真柳诚已注意到《本草经》菌桂、牡桂条文上的细微不同，菌桂云：“主百病，养精神，和颜色，为诸药先聘通使。久服轻身不老，面生光华，媚好常如童子。”牡桂云：“主上气咳逆，结气，喉痹，吐吸，利关节，补中益气。久服通神，轻身不老。”真柳氏的看法是：“菌桂不是用来治疗的，而是作为增进健康的食品或香料被使用。”的确，从《本草经》的记载来看，牡桂的生物活性似乎应该强于菌桂，换言之，牡桂应该是一种挥发油含量更高的樟属植物。

不妨先看牡桂的名称。或说“牡桂”是“壮桂”之讹，《五十二病方》称“美桂”——《五十二病方》有菌桂、美桂、桂，与《本草经》等的著录情况对照，可推测美桂即是牡桂。《新修本草》则名“大桂”，按牡、壮、美、大皆可形容浓厚芳烈，视“牡桂”为滋味更浓厚的桂，应无不妥。再研究陶弘景以前人对牡桂形态的描述，《南方草木状》云：“其叶似枇杷叶者为牡桂。”郭璞注《尔雅》木桂云：“今江东呼桂厚皮者为木桂。桂树叶似枇杷而大，白华，华而不着子，丛生岩岭，枝叶冬夏长青，间无杂木。”邢昺疏云：“本草谓之牡桂是也。”从郭说来看，此种最接近于今之肉桂*Cinnamomum cassia*，至于说“华而不着子”，《新华本草纲要》认为或是因该种花后幼果被果托包围而产生的误会。

就跟弄不清菌桂的来源一样，陶弘景对牡桂的名实也很迷惑，《本草经集注》桂条说：“今东山有桂皮，气粗相类，而叶乖异，亦能凌冬，恐或是牡桂，诗人多呼丹桂，正谓皮赤尔。北方今重此，每食辄须之。盖《礼》所云姜桂以为芬芳。”牡桂条云：“今俗用牡桂，状似桂而扁广，殊薄，皮色黄，脂肉甚少，气如木兰，味亦类桂，不知当是别树，为复犹是桂生，有老宿者尔，亦所未究。”陶弘景所说的牡桂固然是樟属植物，但显然不是肉桂*Cinnamomum cassia*，这究竟是陶弘景不识牡桂，还是齐梁时牡桂来源本有混乱，不得而知。

唐代的牡桂主要以肉桂*Cinnamomum cassia*及钝叶桂*Cinnamomum bejolghota*为主流，日本奈良时代的东大寺献物帐中提到有“桂心”，其实物尚存正仓院，经鉴定即是肉桂或钝叶桂一类，这是实物证据。在文献方面，《新修本草》的意见与前引郭璞的《尔雅》注解接近，并且提到“肉桂”与“桂枝”之名，苏敬云：

《尔雅》云梫，木桂。古方亦用木桂，或云牡桂，即今木桂，及单名桂者是也。此桂花、子与菌桂同，惟叶倍长，大小枝皮俱名牡桂。然大枝皮肉理粗虚如木，肉少味薄，不及小枝皮肉多，半卷，中必皱起，味辛美。一名肉桂、一名桂枝、一名桂心。

苏敬所说的植物近于肉桂*Cinnamomum cassia*。又说：“其牡桂嫩枝皮名为肉桂，亦名桂枝，其老者名木桂，亦名大桂。”按苏敬的意思，牡桂是植物名，肉桂与桂枝、桂心为一物，皆系牡桂嫩枝之皮，而其老枝皮则名木桂或大桂。苏敬对肉桂、桂枝的看法与后世不一致，具体情况详后文讨论。同样的，《酉阳杂俎》续集卷9云：“牡桂叶大如苦竹叶，叶中一脉如笔迹，花蒂叶三瓣，瓣端分为两岐。其表色浅黄，近岐浅红色，花六瓣，色白，心凸起如荔枝，其色紫。出婺州山中。”语义不是很清楚，从所形容的叶形来看大约是钝叶桂。

五代《蜀本草》沿用《新修本草》之说，其图经云：牡桂“叶狭长于菌桂叶一二倍，其嫩枝皮半卷多紫，肉中皱起，肌理虚软，谓之桂枝，又名肉桂。削去上皮，名曰桂心。其厚皮者名曰木桂。”宋代菌桂、牡桂已含混不能详辨，《本草图经》云：“牡桂，皮薄色黄，少脂肉，气如木兰，味亦相类，削去皮，名桂心，今所谓官桂，疑是此也。”苏颂专门提到宜州、韶州之桂，有云：“牡桂，叶狭于菌桂，而长数倍，其嫩枝皮半卷多紫，与今宜州、韶州者相类。彼土人谓其皮为木兰皮，肉为桂心。此又有黄、紫两色，益可验也。”据《本草图经》所绘宜州桂药图（图36–2），专门以夸张的笔法描摹此桂叶片钝形和先端的裂缺，复结合苏颂说“叶狭于菌桂而长数倍”，颇疑其原植物即是钝叶桂或大叶桂*Cinnamomum iners*。

其实宋以后菌桂、牡桂皆已合并入“桂”条，本草家欲有所辨析，往往是越描越黑。以《本草纲目》为例，李时珍将桂与牡桂合为一条，本无大错，但李云“牡桂叶长如枇杷叶，坚硬有毛及锯齿，其花白色，其皮多脂”，则不解所谓，至于所绘桂（图36-3）、牡桂（图36-4）药图，均为羽状叶脉，而非樟科的三出叶脉，此未必意味着明代药用桂非樟科植物，但李时珍不辨桂的名实，则是毫无疑问。

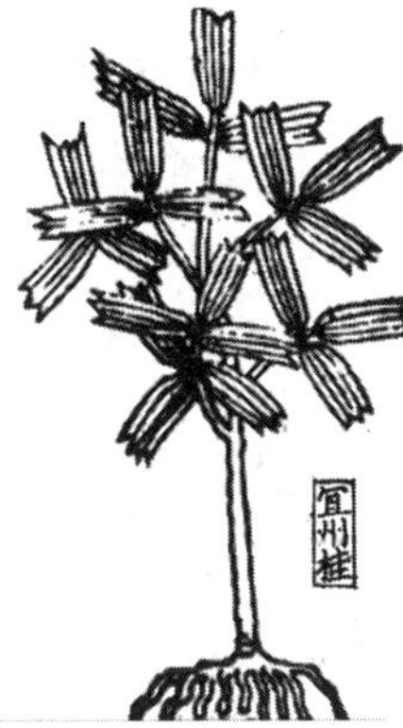

图36-2　晦明轩本《政和证类本草》宜州桂图

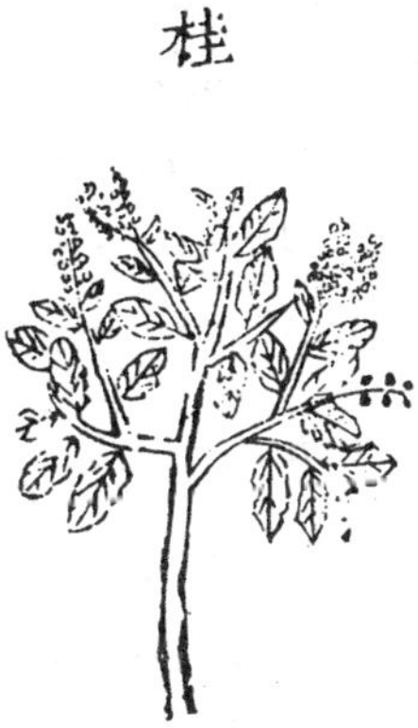

图36-3　金陵本《本草纲目》桂图

3.桂

前面已经提到，马王堆医书共使用了三种桂，即菌桂、美桂和桂，而实物出土只有浙樟*Cinnamomum chekiangensis*一种，我们猜测这三种桂的情况如下：菌（囷）桂从字义来看，药材筒卷如竹，或许如真柳诚说为阴香*Cinnamomum burmanni*；美（牡）桂为佳桂，当与后世药用肉桂接近，原植物为肉桂*Cinnamomum cassia*或钝叶桂*Cinnamomum bejolghota*；而桂则可能是出土的浙樟*Cinnamomum chekiangensis*。事实是否如此，不得而知，但当时三种桂的划分似乎显得繁琐而不必要，不仅东汉的两部医方《武威医简》与《伤寒杂病论》用桂不分菌、牡，此后的

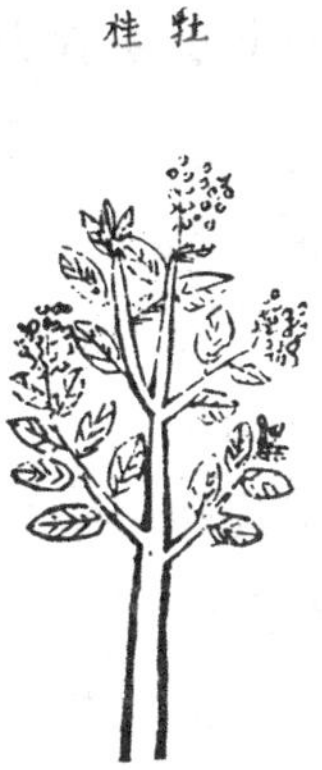

图36-4　金陵本《本草纲目》牡桂图

医书也极少提到菌桂、牡桂之名。因此，汉以后药用菌桂、牡桂的争论，几乎都是本草家的事，而临床医生毫不关心。

陶弘景应该是有关桂的争论的始作俑者，他所编订的《本草经集注》载入《名医别录》桂条，从该条的内容来看，《名医别录》桂的功效涵盖了《本草经》的菌桂与牡桂，而陶弘景则认为桂与菌桂、牡桂并列为三。《本草经集注》云：

按本经惟有菌、牡二桂，而桂用体大同小异，今俗用便有三种，以半卷多脂者单名桂，入药最多，所说悉与前说相应。仙经乃并有三桂，常服食，以葱涕合和云母，蒸化为水者，正是此种尔。今出广州者好，湘州、始兴、桂阳县即是小桂，亦有而不如广州者。交州，桂州者形段小，多脂肉，亦好。经云：桂，叶如柏叶泽黑，皮黄心赤。齐武帝时，湘州送树以植芳林苑中。

《本草经集注》三种桂的看法似本于《南方草木状》卷中："桂有三种，叶如柏叶，皮赤者为丹桂；叶似柿叶者为菌桂；其叶似枇杷叶者为牡桂。"按照嵇含和陶弘景的说法，这种被称为"桂"的植物，叶形特征与菌桂、牡桂大异，而接近柏科鳞形的叶，绝不可能是樟科植物，故苏敬批评说："陶引经云叶似柏叶，验之，殊不相类，不知此言从何所出。"此语暗指陶弘景不识桂。虽然《蜀本草》为陶辩护说："陶隐居虽是梁武帝时人，实生自宋孝武建元三年，历齐为诸王侍读，故得见此树而言也。苏敬但只知有二种，亦不能细寻事迹，而云陶为深误，何臆断之甚也。"其实，即使陶弘景果真见过齐武帝芳林苑中叶如柏叶的"桂"，也只说明此所谓"桂"非樟科之桂而已，更何况陶在菌桂条说到"（菌桂）必当别是一物，应更研访"，牡桂条承认"亦所未究"，则或许陶弘景并不能准确识别桂类，正因为此，很难讨论《本草经集注》桂条的植物来源。

唐宋时期本草家其实已经意识到桂类药物的本草记载与临床实际使用情况不相一致，故从苏敬以降，都尽可能地加以调和，虽然各家的观点不同，但都倾向于将三种桂合而为一。

苏敬将"桂"视为菌桂、牡桂的总名，他同意菌桂、牡桂各是一种植物，但不认为有独立的植物"桂"存在。《新修本草》乃谓"今按桂有二种，惟皮稍不同"，在区别菌桂、牡桂后，苏敬说："剩出单桂条，陶为深误也。"

陈藏器则以三桂为一物，因药材老嫩加以区别，老者为牡桂，嫩者为菌桂，《本草拾遗》云："菌桂、牡桂、桂心，已上三色并同是一物。按桂林、桂岭，因桂为名，今之所生，不离此郡。从岭以南际海，尽有桂树，惟柳、象州最多。味既辛烈，皮乂厚坚，土人所采，厚者必嫩，薄者必老。以老薄者为一色，以厚嫩者为一色。嫩既辛香，兼又筒卷，老必味淡，自然板薄。板薄者，即牡桂也，以老大而名焉。筒卷者，即菌桂也，以嫩而易卷。"宋代陈承同意陈藏器之说，《重广补注神农本草并图经》有云："诸家所说，几不可考。今广、交商人所贩，及医家见用，惟陈藏器一说最近之。"

寇宗奭则从临床治疗学的角度论述桂为药用正品，而菌、牡皆不堪用。《本草衍义》云：

桂大热，《素问》云辛甘发散为阳，故汉张仲景桂枝汤，治伤寒表虚，皆须此药，是专用辛甘之意也。本草第一又云，疗寒以热药，故知三种之桂，不取菌桂、牡桂者，盖此二种，性止温而已，不可以治风寒之病。独有一字桂。本经言甘辛，大热，此正合《素问》辛甘发散为阳之说，尤知菌、牡二桂不及也。

真正对桂类药物名实起决定作用的是苏颂，在《本草图经》中，苏颂将三种桂并在一条讨论，开宗明义即说："今岭表所出，则有筒桂、肉桂、桂心、官桂、板桂之名，而医家用之罕有分别者。"尽管苏颂在文中也提到菌桂、牡桂，但作为结论性意见，苏颂说："今观宾、宜、韶，钦诸州所图上者，种类亦各不同，然皆题曰桂，无复别名。"这应该代表宋代官方对药用桂的意见，即药用"桂"是包括前代菌桂、牡桂在内的多种樟科樟属植物的总名，而不专指一种植物，但其主要来源并未超出前面提到的肉桂 *Cinnamomum cassia*、钝叶桂 *Cinnamomum bejolghota* 和某些食用桂的范围。由此一来，便从药材来源上彻底消灭了菌桂与牡桂，前引寇宗奭的意见，其实也与官方的立场相呼应。至于此后本草家对桂的讨论，几乎都是纸上谈兵，不必当真。

三、医方中的桂枝、肉桂、桂心与官桂

今本《伤寒杂病论》涉及桂类药物以桂枝最多，但据真柳诚考证这些桂

枝皆是宋代林亿等校正医书时所改，原来所使用者是桂、肉桂或桂心，其说甚为精审。宋代之所以兴师动众地做这样大规模的修改，必与汉唐以来桂类药物处方名与本草名不统一有关，这也与苏颂在《本草图经》中将混乱的桂类药物统一为“桂”的行动遥相呼应。严格说来，宋以前医方所用之桂心、桂枝、肉桂，其原植物究竟云何，因本草记载的含混已渺不可知，而宋代以来林亿、苏颂对桂类药材的清整，尚有线索可循，故上一段标题“本草中的菌桂、牡桂与桂”，内容止于苏颂将诸桂统一，而本段标题“医方中的桂枝、肉桂、桂心与官桂”，则主要讨论宋代及其以后的桂类药材。

1.桂枝

桂枝的名称见于《新修本草》，谓系牡桂的嫩枝皮，苏敬言：“其牡桂嫩枝皮，名为肉桂，亦名桂枝。”而按苏颂的意见，“今岭表所出，则有筒桂、肉桂、桂心、官桂、板桂之名，而医家用之罕有分别者”。尽管苏颂托言医家所用，其实代表官方的主张，其意见是处方中包括肉桂、桂心在内的各种桂皆统称为“桂枝”，而不加分别。

林亿、苏颂所欲标举的桂枝来源于以肉桂*Cinnamomum cassia*、钝叶桂*Cinnamomum bejolghota*为代表的樟属植物，此固然无可疑问，但既名“桂枝”，则所用者必是枝皮，证以《本草图经》云：“牡桂，叶狭於菌桂而长数倍，其嫩枝皮半卷多紫，与今宜州、韶州者相类。”《本草衍义》也说：“仲景又言桂枝者，盖亦取其枝上皮。”由此知北宋时代药用桂枝是枝皮而非枝条。

林亿、苏颂精心选择的“桂枝”这一名称，从唐代以来便指桂的枝皮，这并无不妥，但随着桂枝药名的大量使用，依然产生了误会。桂的枝皮被理解为桂的枝条，北宋陈承《重广补注神农本草并图经》提到：“仲景《伤寒论》发汗用桂枝，桂枝者枝条，非身干也，取其轻薄而能发散。今又有一种柳桂，乃桂之嫩小枝条也，尤宜入治上焦药用也。”陈承的这句话依然肯定桂枝用枝，但没有特别说明是单用皮还是枝的全体，而后一句关于“柳桂”的描述，则显然是今用桂枝的张本。

南宋药用桂至少分为肉桂与桂枝两大类，许叔微《伤寒发微论》卷下论桂枝肉桂条云：“仲景桂枝汤用桂枝者，盖取桂之枝梢细薄者尔，非若肉桂之肉厚也。盖肉桂厚实，治五脏用之者，取其镇重也。桂枝轻扬，治伤寒用之，取其发散也。今人例用之，是以见功寡。”这种分类法已与北宋不一样，而以“桂之枝梢细薄者”为桂枝，应该就是今之桂枝。此外，《宝庆本草折衷》桂条在引用陈承“轻薄者，宜入治头目发散药”句后，陈衍有注释说：“与桂枝功差近。”这颇似今用桂枝的功效。而其续说则桂与桂枝对举，有云：“(菌桂、牡桂)寇氏皆汰之矣。惟半卷而多脂者单名桂，陶隐居谓其入药最多，方书所用，当是此等，正一字桂也。仲景又用桂枝者，盖取枝之散张远扬，由干气之所舒，故能透达腠理。”从文字内容来看，似乎也有以干皮为“桂”，而以枝条为“桂枝”的意思。

元代的桂枝也与今用者同，《本草品汇精要》引《汤液本草》云：“桂枝，发表及表虚自汗轻薄者，宜入治眼目发散药。肉桂治沉寒痼冷，秋冬下部腹痛，并疗奔豚。”这是从功效上桂枝与肉桂对举。《本草纲目》引作：“桂枝入足太阳经，桂心入手少阴经血分，肉桂入足少阴、太阴经血分。细薄者为枝为嫩，厚脂者为肉为老，去其皮与里，当其中者为桂心。”显然，这种桂枝应该是“为枝为嫩”，且不去除皮与里的嫩枝。桂枝以桂的嫩枝入药，明清本草皆遵而用之，再没有其他说法。

2.肉桂与桂心

林亿、苏颂主张将包括肉桂、桂心在内的诸桂统一为桂枝，所用系桂的枝皮，那干皮又如何处理呢？对此苏颂未提及，而寇宗奭则说：“其木身粗厚处，亦不中用。”陈承也说：“桂枝者枝条，非身干也。”由此看来，北宋医家确实不使用干皮。

前引《伤寒发微论》证明南宋药用桂至少分为肉桂与桂枝两大类，《岭外代答》卷8花木门关于桂的记载十分重要：

桂之用于药尚矣，枝能发散，肉能补益，二用不同。桂性酷烈，易以发生，古圣人其知之矣。桂枝者，发达之气也，质薄而味稍轻，故伤寒汤饮必用桂枝发散。救里最良肉桂者，温厚之气也，质厚而味沉芳，故补益圆散多用肉桂。今医家谓桂年深则皮愈薄，必以薄桂为良，是大不然。桂木年深愈厚耳，未见其薄也，以医家薄桂之谬，考于古方桂枝、肉桂之分，斯大异矣。又有桂心者，峻补药所用也，始剥厚桂，以利竹卷曲刮取贴木多液之处，状如经带，味最沉烈，于补益尤有功。桂开花如海棠，色淡而葩小，结子如小橡子，取未放之蕊干之，是为桂花，宛类茱萸，药物之所缓，而食品之所须也。种桂五年乃可剥，春二月、秋八月，木液所剥之时也。

这段文字除提到桂枝、肉桂外，还专门说到桂心，看来南宋时期这三种药材都有使用。而更重要者，此记载证明当时桂枝、肉桂、桂心来源于同一植物，不仅如此，作者强调肉桂以皮厚为佳，桂心提到用“厚桂”作原料加工，这应该主要取材于干皮而非枝皮。

此后有关肉桂的文献少有专门讨论干皮、枝皮者，不过多数都要求肉厚，恐怕还是以干皮为主，如《本草蒙筌》将肉桂、木桂视为一类，有云：“肉桂、木桂性热，堪疗下焦寒冷，并秋冬腹疼，泄奔豚，利水道，温筋暖脏，破血通经。”据其解释：“木桂，皮极厚而肉理粗虚。肉桂，指至厚脂肉。”按如所说的确应该是干皮。

3. 官桂

官桂之名初见于宋代，但奇怪的是，宋人对此桂的来历就不太清楚，如寇宗奭所言：“今又谓之官桂，不知缘何而立名，虑后世为别物，故书之。”

第一个提出官桂之名的《本草图经》用推测的语气说：“牡桂，皮薄色黄少脂肉，气如木兰，味亦相类，削去皮名桂心，今所谓官桂，疑是此也。”这是以桂心为官桂。

《妇人大全良方·辨识修治药物法度》云：“官桂愈嫩则愈厚，愈老则愈薄。仍用紫色紧卷者，去皮至有油处，别为末用。”此则认为官桂皮材与他桂不同，但其说已为前引周去非《岭外代答》所批评。

《汤液本草》说：“《衍义》言，不知缘何而得官之名。考诸本草有出观、宾诸州者佳，世人以笔画多而懒书之，故只作官也。”王好古的意思是说，官桂是观州所出桂的讹写。

《本草蒙筌》云：“官桂，品极高而堪充进贡，却出观、宾。”

《本草纲目》批评王好古之说云：“此误，《图经》今观乃今视之意，岭南无观州。曰官桂者，乃上等供官之桂也。”

陈嘉谟、李时珍之说差近情理，但如果宋代确将进贡的桂呼为“官桂”，奉敕修本草的苏颂，以及身为药材辨验官的寇宗奭不会不知，因此宋代的官桂名实尚需存疑。

明清时期大致以官桂、肉桂为一物，如张景岳《本草正》以官桂立条，在此项下讨论肉桂、桂枝的功效。此外，关于官桂，比较有趣的说法主要有二：

明杜文燮《药鉴》桂皮条云：

大都有四等：其在下最厚者，曰肉桂；去其粗皮，而留其近木之味厚而最精者，云桂心。入二三分于补阴药中，则能行地黄之滞而补肾，由其味辛属肺，而能生肾水，性温行血，而能通凝滞也，能通血脉凝滞，其能补肾必矣。在中次厚者，曰官桂，主治中焦有寒。在上薄者，走肩臂，而行肢节之凝滞，肩臂引经多用之。其在嫩枝最薄者，曰桂枝，伤寒伤风之有汗者，宜用之以解微表也，非固表也。惟有汗者，表虚邪微，故用此气薄辛甘之剂以轻散之，则汗自止，岂有辛甘之剂，能固表哉？痘家于活血药中，少佐薄桂一二分，则血行而痘自通畅矣。又能治冷气肚疼，若体热血妄行者，切宜禁忌。畏石脂。妊妇戒用。

明末张志聪《本草崇原》桂条云：

今以枝为桂枝；干为桂皮，为官桂，即《本经》之牡桂也；根为肉桂；去粗皮为桂心，即《本经》之菌桂也。

以上两家说法虽然不同，但都倾向于官桂、肉桂是同一植物的不同部分，晚近药材学乃将肉桂药材规格之一的“桂通”称为“官桂”，或许是受其影响。

按，桂通系肉桂药材规格之一，为剥取栽培5~6年的幼树干皮和粗枝皮，不经压制，自然卷曲成筒状，长约30cm，直径2~3cm。考桂通的来历，或许与菌桂、官桂的演变有关。前面提到，唐宋本草家将《本草经》菌桂视为筒桂之讹，桂通很可能是为了迎合筒桂的说法而专门制作者。另据清张璐《本经逢源》筒桂条云“俗名官桂”，则这种充作筒桂的桂通也就顺理成章地成了官桂。

除了以肉桂为官桂外，也有将樟属其他植物作为官桂者。《增订伪药条辨》提到：“又有官桂一种，桂枝即其枝也，出罗定，形如安桂，味淡性薄，卷作二三层者，皆次。”现今四川等省将银叶桂*Cinnamomum mairei*等植物称为官桂，正与曹炳章的记载相合。

四、木犀科木犀属（Osmanthus）桂花的来历

宋以前几乎没有木犀科桂花的任何记载，这一点宋张邦基在《墨庄漫录》中已有所注意，卷8云：

木犀花，江浙多有之，清芬沤郁，余花所不及也。一种色黄深而花大者香尤烈，一种色白浅而花小者香短。清晓朔风，香来鼻观，真天芬仙馥也。湖南呼九里香，江东曰岩桂；浙人曰木犀，以木纹理如犀也。然古人殊无题咏，不知旧何名。故张芸叟诗云"伫马欲寻无路入，问僧曾折不知名"，盖谓是也。王以宁周士《道中闻九里香花》诗云"不见江梅三百日，声断紫箫愁梦长。何许绿裙红帔客，御风来送返魂香"。近人采花蕊以熏蒸诸香，殊有典刑。山僧以花半开香正浓时，就枝头采撷取之，以女贞树子俗呼冬青者，捣裂其汁，微用拌其花，入有油磁瓶中，以厚纸幂之。至无花时，于密室中取置盘中，其香裛裛中人如秋开时，复入器藏，可久留也。树之干大者，可以旋为盂盖、茶托种种器用，以淡金漆饰之，殊可佳也。

这种木犀科木犀属的植物，因为也占用"桂"名，故在本草中的位置十分奇怪。《本草图经》桂条没有文字涉及桂花，却绘有一幅图例（图36-5）标注为桂花。从图例并不能绝对肯定这就是木犀科植物，但据《全芳备祖》前集卷13岩桂花条所录的诗文，居然错杂樟科月桂属（Laurus）月桂、樟属肉桂，以及木犀科木犀属桂花，更荒谬的是，在碎录项还篡改《尔雅》文字，有云："梫，木桂树也。一名木樨，花淡白，其淡红者谓之丹桂，黄花者能子。丛生岩岭间。"由此看来，宋代人确实是将木犀科桂花与樟科桂混为一谈。[1]

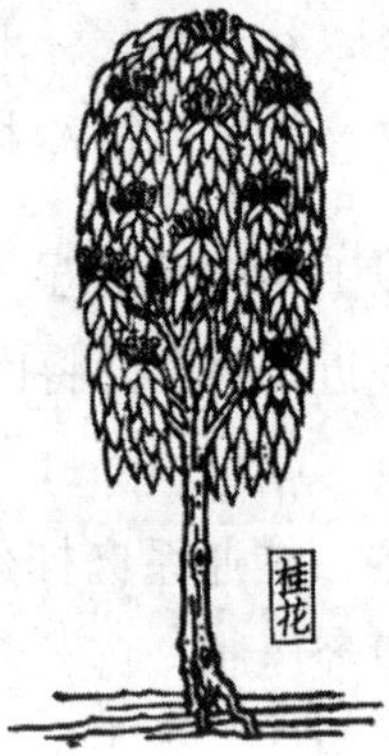

图36-5 晦明轩本《政和证类本草》桂花图

受这些记载的影响，《本草纲目》也未深考，径直将岩桂附在菌桂条后，李时珍云："今人所栽岩桂，亦是菌桂之类而稍异，其叶不似柿叶，亦有锯齿如枇杷叶而粗涩者，有无锯齿如卮子叶而光洁者，丛生岩岭间，谓之岩桂，俗呼为木犀。其花有白者名银桂，黄者名金桂，红者名丹桂。有秋花者，春花者，四季花者，逐月花者。其皮薄而不辣，不堪入药。惟花可收茗、浸

[1] 从《本草图经》桂花图例中椭圆形树冠来看，比较接近于木犀科的桂花树，与肉桂等樟属物种为高大乔木迥然不同。不仅如此，前引《岭外代答》还专门提到："桂叶比木樨叶稍大，背有直脉三道，如古圭制然。"刻意将樟科桂与木樨叶作对比，亦暗示当时两种植物在名称上存在混淆。

酒、盐渍及作香搽、发泽之类耳。”其所言明显是木犀科的桂花*Osmanthus fragrans*。

五、桂的道地沿革

肉桂是南方植物，早期文献如《山海经》《楚辞》多有涉及，不烦列举，秦统一中国，置桂林郡，当以产桂得名，其地跨今广西的桂林、柳州、河池、贵港、梧州和广东的茂名、阳江、肇庆，基本包括了桂的产区。《本草经》《名医别录》谓牡桂“生南海山谷”，菌桂“生交趾、桂林山谷岩崖间”，桂“生桂阳”，也在这一区域内。《南方草木状》专门提到“交趾置桂园”，交趾在今越南北部，乃知当时彼方已有种植。

唐代《新修本草》以出融州、桂州、交州者为良，《本草拾遗》云：“按桂林、桂岭，因桂为名，今之所生，不离此郡。从岭以南际海尽有桂树，唯柳、象州最多。”宋代《本草图经》提到宾、宜、韶、钦诸州，此外，《岭外代答》云：“南方号桂海，秦取百粤，号曰桂林，桂之所产，古以名地。今桂产于钦、宾二州，于宾者，行商陆运，致之北方，于钦者，舶商海运，致之东方。”按其地域均不离两广，后世变化不大。

清代之桂有进口和国产两类，《植物名实图考》云：“桂之产曰安边，曰清化，皆交趾境，其产中华者，独蒙自桂耳，亦产逢春里土司地。”并绘有蒙自桂树图（图36-6）。诸产地中尤其以越南清化野生之桂最优，有清化玉桂之誉，赵翼《檐曝杂记》卷3云：

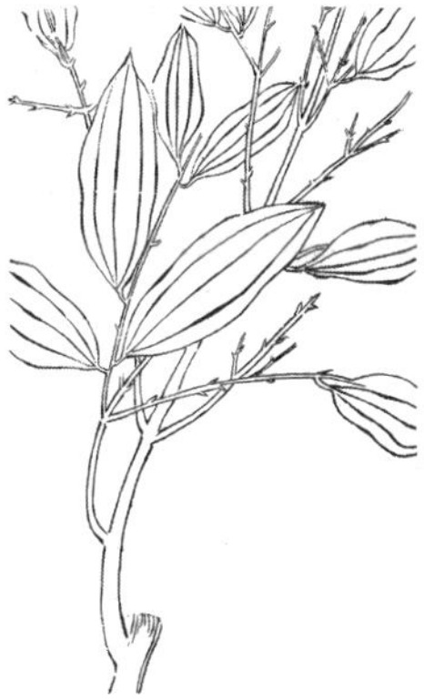

图36-6 《植物名实图考》蒙自桂树图

> 肉桂以安南出者为上，安南又以清化镇出者为上。粤西浔州之桂，皆民间所种，非山中自生长者，故不及也。然清化桂今已不可得。闻其国有禁，欲入山采桂者，必先纳银五百两，然后给票听入。既入，唯恐不得偿所费，遇桂虽如指大者，亦砍伐不遗，故无复遗种矣。安南入贡之年，内地人多向买。安南人先向浔州买归，炙而曲之，使作交桂状，不知者辄为所愚。其实浔桂亦自可用，但须年久而大合抱者，视其附皮之肉若有沙便佳。然而新砍者乃润而有油，枯则无用也。

《增订伪药条辨》记民国桂的产出情况云："肉桂为樟科樟属植物，常绿乔木，种类甚多。产越南、广西热带。当分数种，曰清化，曰猛罗，曰安边（产镇安关外），曰窑桂（产窑川），曰钦灵，曰浔桂。此总名也。又有猛山桂（即大油桂），曰大石山，曰黄摩山，曰社山，曰桂平（即玉桂），产云南曰蒙自桂，产广东曰罗定桂，曰信宜桂，曰六安桂。最盛产外国者，为锡兰加西耶，皆名洋桂。"《药物出产辨》云："产广东肇庆之属罗定等处。"

第三十七讲
贯众·狗脊

《广雅·释草》："贯节，贯众也"；"菝葜，狗脊也"。贯众与狗脊都是蕨类植物，且存在一定的名实混淆，故并条讨论。

一、贯众的名实考订

《尔雅·释草》："萹苻止泺，贯众。"郭璞注以"萹苻，止"为一句，注"未详"；以"泺，贯众"为一句，注："叶员锐，茎毛黑，布地，冬不死，一名贯渠，《广雅》云贯节。"据《本草经》贯众一名扁苻，则《尔雅》此句当作"萹苻、止泺，贯众"，郭璞断句有误。郝懿行《尔雅义疏》云：

《释文》云："萹苻止，郭云未详，本草乃是贯众，云'贯众，一名贯节，一名贯渠，一名百头，一名虎卷，一名萹苻，一名伯药，一名药藻，此谓草鸱头也'。"按今本草"伯药"作"伯萍"，余如《释文》所引。陶注云："叶如大蕨，其根形色毛芒全似老鸱头，故呼为草鸱头。"《御览》引吴普曰："叶青黄，两两相对，茎黑毛，聚生，冬夏不死。"今按，贯众苗叶全似蕨，唯茎黑有毛为异，吴、陶二说尽之。《御览》又引孙炎云"一名贯渠"，与郭注同。萹苻名见本草，唯"止泺"二字本草所无。郭读"萹苻止"为句，故云"未详"。然据本草"一名伯药"，《释文》"泺，孙余若反"，是即药字之音，或药、泺声借，伯、止形讹，若读"止泺"为句，即伯药矣。

《本草经》贯众列下品，经云："味苦、微寒，有毒。主治腹中邪热气，诸毒，杀三虫。一名贯节，一名贯渠，一名百头，一名虎卷，一名扁苻。"记载虽然简略，但仍有线索可寻。据《本草经》"一名虎卷"，森立之《本草经考注》云："卷即拳假借，初生叶似屈手形而毛茸耸然，故名曰虎卷也。”按《尔雅翼》云：“蕨生如小儿拳，紫色而肥。”《埤雅》云：“蕨状如大雀拳足，又如人足之蹶也。”与“虎卷”一样，都是在描述蕨类植物幼叶卷曲的特殊形态，由此确定《本草经》贯众为蕨类植物应无问题。

不仅如此，在《本草经》中，贯众有别名“百头”，这与另一味可以肯定为蕨类植物的狗脊在《本草经》中别名“百枝”一样，也是形容其叶簇生的状态。此即如李时珍在《本草纲目》中所说：“其根一本而众枝贯之，故草名凤尾，根名贯众、贯节、贯渠。”但其品种无法确考。

奇怪的是，魏晋文献所称的“贯众”似为一种种子植物。如《名医别录》云：

贯众，去寸白，破癥瘕，除头风，止金创。花，疗恶疮，令人泄。一名伯萍、一名乐藻，此谓草鸱头。生玄山山谷及冤句、少室山。二月、八月采根，阴干。

《名医别录》专门提到贯众花的功效，《吴普本草》也说：“贯众，一名贯来、一名贯中、一名渠毌、一名贯钟、一名伯芹、一名药藻、一名扁苻、一名黄钟。叶青黄，两两相对，茎黑毛聚生，冬夏不死，四月华白，七月实黑，聚相连卷旁行生。三月、八月采根，五月采叶。”则不仅有花，而且结实。至于郭璞注《尔雅》云：“叶圆锐，茎毛黑，布地，冬不死。一名贯渠。《广雅》云贯节。”虽未明言花实，但其描述的植物特征如茎有黑毛，常绿小草本，布地生等，基本与《吴普本草》类似，应同指一物。

但从《本草经集注》开始，蕨类植物再次成为药用贯众的主流，陶弘景云：“贯众，近道亦有。叶如大蕨，其根形色毛芒全似老鸱头，故呼为草鸱头也。”所谓“大蕨”，即是蕨之大者，《诗·召南·草虫》：“陟彼南山，言采其蕨。”据《齐民要术》作菹藏生菜法第八十八引《诗义疏》云：

蕨，山菜也。初生似蒜茎，紫黑色。二月中，高八九寸，老有叶，瀹为茹，滑美如葵。今陇西天水人，及此时而干收，秋冬尝之。又云，以进御。三月中，其端散为三枝，枝有数叶，叶似青蒿，长粗坚强，不可食。

《诗经》中的蕨大致为碗蕨科（Dennstaedtiaceae）植物，其叶作3~4回羽裂，这是文献首次将贯众与蕨类植物真正联系在一起。尽管陶弘景的描述依然无助于了解贯众的品种，但陶弘景说贯众叶似大蕨，即作多回羽状分裂，正为后世文献说贯众叶如凤尾，埋下了伏笔。

二、狗脊贯众与紫萁贯众

《新修本草》贯众条全袭《本草经集注》之旧，未作丝毫补充，但在狗脊条苏敬云：“（狗脊）苗似贯众。”此外，正统《道藏》洞神部众术类所收的一部唐代道经《纯阳真人药石制》中，对贯众的原植物有详细描述，该书称管仲（即贯众）为五凤龙芽，有诗云：“五凤多生深涧中，意生高长一丛丛。只在五月中秋采，恰似凤凰翅尾同。”从叶形来看，这一品种肯定不是紫萁。值得注意的是，从此书开始，五代韩保升《蜀本草》及宋代苏颂《本草图经》都提到贯众叶如凤尾。

《蜀本草·图经》云：“贯众，苗似狗脊，状如雉尾，根直多枝，皮黑肉赤，曲者名草鸱头，今所在山谷阴处有之。”《本草图经》云：“贯众，今陕西、河东州郡及荆、襄间多有之，而少有花者。春生苗赤，叶大如蕨，茎秆三棱，叶绿色似小鸡翎，又名凤尾草。根紫黑色，形如大瓜，下有黑须毛，又似老鸱。”

尽管以上两部图经对贯众形态的描述有类似之处，但品种却未必相同，《蜀本草》所记乃是川产药物，苗似狗脊，其根状茎直立呈圆柱形，当是四川所习用之乌毛蕨科的狗脊蕨 *Woodwardia japonica*，或同属之单芽狗脊蕨 *Woodwardia unigemmata*，而这两个品种在《本草图经》中乃是成德军狗脊和眉州狗脊（图37-1）的原植物。

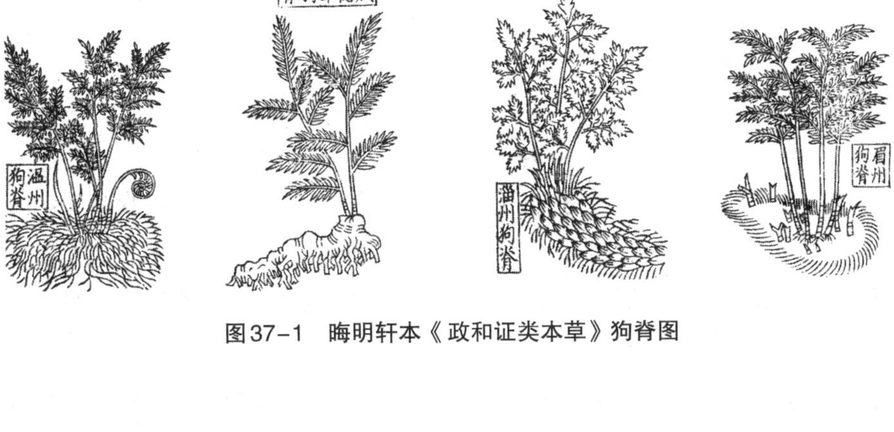

图37-1 晦明轩本《政和证类本草》狗脊图

《本草图经》有关贯众和狗脊的文字可以互参，狗脊条云：“苗尖细碎，青色，高一尺已来，无花，其茎叶似贯众而细。”比较《本草图经》所附淄州（今山东淄川）狗脊（图37-2）与淄州贯众药图，可以看出，二者根状茎肥大，皆被鳞片，而狗脊横走，贯众直立，狗脊为3回羽状复叶，贯众则为2回羽状分裂，尽管以上特征不足以确定其原植物，但结合《本草图经》所述产地“陕西、河东州郡及荆襄”，谢宗万先生认为：“贯众的原植物：鳞毛蕨属*Dryopteris*，荚果蕨属*Matteuccia*，蹄盖蕨属*Athyrium*及狗脊属*Woodwardia*植物的地下部分与此为接近。”其说甚有道理。

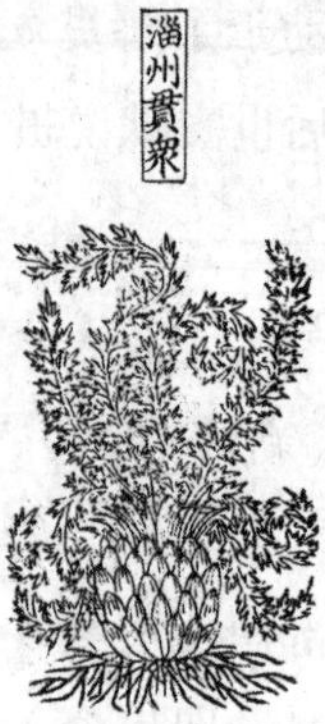

图37-2 晦明轩本《政和证类本草》淄州贯众图

明清多数本草在描述贯众原植物时，皆汇录前代文献，而少有实地调查者，故其记载往往错谬百出，如明卢之颐《本草乘雅半偈》云：“出玄山山谷及冤句、少室山。今陕西、河东州郡及荆、襄间多有之。生山阴近水处。冬夏不死，数根丛生，每根必有多茎贯之，茎作三棱如蕨状，有黑色汁，颇涎滑也。其叶两两对生，如鸡翎，及凤尾，又似狗脊叶而无锯齿，色青黄，面深背淡。四月花白，七月实黑，相聚连卷，而旁生其根，曲而有尖嘴，黑须丛族，亦似狗脊根状，及伏鸱。皮黑肉赤，直而多枝，若百头也。”乃是汇抄《名医别录》《吴普本草》《本草图经》《本草纲目》等而成，如此描述，实在令人难明其详。

不仅一般临床本草如此，《本草纲目》的记载也很含混。集解项李时珍云：“贯众，多生山阴近水处。数根丛生；一根数茎，茎大如箸，其涎滑；其叶两两对生，如狗脊之叶而无锯齿，青黄色，面深背浅；其根曲而有尖嘴，黑须丛簇，亦似狗脊根而大，状如伏鸱。”从“如狗脊之叶而无锯齿”来看，这一品种有可能是指紫萁科（Osmundaceae）植物紫萁*Osmunda japonica*，但《本草纲目》所附药图，却与紫萁大相径庭。不仅如此，《本草纲目》贯众附方治产后亡血引《妇人大全良方》云：“用贯众状如刺猬者一个，全用不剉，只揉去毛及花萼。”所谓“花萼”，可能指贯众根状茎所被之鳞片，此虽系《本草纲目》转引他人之说，但也确反映出李时珍对贯众原植物缺乏确切认识。

相对而言，明兰茂《滇南本草》及清吴其濬《植物名实图考》对贯众的描述较为准确，其原植物分别被考证为鳞毛蕨科刺齿贯众*Cyrtomium caryotideum*和贯众*Cyrtomium fortunei*，但这两个品种在商品药材中却几乎不作贯众入药。

当今国内市场贯众来源虽多，但品种相对集中的是狗脊属（Woodwardia）之狗脊贯众、鳞毛蕨属（Dryopteris）之绵马贯众及紫萁属（Osmunda）之紫萁贯众。从本草考证可以看出，狗脊贯众的使用历史相对较久，在明清本草中更直接将贯众称为“黑狗脊”，应是当时的药用主流品种。

紫萁的名称见于《尔雅》,《尔雅·释草》:“萁，月尔。”郭璞注:“即玼萁也。似蕨，可食。”《广雅·释草》云:“玼萁，蕨也。”乃知“紫萁”一物在古代本有专名，而且植物紫萁不仅叶形较为特殊，其根茎不被鳞片，也是区别于其他贯众的重要特征。从陶弘景开始即谓贯众叶似凤尾，再分析医方对贯众药材的炮炙要求,《普济本事方》提到“刮去黑皮”,《医学入门》说“去皮毛”,《妇人大全良方》云“揉去毛及花萼”，皆不符合紫萁贯众的药材特征，因此，植物紫萁作为贯众入药的沿革，尚有待进一步研究。

与紫萁一样，绵马亦见于《尔雅》,《尔雅·释草》:“绵马，羊齿。”郭璞注:“草细，叶叶罗生而毛，有似羊齿。今江东呼为雁齿。缫者以取茧绪。”此则与今用之绵马贯众完全无关。

需要指出的是，由于蕨类植物种属差异相对较小，而古代文献对植物形态的描述往往语焉不详，更给品种考证增加了难度，通过本草考证，可以将古代使用的贯众按其药材形状分作两类，一类如韩保升所说“根直多枝”者，这已如前说，主要指狗脊贯众；而另一类如陶弘景说“似老鸱头”，或如苏颂说“形如大瓜”者，则显非来源于乌毛蕨科，但其原植物实难确考，绵马贯众、紫萁贯众等恐亦包含其中。

今用贯众的正品来源鳞毛蕨科粗茎鳞毛蕨*Dryopteris crassirhizoma*，主要分布于黑龙江、吉林、辽宁以及河北的部分地区，这与历代本草记载贯众产地十分不同，在很长一段时间，此品种可能只是东北民间习用品，其之所以能在近代成为主流品种，恐与化学和药理工作者从中发现具有驱虫活性的间苯三酚类成分有关。

三、狗脊的名实

狗脊乃是因为其根“凹凸巃嵸”，与狗的脊骨相似而得名；又因象形比附出“坚脊利俯仰”及治疗“腰背强，关机缓急，周痹寒湿膝痛”的功效来，于是有“强膂、扶盖、扶筋”等别名。以形态得名的药物，名实混淆比较严重。《广雅·释草》：“菝挈，狗脊也。”《玉篇》：“菝葜，狗脊根也。”《博物志》也说：“菝葜与萆薢相乱，一名狗脊。”《本草经集注》谓“今山野处处有，与菝葜相似而小异”，并描述说：“其茎叶小肥，其节疏，其茎大直，上有刺，叶圆有赤脉。根凹凸巃嵸如羊角，细强者是。”陶弘景的说法乃本于《吴普本草》“如萆薢，茎节如竹，有刺，叶圆赤，根黄白，亦如竹根，毛有刺”之说，此皆与《广雅》等字书之说一脉相承，为一种有花植物。

但今用狗脊为蕨类植物，与百合科菝葜属（Smilax）物种差别极大，何得相似，颇不可解。或许狗脊以象形得名，其根茎与菝葜、萆薢近似，都是“凹凸巃嵸”似狗之脊骨，遂致混淆。蕨类植物成为狗脊入药之主流，确切文献当以《新修本草》最早，所言“此药苗似贯众，根长多岐，状如狗脊骨，其肉作青绿色，今京下用者是”者，可大致确定为乌毛蕨科植物狗脊蕨 *Woodwardia japonica* 之类。但如苏敬说，陶弘景所称的百合科菝葜属狗脊，当时“江左俗犹用之”。唐人施肩吾有句：“池塘已长鸡头叶，篱落初开狗脊花。”能够开花的狗脊，显然也非蕨类植物。

至于后来医家喜欢用的“金毛狗脊”，更多的是为了取象，《本草图经》乃说“今方亦用金毛者”，这是蚌壳蕨科的金毛狗脊 *Cibotium barometz*，该植物根茎表面密被光亮的金黄色茸毛，故得此名。金毛狗脊因为形状逼真，渐渐成为明清以来狗脊的主流。《本草蒙筌》云：“深谷多生，在处俱有，根采类金毛狗脊，故假为名。”

第三十八讲
金银花·忍冬藤

忍冬载《名医别录》，据陶弘景解释："今处处皆有，似藤生，凌冬不凋，故名忍冬。"忍冬作为绿篱植物，亦为诗人吟咏，范成大《余杭》诗云："春晚山花各静芳，从教红紫送韶光。忍冬清馥蔷薇酽，熏满千村万落香。"

一、忍冬之名实

忍冬今通称金银花，泛指忍冬科忍冬属（Lonicera）多种植物，通常以忍冬*Lonicera japonica*为正品。

金银花之名初见于《苏沈良方》，其治痈疽方云：

治痈疽，忍冬嫩苗一握，叶尖圆茎生，茎叶皆有毛，生田野篱落，处处有之，两叶对生。春夏新叶梢尖，而色嫩绿柔薄，秋冬即坚浓，色深而圆，得霜则叶卷而色紫，经冬不凋。四月开花，极芬，香闻数步，初开色白，数日则变黄。每黄白相间，故一名金银花。花开曳蕊数茎如丝，故一名老翁须，一名金钗股。冬间叶圆浓，似薜荔枝，一名大薜荔，可移根庭槛间，以备急。花气可爱，似茉莉、瑞香、甘草。

方后有注释云："予在江西，有医僧鉴清，善治背疽，得其方，用老翁须，余颇神秘之。后十年，过金陵，闻医王琪亦善治疡，其方用水杨藤，求得观之，乃老翁须也。又数年，友人王子渊自言得神方，尝活数人，方用大薜荔。又过历阳，杜医者治疡，尝以二万钱活一人，用千金藤。过宣州宁国尉王子驳传一方，用金银花。海州士人刘纯臣传一方，用金钗股。此数君皆自神其术，求其草视之，盖一物也。余以本草考之，乃忍冬也。"又《医说》引《夷坚己志》云：

崇宁间，苏州天平山白云寺五僧行山间，得蕈一丛，甚大，摘而煮食之，至夜发吐，三人急采鸳鸯草生啖，遂愈。二人不甚肯啖，吐至死。此草藤蔓而生，对开黄白花，傍水依山处皆有之，治痈疽肿毒尤妙，或服或傅皆可，今人谓之金银花，又曰老翁须，本草名为忍冬。

按，《新修本草》云："此草藤生，绕覆草木上。苗茎赤紫色，宿者有薄白皮膜之。其嫩茎有毛，叶似胡豆，亦上下有毛。花白蕊紫。今人或以络石当之，非也。"《本草纲目》描述说："忍冬在处有之。附树延蔓，茎微紫色，对节生叶。叶似薜荔而青，有涩毛。三四月开花，长寸许，一蒂两花二瓣，一大一小，如半边状，长蕊。花初开者，蕊瓣俱色白；经二三日，则色变黄。新旧相参，黄白相映，故呼金银花，气甚芬芳。四月采花，阴干；藤叶不拘时采，阴干。"此为忍冬科忍冬属（Lonicera）植物，品种则不易确定。

二、从忍冬藤到金银花

忍冬古用藤茎，故《名医别录》谓十二月采，《证类本草》引《肘后备急方》治飞尸、尸注，用忍冬茎叶，直至宋代，虽有金银花之名，但使用花者不多。前举《苏沈良方》《医说》，其实际使用者仍然是忍冬的藤茎或全草。此外如《履巉岩本草》卷下也提到金银花之名[1]，并绘有图例（图38-1），而该条正名则称"鹭鸶藤"。又《集验背疽方》治乳痈发背神方，单用金银花一味，但方后却注明"采叶研为滓"，由此知当时方书称"金银花"乃是形容其植物特征，而不专以花入药。《三因极一病证方论》卷10忍冬丸方，用忍冬草一味，始正式提到："根茎花叶皆可用。一名老翁须，一名蜜啜花，一名金银花。"

《救荒本草》首次以金银花为忍冬的正名，图中（图38-2）亦有花朵，其文云：

金银花，本草名忍冬，一名鹭鸶藤、一名左缠藤、一名金钗股，又名老翁须，亦名忍冬藤。旧不载所出州土，今辉县山野中亦有之。其藤凌冬不凋，故名忍冬草。附树延蔓而生，茎微紫色，对节生叶，叶似薜荔叶而青，

[1]《履巉岩本草》言鹭鸶藤一名金银花，图绘则仅刻画茎叶，而不表现花或花蕾，可见当时甚少用花。

又似水茶臼叶，头微团而软，背颇涩，又似黑豆叶而大，开花五出，微香，蒂带红色，花初开白色，经一二日则色黄，故名金银花。本草中不言善治痈疽发背，近代名人用之奇效。味甘，性温，无毒。

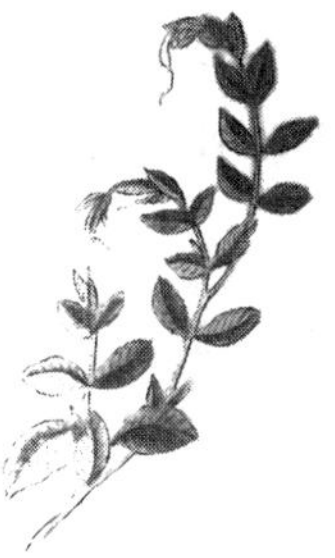

图38-1 《履巉岩本草》鹭鸶藤图

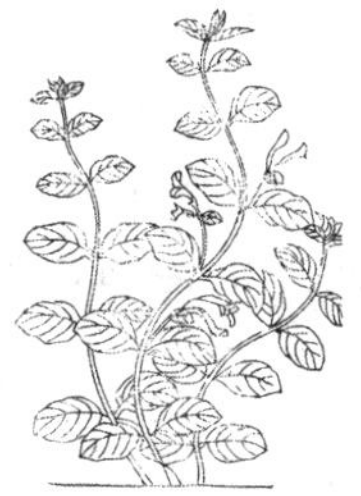

图38-2 《救荒本草》金银花图

此后的《滇南本草》则分别描述了金银花与忍冬藤的功效，其略云："金银花，味苦性寒，清热，解诸疮，痈疽发背，无名肿毒，丹瘤，瘰疬。藤，能宽中下气，消痰，祛风热，清咽喉热痛。"

明代《本草品汇精要》《本草纲目》《本草乘雅半偈》等尚说忍冬"茎叶及花，功用皆同"，大约从清代乾隆年间开始，重花而贱藤，代表性言论如《得配本草》(乾隆二十六年，1761)云："藤叶皆可用，花尤佳。"《本草求真》(乾隆三十四年，1769)云："花与叶同功，其花尤妙。"究其原因，恐与当时讲究饮用金银花茶和制作金银花露有关。《本草求真》金银花条提到："江南地方，以此代茶。"《植物名实图考》云："吴中暑月，以花入茶饮之，茶肆以新贩到金银花为贵，皆中州产也。"金银花露的制作见于《本草纲目拾遗》："金银露，乃忍冬藤花蒸取，鲜花蒸者香，干花者少逊，气芬郁而味甘，能开胃宽中，解毒消火，暑月以之代茶，饲小儿无疮毒，尤能散暑。"

三、道地沿革

忍冬各地皆有出产，品种不一，《增订伪药条辨》曾将不同产地的金银花分别冠以地名以资区别，曹云："金银花，产河南淮庆者为淮密，色黄白，软糯而净，朵粗长，有细毛者为最佳。禹州产者曰禹密，花朵较小，无细毛，易于变色，亦佳。济南产者为济银，色深黄，朵碎者次。亳州出者朵小性梗，更次。湖北、广东出者，色深黄，梗朵屑重，气味俱浊，不堪入药。”应该肯定，这些金银花大多都为忍冬科忍冬属植物，而忍冬*Lonicera japonica*正品地位的获得，颇与此品种在河南一带的广泛分布和种植，尤其是宋代以来对此间金银花的重视有关。《曲洧旧闻》卷3鹭鸶花条云：“郑、许田野间二三月有一种花，蔓生，其香清远，马上闻之，颇似木犀，花色白，土人呼为鹭鸶花，取其形似也。亦谓五里香。”按其所说，即是金银花，郑许皆在河南。《救荒本草》说“今辉县山野中亦有之”，并有附图，《植物名实图考》亦说“皆中州产”。由此可见，金银花以河南为道地产区应无疑问。

第三十九讲
虎杖

《尔雅》云："蒤，虎杖。"郭璞注："似荭草而粗大，有细刺，可以染赤。"除了药用外，虎杖主要用来染色。《齐民要术》作杬子[1]法需用杬木皮，注："无杬皮者，虎杖根、牛李根并作用。"使用虎杖根等主要是染色，并利用其中的鞣制凝固蛋白质。陆游《老学庵随笔》卷5也说："《齐民要术》有咸杬子法，用杬木皮渍鸭卵。今吴人用虎杖根渍之，亦古遗法。"《本草图经》云："俗间以甘草同煎为饮，色如琥珀可爱，瓶盛置井中，令冷彻如冰，极解暑毒。其汁染米作糜糕益美。"不仅如此，部分屠苏酒配方中也用虎杖根来染色。

一、名实考订

《名医别录》名虎杖根，陶弘景云："田野甚多，此状如大马蓼，茎斑而叶圆。"按荭草亦见于《名医别录》，谓其"如马蓼而大，生水傍"，原植物当为蓼科红蓼*Polygonum orientale*，大马蓼则为同属植物酸模叶蓼*Polygonum lapathifolium*一类，从郭璞、陶弘景对虎杖的描述来看，此与蓼科虎杖*Polygonum cuspidatum*应该同是一物。

《蜀本草·图经》云："生下湿地，作树高丈余，其茎赤根黄，所在有之。"苏颂《本草图经》描述得更为精确：

> 今处处有之。三月生苗，茎如竹笋状，上有赤斑点，初生便分枝丫，叶如小杏叶，七月开花，九月结实。南中出者无花，根皮黑色，破开即黄，似柳根。亦有高丈余者。

[1] 杬子即咸鸭蛋。

据所附越州虎杖图例，其根茎粗大，茎上具有斑点，结上有托叶鞘，其为今之虎杖*Polygonum cuspidatum*无疑。

但认真分析《证类本草》中所征引前代本草的文字和《本草图经》药图（图39–1），除越州虎杖外，所图滁州虎杖应该也是蓼科植物，但汾州虎杖则显然不是。不仅如此，所附《本草衍义》关于虎杖的文字也很奇怪，寇宗奭首先否定《蜀本草图经》之说，然后云：“虎杖大率皆似寒菊，然花叶茎蕊差大为异，仍茎叶有淡黑斑，自六七月旋旋开花，至九月中方已，花片四出，其色如桃花，差大，外微深，陕西山麓水次甚多。”按寇所描述者颇接近《本草图经》所绘之汾州虎杖，其原植物不详。按，蓼科虎杖*Polygonum cuspidatum*为单性花，雌雄异株，成腋生密集的圆锥花序，花梗细长，中部有关节，上部有翅，花甚小，花被5深裂，白色或淡绿白色，二者显非一物。

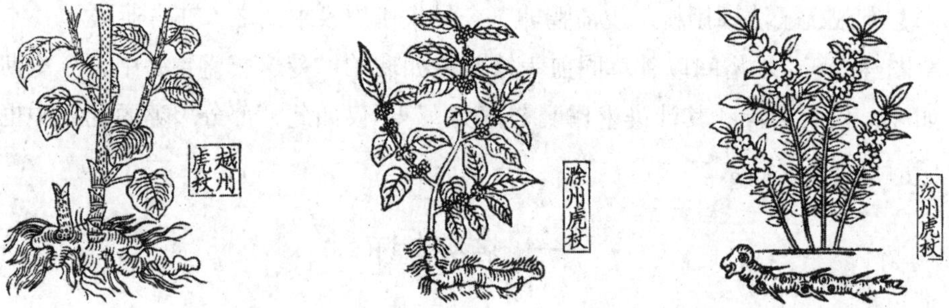

图39–1　晦明轩本《政和证类本草》虎杖图

二、几点讨论

尽管宋代虎杖品种有所混乱，但明清以来所使用者基本为蓼科虎杖无误。除虎杖外，在古代本草中还有一些植物可能与本品有关，因涉及产地沿革，简略讨论如下。

（1）攀倒甑见《本草图经》，属本经外草类，经云：

攀倒甑，生宜州郊野。味苦，性寒，主解利风壅，热盛烦渴，狂燥。春夏采叶，研捣，冷水浸，绞汁服之，甚效。其茎叶如薄荷，一名斑骨草，一名斑杖丝。

有研究者据攀倒甑性味功能与今虎杖相近，而《陕西中草药》虎杖别名“搬倒甑”，又《本草图经》所绘攀倒甑药图（图39-2），叶互生，椭圆形，茎有斑点，与今虎杖幼苗相似，故认为攀倒甑即是虎杖幼苗。但亦有不同意见，《新华本草纲要》认为《本草图经》攀倒甑是败酱科植物白花败酱*Patrinia villosa*，而叶国荣则认为是菊科植物单叶佩兰*Eupatorium japonicum*。事实上，《本草图经》此条图文皆简略，各家考证说理皆不充分，攀倒甑究系何物，尚需研究。

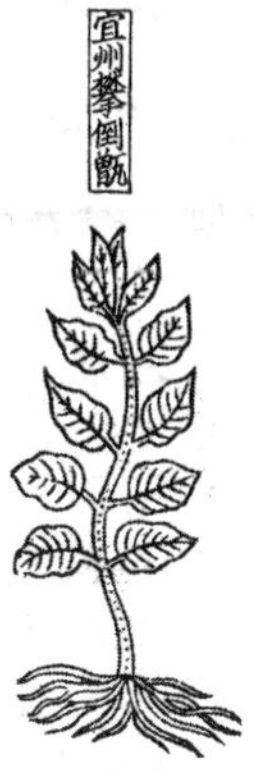

图39-2 晦明轩本《政和证类本草》攀倒甑图

（2）酸桶笋见《救荒本草》，有云：

生密县韶华山山涧边。初发笋叶，其后分生茎叉，科苗高四五尺，茎秆似水荭茎，而红赤色，其叶似白槿叶而涩，又似山格刺菜叶亦涩，纹脉亦粗。味甘微酸。

因《救荒本草》所载植物皆作者亲自观察所得，且图例准确（图39-3），其为蓼科植物虎杖*Polygonum cuspidatum*无疑。

（3）《滇南本草》有斑庄根，《植物名实图考》卷20将其引在黄药子第三图之下，结合对《本草纲目》黄药子名实的讨论，吴其濬云：“李时珍所谓黄药，即今之酸杆，滇谓之斑庄根。”今《滇南本草》的整理者将此物确定为虎杖是正确的。

（4）《本草纲目》卷18草部蔓草类有黄药子，其正品当为薯蓣科植物黄独*Dioscorea bulbifera*，但《本草纲目》黄药子条下却说“今处处人栽之，其茎高二三尺，柔而有节，似藤实非藤也。叶大如拳，长三寸许，亦不似桑。其根长者尺许，大者围二三寸，外褐内黄，亦有黄赤色者，肉色颇似羊蹄根，人皆捣其根入染蓝缸中，云易变色也。”此即《植物名实图考》卷20之黄药子之第三图，实为蓼科虎杖。按，李时珍恐怕并不真正认识虎杖，在卷16草部隰草类虎杖条下李时珍释名谓“杖言其茎，虎言其斑也”，此言正确，但对虎杖植物的描述却说：“其茎似荭蓼，其叶圆似杏，其枝黄似柳，其花状似菊，色似桃花。”这分明是将郭璞、苏颂、寇宗奭三人的话剪裁拼凑而成。至于“花状似菊，色似桃花”云云，乃暴露了李时珍不识此物，错将虎杖认成黄药子，遂为吴其濬所批评。《本草纲目》金陵本所绘虎杖图例（图39-4），即根据李时珍这段错误言论，按照“茎似荭蓼，其叶圆似杏，其枝黄似柳，其花状似菊”来描绘，并非真实物种。

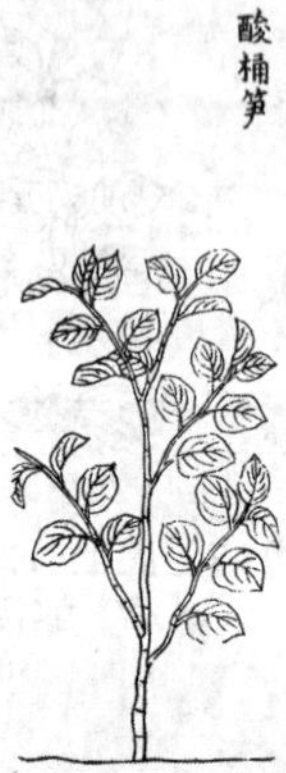

图39-3 《救荒本草》酸桶笋图

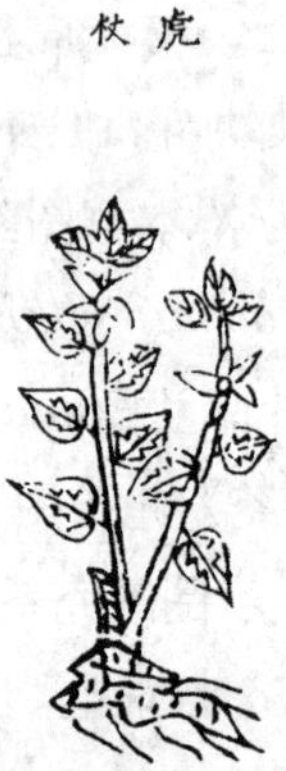

图39-4 金陵本《本草纲目》虎杖图

（5）《草木便方》有酸汤梗，歌诀云：“酸汤梗酸祛风毒，阴疳杨梅敷洗涂。恶毒腐烂除痔瘘，风湿丹热自消除。”《天宝本草》有酸通，歌诀云：“酸通宜名雄黄连，脾胃湿热嘈气连。能疗周身筋骨痛，手足拘挛皆可痊。”两书整理者皆将之考订为蓼科虎杖*Polygonum cuspidatum*，正确无误。

第四十讲
决明子

决明子以治疗眼疾得名，诗人亦取作比兴，如白居易《眼疾》诗云："眼藏损伤来已久，病根牢固去应难。医师尽劝先停酒，道侣多教早罢官。案上谩铺龙树论，龙树菩萨着眼论。合中虚捻决明丸。人间方药应无益，争得金篦试刮看。"

一、品种考订

《尔雅·释草》："薢茩，芵光。"郭璞注："芵明也，叶黄锐，赤华，实如山茱萸。"邢昺疏云："药草芵明也，一名芵茪，一名芵明。"这一段文字一直被引在本草决明子条后，但从郭璞的描述来看，似非豆科决明属（Cassia）植物。另据《广雅》云："羊蹢躅，芵光也"；"芵明，羊角也"。则所谓"芵光"或许是杜鹃花科杜鹃花属（Rhododendron）植物，而《广雅》之"芵明"方为本草之决明子。但即便如此，《本草经》之决明子也未必一定是决明属植物。

一般而言，因功效得名的药物同名异物现象最为严重，即以决明子为例，本品因能明目得名。《吴普本草》决明子一名草决明、一名羊明，《本草经》青葙子亦名草决明，《名医别录》又附录石决明。《本草经》论决明子云："主青盲，目淫，肤赤，白膜，眼赤痛，泪出。久服益精光，轻身。"功效固然看不出品种，但决明属植物种子皆含蒽醌类物质，轻泻作用十分明确，若《本草经》决明子是此类植物，功效中应该有所反映，一般不会列为久服之品。

不仅如此，《本草经集注》有注释云："叶如茳芏，子形似马蹄，呼为马蹄决明，用之当捣碎。又别有草决明，是萋蒿子，在下品中也。"其中"茳芒”一词，《政和证类本草》皆作此字，《大观证类本草》则作“茳芏”。据《本草拾遗》云：“茳芏，是江离子。芏字音吐，草也，似莞，生海边，可为席。又与决明叶不类。”乃知此字当以“茳芏”为是。又考《尔雅·释草》云：“芏，夫王。”此茳芏为莎草科植物咸水草*Cyperus malaccensis*一类，茎三棱形，叶片短，叶鞘长，与豆科决明全无相似，此见陶弘景所说决明亦非决明属植物也。

《新修本草》没有讨论草本决明的植物形态，《本草拾遗》也只是不同意陶弘景说决明叶似茳芏，没有植物描述，不过据杜甫诗《秋雨叹》云：“雨中百草秋烂死，阶下决明颜色鲜。着叶满枝翠羽盖，开花无数黄金钱。”应该是决明属植物。至于五代以后关于决明的记载，则为决明属植物更没有问题。《蜀本草·图经》云：“叶似苜蓿而阔大，夏花，秋生子作角，实似马蹄，俗名马蹄决明。”《本草衍义》云：“决明子，苗高四五尺，春亦为蔬，秋深结角，其子生角中如羊肾。今湖南北人家园圃所种甚多，或在村野或成段种。《蜀本图经》言叶似苜蓿而阙大，甚为允当。”这种决明应当是今之决明*Cassia obtusifolia*，至于《本草图经》所言大约也是此种，但所绘三幅决明药图（图40-1）皆作奇数羽状复叶，这可能是绘图误差所致，但确实不似决明*Cassia obtusifolia*，或许是望江南*Cassia occidebtalis*、茳芒决明*Cassia sophera*一类。

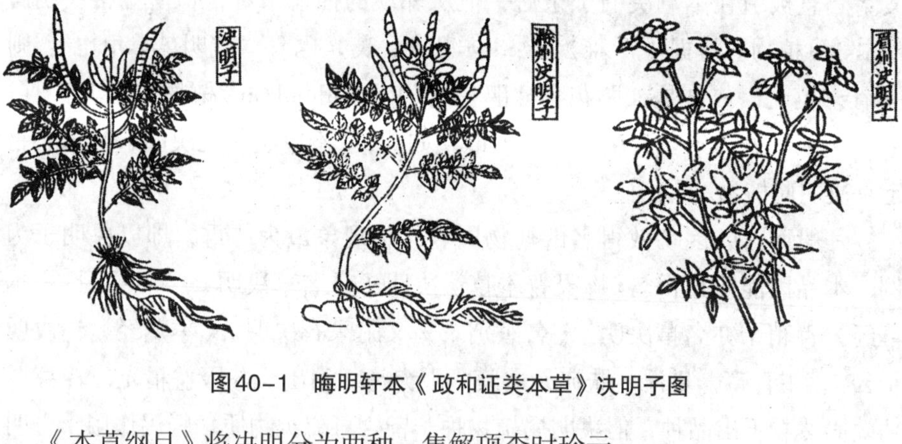

图40-1　晦明轩本《政和证类本草》决明子图

《本草纲目》将决明分为两种，集解项李时珍云：

决明有两种，一种马蹄决明，茎高三四尺，叶大于苜蓿，而本小末奓，昼开夜合，两两相贴，秋夏开淡黄花五出，结角如初生细豇豆，长五六寸，角中子数十粒，参差相连，状如马蹄，青绿色，入眼药最良。一种茳芒决明，《救荒本草》所谓山扁豆是也，苗茎似马蹄决明，但本小末尖，正似槐叶，夜亦不合，秋开深黄花五出，结角大如小指，长二寸许，角中子成数列，状如黄葵而扁，其色褐，味甘滑。

据其描述，马蹄决明当为今用正品小决明*Cassia tora*或决明*Cassia obtusifolia*，而茳芒决明似为望江南*Cassia occidebtalis*。以望江南种子作决明亦见于《救荒本草》，望江南条云："今人多将其子作草决明子代用。"并绘有图例（图40-2）。

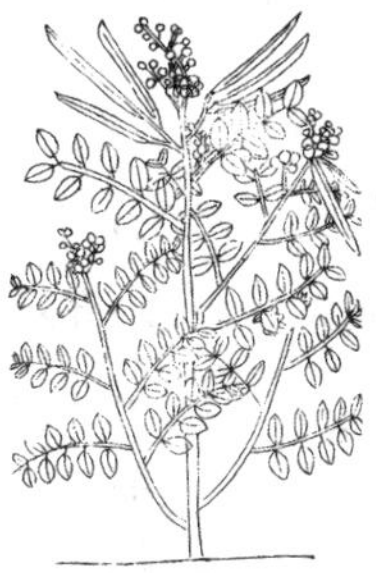

图40-2 《救荒本草》望江南图

二、花叶食用

唐宋皆有以决明花叶为蔬茹的习惯，如《东京梦华录》所记食谱中有决明兜子、决明汤齑等以决明为辅料的面食，故宋人颇有栽种决明的习惯。

《本草图经》绘有眉州决明子，眉州即今四川眉山市，是宋代三苏的故乡。苏辙有《蜀人旧食决明花耳颍川夏秋少菜崇宁老僧教人并食其叶有乡人西归使为父老言之戏作》绝句云："秋蔬旧采决明花，三嗅馨香每叹嗟。西寺衲僧并食叶，因君说与故人家。"又有《种决明》诗云：

闲居九年，禄不代耕。肉食不足，藜烝藿羹。多求异蔬，以佐晨烹。秋种罂粟，春种决明。决明明目，功见本草。食其花叶，亦去热恼。有能益人，矧可以饱。三嗅不食，笑杜陵老。老人平生，以书为累。夜灯照帷，未晓而起。百骸未病，两目告瘁。决明虽良，何补于是。自我知非，卷去图书。闭目内观，妙见自如。闻阿那律，无目而视。决明何为，适口乎尔。

黄庭坚也有《种决明》诗云："后皇富嘉种，决明注方术。耘锄一席地，时至观茂密。缥叶资芼羹，缃化马蹄实。霜丛风雨余，簸簸扬功毕。"《农桑辑要》卷6引《四时类要》种决明法云："二月取子畦种，同葵法。叶生便食，直至秋间有子。若嫌老，粪种亦得。若入药，不如种马蹄者。"不过决明虽可食用，但决明属植物皆有含量不等的蒽醌类物质，久服有害，吴其濬的看法值得参考："余谓农皇定谷蔬品，皆取人可常食者。华实之毛，充腹者多矣，久则为患，故不植也。决明味苦、寒。调以五味，尚可相剂。若以泡茶，则祛风者即能引风。”

三、道地沿革

《本草经》谓决明“生龙门川泽”，《本草经集注》说其“今处处有之”，但恐非今种，参考价值不大。

唐宋以后，决明皆为决明属植物，各地都有产出，没有明显的道地性。《千金翼方·药出州土》记广州出决明子。《蜀本草·图经》说出广州、桂州。《本草图经》虽说其“今处处有之，人家园圃所莳”，但特意绘出了四川眉州和安徽滁州决明子药图，似乎暗示当时此两处出者质量较优。另据淳熙《三山志》，福州出决明子“叶似槐，花黄，子如绿豆而锐”。据《赤城志》浙江台州亦出草决明。明代董斯张撰《吴兴备志》记载，湖州岁贡南京草决明五斤，贡礼部草决明四十五斤。清代决明子亦未见道地优势，只是《福建通志》在福州府、兴化府、泉州府、漳州府、永春州皆记载决明子的产出，或许福建是当时决明子的大宗产地。

第四十一讲
郁金·姜黄·莪术·片姜黄

今用郁金、姜黄、莪术、片姜黄药材，其各自来源植物颇多交错，兹据《中国药典》表列如下：

表41-1 郁金、姜黄、莪术、片姜黄药材来源

	郁金	姜黄	莪术	片姜黄
温郁金 *Curcuma wenyujin*	块根		根茎	根茎纵切片
姜黄 *Curcuma longa*	块根	根茎		
广西莪术 *Curcuma kwangsiensis*	块根		根茎	
蓬莪术 *Curcuma phaeocaulis*	块根		根茎	
中医功效	辛、苦，寒。归肝、心、肺经。行气化瘀，清心解郁，利胆退黄。用于经闭痛经，胸腹胀痛、刺痛，热病神昏，癫痫发狂，黄疸尿赤。	辛、苦，温。归脾、肝经。破血行气，通经止痛。用于胸胁刺痛，闭经，癥瘕，风湿肩臂疼痛，跌扑肿痛。	辛、苦，温。归肝、脾经。行气破血，消积止痛。用于癥瘕痞块，瘀血经闭，食积胀痛；早期宫颈癌。	辛、苦，温。归肺、脾经。破血行气，通经止痛。用于血滞经闭，行经腹痛，胸胁刺痛，风湿痹痛，肩臂疼痛，跌扑损伤。

从表不难看出，郁金、姜黄、莪术、片姜黄在植物来源及中医功效上含混之处甚多，原因需具体分析。

一、鬱金的文字学

郁金正写作“鬱[1]金”，《周礼》春官有鬱人，“鬱人掌裸器。凡祭祀宾客之祼事，和鬱鬯以实彝而陈之”。注：“筑鬱金，煮之以和鬯酒。”郑玄云：“鬱，草名，十叶为贯，百二十贯为筑，以煮之鐎中，停于祭前。鬱为草若兰。”这种“鬱金”究系何物，历代注疏异说纷呈，难有定论，《诗经》中的一些线索或许对鬱金品种推定提供帮助。《大雅·江汉》有“厘尔圭瓒，秬鬯一卣，告于文人”之句，“秬鬯”注家或释为黑黍酿酒而掺以鬱金之草，此说亦有争议；而《大雅·旱麓》云“瑟彼玉瓒，黄流在中”，此“黄流”为鬱金所染，诸家无异词。这种染料应该是来源于姜科姜黄属（Curcuma）植物根及根茎所含黄色素，故知早期鬱金必是此属植物。

又据《说文》云：“一曰鬱鬯，百草之华，远方鬱人所贡芳草，合酿之以降神。鬱，今鬱林郡也。”即这种“鬱”似非中土所有，而是远方入贡，段玉裁《说文解字注》的解释最为合理：“许意古书云鬱人所贡，即今鬱林郡地之人也。”复考郦道元注《水经》鬱水条亦云：“鬱，芳草也，百草之华煮以合酿黑黍，以降神者也。或说今鬱金香是也。一曰鬱人所贡，因氏郡矣。”即谓鬱金为鬱林郡所出，其地在今广西玉林地区，所出品种当是主要分布在两广的姜黄属植物，这可能是最早的鬱金。

或许是产于边远地区的缘故，唐代以前的本草中没有见到姜黄属植物的记载，而在汉唐之间“郁金”这个名词被佛经翻译者确定为梵语茶矩磨的对译，《翻译名义集》中说到：“茶矩磨，此云郁金。”而对茶矩磨究竟是何种植物大致有两种看法：①《玉烛宝典》引《南州异物志》云：“郁金香，唯罽宾国人种之。先取以上佛寺，积日乃粪去之。然后贾人取之。郁金色正黄，而细与扶容里披莲者相似，所以香礼酒，郁花也。”此条《梁书·中天竺国传》《太平御览》皆作“郁金”，从颜色及花形描述来看应该是指百合科郁金香*Tulipa gesneriana*。此外，如《艺文类聚》引晋左芬《郁金颂》云：“伊此奇草，名曰郁金，越自殊域，厥珍来寻，芬香酷烈，悦目欣心。”所

[1] 按，根据《说文》此字正写当作“鬱”，释为：“鬱，芳草也。十叶为贯，百廿贯筑以煮之为鬱。从臼、冂、缶、鬯，彡，其饰也。一曰鬱鬯，百草之华，远方鬱人所贡芳草，合酿之以降神。鬱，今鬱林郡也。”至于“鬱”则是“木丛生者”。隶定以后。二者混为一字，通常以“鬱”为正写，故作鬱金。本篇为减少枝蔓，皆写作“鬱”。可参王家葵著：《本草博物志》，北京大学出版社，2020年，第384页。

咏叹的恐怕也是郁金香。②《唐会要》卷100说："贞观二十一年，伽毘国献郁金香，叶似麦门冬，九月花开，状如芙蓉，其色紫碧，香闻数十步，华而不实，欲种取其根。"美国汉学家爱德华·谢弗在《唐代的外来文明》中将这种郁金香解释为鸢尾科的西红花*Croeus sativus*[1]，证以陈藏器说郁金香"花如红蓝花"，则以郁金香为西红花之说不为无因。不论如何，汉唐之间的郁金或郁金香绝不是指姜科姜黄属物种。

不知道是什么原因，《周礼》《诗经》中提到的"鬱金"一直没有被收载入本草，直到唐代或稍早舶来一种被称为"蒁"或者"茂"的马药以后，本土及进口的姜科姜黄属植物才进入本草家的视野，《新修本草》正式收载郁金、姜黄；作为《新修本草》的补充，陈藏器《本草拾遗》又增添了蓬莪茂。以下依次讨论此三种药物及稍晚出的片姜黄的名实问题。

二、本草书中之郁金

前面提到的两广所出姜黄属植物或许是汉代及汉以前作色素或食品添加剂的郁金品种，但此时期并无药用记载，《新修本草》始全面描述郁金的性味功用："味辛、苦、寒，无毒。主血积下气，生肌止血，破恶血，血淋尿血，金疮。"据苏敬说，郁金来源有二，一出蜀地，一产西戎，出西戎者"马药用之，破血而补，胡人谓之马蒁"。马蒁将在后文莪术条中继续讨论，此处只谈出蜀地的郁金。

《新修本草》云："此药苗似姜黄，花白质红，末秋出茎心，无实，根黄赤。取四畔子根去皮火干之。"当时似乎特别强调郁金的颜色，故《石药尔雅》记其别名"黄郁"。这种郁金花序于秋末从叶鞘中央抽出，主产于四川，色黄，其原植物应该是今天的姜黄*Curcuma longa*，药用部位按谢宗万先生的意见大约是侧根茎，而非今用之块根，不过本经说"四畔子根"，似也不排除使用块根的可能。

宋明时期大致也遵用苏敬的意见，以川产姜黄*Curcuma longa*为佳。《本草图经》云："今广南、江西州郡亦有之，然不及蜀中者佳，四月初生，苗似姜黄，花白质红，末秋出茎心，无实，根黄赤。取四畔子根去皮火干之。"《本草衍义》谓："郁金不香，今人将染妇人衣最鲜明，然不耐日炙。染成衣

[1] 吴玉贵翻译的《唐代的外来文明》仍将之称为郁金香，似不妥当，毛民《榴花西来》对此专门提出批评。

则微有郁金之气。”《本草蒙筌》云：“色赤兼黄，生蜀地者胜。体圆有节，类蝉肚者真。”《本草纲目》说：“郁金，其苗如姜，其根大小如指状，长者寸许，体圆有横纹如蝉腹状，外黄内赤，人以浸水染色，亦微有香气。”这些记载均指向姜黄*Curcuma longa*这一植物种，而《本草纲目》所说“体圆有横纹如蝉腹状”者，则更可能是主根茎而非块根。

尽管可以说姜黄*Curcuma longa*的主、侧根茎是明代以前药用郁金的主要来源，但即使在唐代，也有同属其他一些植物作郁金使用，如《新修本草》提到：“岭南者有实，似小豆蔻，不堪啖。”此处苏敬没有说清楚究竟是岭南之郁金不堪啖，还是似小豆蔻的郁金果实不堪啖，不过，《本草图经》却没有描绘川郁金的药图，而画了一幅潮州郁金（图41-1），这大约就是苏敬所说“不堪啖”者。据此图不能判断品种，但为姜黄属植物应该没有问题，而图中所突出的的确是根茎而非块根，这可证明谢宗万对郁金药用部位的判断。

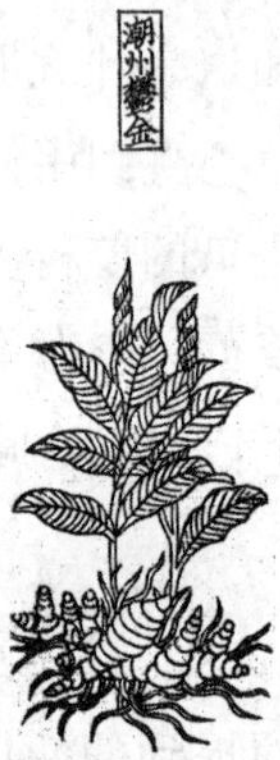

图41-1　晦明轩本《政和证类本草》潮州郁金图

郁金何以在清代由原来的单一品种变为多基源品种呢？《增订伪药条辨》中的解释最有道理，曹炳章云：

郁金山草之根，野生也。两广、江西咸有之，而以蜀产者为胜。上古不甚重，用以治马病，故又名马蒁，因其形像莪蒁也。自唐以后始入药料，治血证有功，本非贵重之品。清初吴乱未靖时，蜀道不通，货少居奇，致价数倍，甚则以姜黄辈伪之者。然其形锐圆，如蝉腹状，根杪有细须一缕，如菱脐之苗，长一二寸，市人因呼金线吊虾蟆、蝉肚郁金是也。其皮黄白，有皱纹，而心内黄赤。剉开俨然两层，如井栏，产四川重庆。惟本年生者嫩小而黄，若遗地未采，逾年而收，则老而深黯色，如三七状，为老广郁金。然老郁金治血证，化瘀削积之力胜于嫩者，若开郁散痛，即嫩黄者亦效。乃近年传黑者为野郁金，黄者为假，并误其为姜黄，殊不知此物本是野生。若姜黄皮有节纹，肉色深黄无晕，蓬蒁色黑无心，最易辨也。然老郁金虽产四川，近今名称广郁金。所谓川郁金，乃温州产也，色黯黑，形扁亦有心，惟不香耳。

其中涉及关键的原因是清初三藩之乱，蜀中药物不能及时送达省外，郁金价格腾贵，如叶桂珠《阅世编》卷7记载：

郁金之贵，于经传见之，诗歌咏之，然未有如顺治、康熙初年之价者。则川广之乱甫平，百货未通，郁金一两值银二百余金，亦并无处可觅。犹忆邑绅张弘轩因封翁之病，药剂必需，用价二十两从平湖陆氏购得二分，其贵如是。后四方平定，价因渐减。至康熙二十五年丙寅，郁金一斤，值银不过八钱。一物之价，相悬如是，亦异矣哉。[1]

正因为此，各地代用品纷纷出笼，这些代用品原先或是地方习用品，或是药材姜黄、莪术的来源，此时纷纷改作郁金入药，今用之所谓温郁金、黄丝郁金、桂郁金、绿丝郁金，乃至白丝郁金、黄白丝郁金等规格品种，大约就是这样来的。

郁金入药部位的变更也发生在清代。《植物名实图考》云："郁金，其生蜀地者为川郁金，以根如螳螂肚者为真，其用以染黄者则姜黄也。"句中"螳螂肚"应是块根的特征，而把能染黄的根茎作为姜黄，这已与今天药用情况一致。郁金改用块根入药，可能有两方面的原因，一者药材商人炒作的需要，如曹炳章提到的"金钱吊虾蟆""蝉肚郁金"之类，另一方面也是为了避免与姜黄药材在药用部位上发生冲突。

三、本草书中之姜黄

姜黄亦见于《新修本草》，记载功效云："味辛、苦，大寒，无毒。主心腹结积，疰忤，下气破血，除风热，消痈肿，功力烈于郁金。"有注释说："叶、根都似郁金，花春生于根，与苗并出，夏花烂，无子。根有黄、青、白三色，其作之方法与郁金同尔。西戎人谓之蒁药。其味辛少苦多，与郁金同，惟花生异耳。"从功效看，《新修本草》将姜黄药性定为大寒，这与本经说"功力烈于郁金"正合。这种姜黄的原植物按苏敬的意思，绝不是药用郁金[2]的某一部分，而是同属另一些植物，至于苏敬再次提到西戎人的"蒁药"，仍留待莪术条讨论。

---

[1] 叶梦珠撰：《阅世编》，中华书局，2007年，第188页。

[2] 如前所说。当时作为郁金入药的是植物姜黄 *Curcuma longa*。

《新修本草》说姜黄根有黄、青、白三色，这可能包括了多种植物，《本草图经》进一步描述说：

> 叶青绿，长一二尺许，阔三四寸，有斜纹如红蕉叶而小，花红白色，至中秋渐凋，春末方生，其花先生，次方生叶，不结实。根盘屈，黄色，类生姜而圆，有节。或云真者是经种三年以上老姜，能生花，花在根际，一如蘘荷，根节坚硬，气味辛辣，种姜处有之。八月采根，切片暴干。

这应是姜黄属中先花后叶，花生于根的品种，最符合此标准的应该是温郁金*Curcuma wenyujin*，这大约是苏敬所说根为黄色者。此外，根断面灰绿色的蓬莪术*Curcuma phaeocaulis*和断面近白色的广西莪术*Curcuma kwangsiensis*、川郁金*Curcuma chuanyujin*，可能都包括在唐宋姜黄品种之中。

如果恪守苏敬、苏颂姜黄“花春生于根”的说法，则花生于茎心的植物姜黄*Curcuma longa*应该排除在外，但《本草图经》所图的宜州姜黄（图41–2）却又花从茎心抽出，谢宗万先生怀疑此即*Curcuma longa*，是否如此不得而知，但明代逐渐将此种称为“片子姜黄”。《本草纲目》云：“近时以扁如干姜形者，为片子姜黄，圆如蝉腹形者，为蝉腹郁金，并可浸水染色。”按李时珍的意思，植物姜黄*Curcuma longa*根茎之形态饱满如蝉腹者乃作郁金用，而根茎形如干姜者则切片作“片子姜黄”，这种“片子姜黄”在当时是否等同于姜黄亦不得而知，但已为清代以此种的根茎作为姜黄埋下了伏笔。

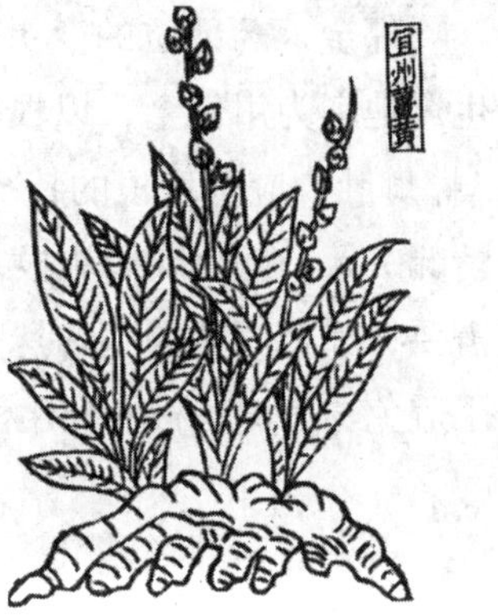

图41–2　晦明轩本《政和证类本草》宜州姜黄图

《植物名实图考》姜黄条云：“姜黄，《唐本草》始著录，今江西南城县里鄜都种之成田，以贩他处染黄，其形状似美人蕉，而根如姜，色极黄，味亦微辛。”郁金条吴其濬说：“其用以染黄者则姜黄也。”此可见清代所用姜黄渐渐以植物姜黄*Curcuma longa*为主流。但除此种外，也有其他品种混杂其间，《增订伪药条辨》云：“子姜黄，福建邵武出者色黄，皮黄黑色，有节，皱纹者佳。四川产者名川黄，略次。江南、北地产者色深黄，作颜料用之。广西柳州产者，形似蝉肚，色深黄兼黑者次，作香料用之。”

关于姜黄的药性必须有所说明，苏敬谓郁金性寒，姜黄与郁金同效而强，故标大寒，陈藏器不以苏说为然，定姜黄药性为温。《本草拾遗·解纷》云：“蒁味苦，色青。姜黄味辛，温，无毒，色黄，主破血下气。温，不寒。郁金味苦，寒，色赤，主马热病。三物不同，所用各别。”姜黄性温之说颇为后世遵从，《日华子诸家本草》言：“姜黄，热，无毒。”直至今日，《中国药典》亦以姜黄药性为温。

事实上，姜黄性温之说乃陈藏器误会老姜为姜黄，因姜性温热，遂说姜黄亦温。陈藏器说：“姜黄真者，是经种三年已上老姜，能生花，花生根际，一如蘘荷，根茎坚硬，气味辛辣。种姜处有之，终是难得。性热不冷，本经云寒，误也。”这种以老姜冒充姜黄的情况宋代亦有，《本草图经》云：“都下近年多种姜，往往有姜黄生卖，乃是老姜。”但这些只都是姜黄的伪品而已，焉能据干姜、生姜的药性来推演姜黄的药性。试想今天以植物姜黄 *Curcuma longa* 的块根为郁金，根茎为姜黄，两者所含成分基本类似，居然一寒一热，实在荒谬。

四、本草书中的莪术

尽管《本草拾遗》首次正式记载蓬莪茂，而此前苏敬在郁金、姜黄条已经两次提到此物，即上文所说的“马蒁”与“蒁药”。“蒁”或者“蓬莪茂”名称来历不详，《本草拾遗》又说：“一名蓬莪，黑色。二名蒁，黄色。三名波杀。”包括“波杀”在内，这几个名字恐怕都是一种中亚语言的音译，且存疑待考。

先看苏敬的观点，“郁金，胡人谓之马蒁”，“姜黄，西戎人谓之蒁药”，即苏敬认为西域人视郁金、姜黄为一物，换一种说法，甚至可以说苏敬认为“蒁”是郁金、姜黄的统称，这就可以解释何以《新修本草》没有为蓬莪茂单列一条。无独有偶，唐代翻译的佛经中，也有以姜黄、郁金为一物的说法，稍不同者姜黄往往被称为“黄姜”，如义净译《根本说一切有部毗奈耶药事》提到：“云何根药，谓香附子、菖蒲、黄姜、生姜、白附子。”宝思惟译《观世音菩萨如意摩尼陀罗尼经》有郁金根，小字注释“一名黄姜”。据陈明先生在《殊方异药——出土文书与西域医学》中解释，黄姜即姜黄，菩提流志译《不空罥索神变真言经》三昧眼药即作“橿黄”，梵语haridra，汉译诃栗陀罗。

陈藏器反对苏敬以“蒁”总括郁金、姜黄的观点，根本原因是陈误以姜科植物姜*Zingiber officinale*的根茎为姜黄，这样苏敬原作为姜黄入药的温郁金*Curcuma wenyujin*等植物就无法安排，于是陈藏器将这些植物统统视为“蒁”，由此可以理解《本草拾遗》在姜黄条下的论述：“（姜黄）破血下气，西番亦有来者，与郁金、蒁药相似，如苏所附，即是蒁药而非姜黄，苏不能分别二物也。又云：蒁，味苦温，主恶气疰忤，心痛，血气结积。苏云姜黄是蒁，又云郁金是胡蒁，夫如此，则三物无别，总称为蒁，功状则合不殊。”

《备急千金要方》《外台秘要》都遵从苏敬的看法，没有使用蓬莪术，宋代的苏颂也注意到这一现象，《本草图经》说“（此物）古代医方不见用者”。中晚唐医家开始接受陈藏器的意见，将蓬莪术单独作为一个药物，如《雷公炮炙论》《药性论》[1]开始讨论蓬莪术的问题。五代《日华子诸家本草》的记载则涉及莪术的名实，蓬莪茂条云：“此即是南中姜黄根也。”姜黄条云：“海南生者即名蓬莪蒁，江南生者即为姜黄。”按如所说，当时的莪术大约是两广所出的广西莪术*Curcuma kwangsiensis*，而江南（比如浙江温州）所出的温郁金*Curcuma wenyujin*，依然和唐代一样，作姜黄用。

宋代则完全认可蓬莪术的药用地位，《开宝本草》作为官修本草正式著录此药。《本草图经》描述说：“蓬莪茂生西戎及广南诸州，今江浙或有之，三月生苗，在田野中，其茎如钱大，高二三尺，叶青白色，长一二尺，大五寸已来，颇类蘘荷，五月有花作穗，黄色，头微紫，根如生姜，而茂在根下，似鸡鸭卵，大小不常。”结合所绘温州蓬莪术、端州蓬莪术两图（图41-3），这大约是以温郁金*Curcuma wenyujin*和广西莪术*Curcuma kwangsiensis*作为莪术的主流品种。

[1]《雷公炮炙论》成书年代在《本草拾遗》之后，并非所谓刘宋时代著作；《药性论》从收载药物来看，也是晚唐之作，与初唐甄权《药性论》为同名异书。

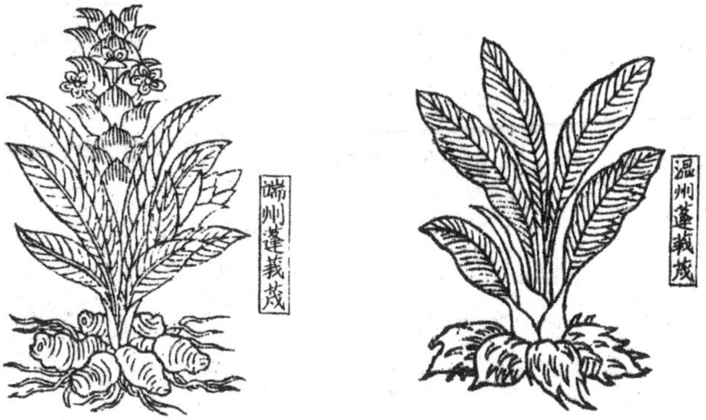

图41-3　晦明轩本《政和证类本草》蓬莪术图

温郁金*Curcuma wenyujin*被作为莪术入药，这可能与宋代以后莪术的使用频率高于姜黄有关，利用《四库全书》检索系统，考察《普济方》中姜黄（包括片姜黄、片子姜黄）出现273次，而莪术（包括莪莲、莪茂、莪茂、蓬术、蓬茂、蓬莲）出现605次，经营者出于经济利益考虑也有可能将姜黄改为莪术。

莪术品种变化不大，除上述两种外，《本经逢源》提到“蓬术则大块，色青黑”，则应该是今之蓬莪术*Curcuma phaeocaulis*一类。至于苏敬说到的“马蒁”“蒁药”，《开宝本草》记载生西戎的蓬莪术，可能是进口的植物郁金*Curcuma aromatica*以及莪术*Curcuma zedoaria*等。

国产莪术最早以两广所出为道地，《日华子诸家本草》说：“姜黄海南生者即名蓬莪蒁。”《开宝本草》谓其“生广南诸州”，《宝庆四明志》记载从海南、占城、西平、泉州、广州所来的船即携有蓬莪术。《宋朝事实类苑》卷63蓬莪茂条云：“岭南青姜，根下如合捧，其旁附而生者，状如姜，往往如大芋，南人取其中者干之，名蓬莪术，北人则呼为蓬莪茂。字书亦无茂字，名之为术，乃是有人病浅痢者，取青姜磨酒煮，服之多愈，盖蓬莪术和气耳。”这也是谈两广莪术，品种大约是广西莪术*Curcuma kwangsiensis*、蓬莪术*Curcuma phaeocaulis*之类。至于浙江温州所产温郁金*Curcuma wenyujin*作莪术使用开始于宋代，即苏颂说“今江浙或有之”者，《本草图经》亦绘有温州蓬莪茂。莪术产地古今变化不大，《药物出产辨》云：“产南宁、田州。”

五、片姜黄的来历

讨论片姜黄之前，不妨先对前面的结论做一个简单总结：

苏敬以植物姜黄*Curcuma longa*为郁金，我们不知道苏敬的想法，不过在国产姜黄属植物中此种姜黄素含量最高，也最符合《周礼》“和鬱鬯”（即染酒）的需要。这种郁金一直沿用到明代，入药部位主要是根茎。清代以姜黄属多种植物的块根冒称郁金，植物姜黄*Curcuma longa*只是诸多郁金品种之一，也用块根。

同样的，苏敬以植物温郁金*Curcuma wenyujin*为姜黄的主流，这种状况一直保留到五代，宋代此种已被作为莪术，是否还继续作为姜黄的主流，不能肯定。从药名来看，姜黄既然以姜得名，入药部位当是根茎，方符合姜的形状，而颜色也应该以黄为主，因此明代开始，姜黄属中颜色最黄的植物姜黄*Curcuma longa*的根茎切片被称作“片子姜黄”，是理所当然的，而到清代郁金开始改以块根入药，则不论是否切片的植物姜黄*Curcuma longa*的根茎都顺理成章地变成了姜黄。

虽然陈藏器把温郁金*Curcuma wenyujin*等植物的根茎称为蒁，但按照唐代官方的意见，没有单独的莪术药材。五代时广西莪术*Curcuma kwangsiensis*首先成为药用莪术，其后由于莪术使用频率高于姜黄，温郁金*Curcuma wenyujin*等也加入莪术的行列。

单由字面理解，片姜黄即是姜黄片，则凡是曾经作为姜黄药材使用的植物的根茎，皆有条件成为“片姜黄”，民国时期的“片姜黄”约有以下两种：

（1）温郁金*Curcuma wenyujin*：此种是唐代姜黄的主流品种，尽管这一品种后来变为温莪术和温郁金的来源，但后世依然取其根茎纵切片为片姜黄，这也是《中国药典》规定的片姜黄的唯一来源。《证治准绳》卷25舒筋汤治臂痛不能举用片姜黄，有注释“如无则以嫩莪术代之”，大约就是指温莪术而言，由此我们或许可以把这种片姜黄的应用历史上推到明代。《增订伪药条辨》云：“片姜黄与子姜黄大小块色皆不同，片姜黄比子姜黄大六七倍，切厚片，色淡黄兼黑，边有须根。广东潮州、浙江温州俱出。”浙江温州出者应即是此种。

（2）植物姜黄*Curcuma longa*：此种是清代以来的正品姜黄，其切片在《本草纲目》中已被称为“片子姜黄”。《本草正义》云：“按今市肆姜黄确有二种，名片姜黄者，是本已切为厚片而后晒干，形如姜干，色不黄，质亦不坚，治风寒湿者即此。又一种则坚实光亮，其色深黄，乃如郁金，是为染色之用，不入药剂者。”张山雷所说前一种系温郁金*Curcuma wenyujin*，后一种色深黄即是植物姜黄*Curcuma longa*，如张所说，此种不作为片姜黄的处方应付。

第四十二讲 红花

红花是“红蓝花”的简称，一名黄蓝，一名燕支，传说系张骞通西域时带回，《开宝本草》引《博物志》云：“黄蓝，张骞所得，今沧、魏地亦种之。”赵彦卫《云麓漫钞》引文略同。崔豹《古今注》卷下云：“燕支叶似蓟，花似蒲公，出西方，土人以染，名为燕支。中国人谓之红蓝，以染粉为妇人色，谓为燕支粉。”

红花自古便是重要的经济作物，《齐民要术》卷5载有种红蓝花法，据本文所载，时人既采摘其花，分别提取红、黄色素用于制作胭脂，又收取其子，榨油做车脂或烛。

一、红花的名实

红花入药据《本草图经》说始于张仲景：“仲景治六十二种风，兼腹内血气刺痛，用红花一大两，分为四分，以酒一大升，煎强半，顿服之，不止再服。”而正式进入本草的年代则相对较晚，据《证类本草》引“唐本注”云：“（红蓝花）治口噤不语，血结，产后诸疾，堪染红。”但令人奇怪的是，《新修本草》并未记载红蓝花，又如何谈得上“唐本注”呢？据尚志钧先生考证认为，《证类本草》中如本条这样的“唐本注”很可能是指五代孟蜀韩保升的《蜀本草》，如所说不误，则红蓝花当以《蜀本草》记载为最早，而非一般文献所说的《开宝本草》。

《本草图经》对红蓝花的植物形态描述甚详：

今处处有之，人家场圃所种，冬而布子于熟地，至春生苗，夏乃有花，花下作梂彙，多刺，花出梂上，圃人乘露采之，采已复出，至尽而罢，梂中结实，白颗如小豆大，其花暴干，以染真红及作胭脂。

《本草图经》所绘红蓝花药图（图42-1）未著产地，茎直立，上部分枝，叶卵状披针形或长椭圆形，茎枝上被毛或有刺，头状花序顶生，此即菊科植物红花*Carthamus tinctorius*。

南宋《履巉岩本草》卷上有“红花草”，图例（图42-2）失真，但文字内容完全剪裁自《证类本草》，故郑金生仍考订为本种[1]。明代《救荒本草》以“红花菜”立条，对植物的描述更加准确：

本草名红蓝花，一名黄蓝。出梁汉及西域，沧魏亦种之，今处处有之。苗高二尺许，茎叶有刺，似刺蓟叶而润泽窊面，稍结梂彙，亦多刺，开红花，蕊出梂上，圃人采之，采已复出，至尽而罢。梂中结实，白颗如小豆大。其花暴干，以染真红及作胭脂。

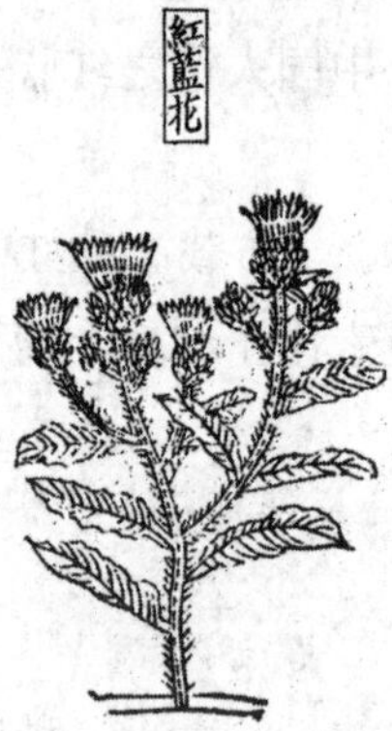

图42-1　晦明轩本《政和证类本草》红蓝花图

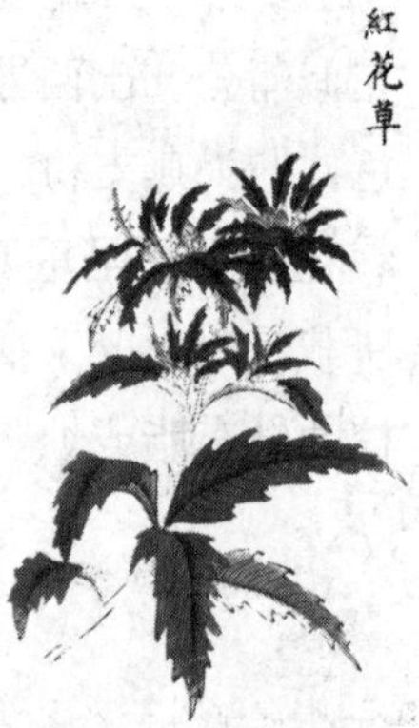

图42-2　《履巉岩本草》红花草图

结合图例（图42-3），则为菊科植物红花*Carthamus tinctorius*无疑。《本草纲目》红花条图文皆无讹误，而在番红花条李时珍云：“番红花出西番回回地面及天方国，即彼地红蓝花也。元时以入食馔用。按张华《博物志》言，张骞得红蓝花种于西域，则此即一种，或方域地气稍有异耳。”所绘番红花插图（图42-4）亦与菊科红花相似，实缪。按，药用番红花为鸢

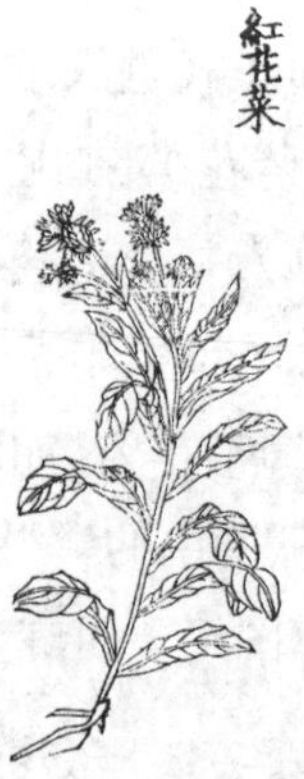

图42-3　《救荒本草》红花菜图

[1] 见郑金生整理：《南宋珍稀本草三种》，人民卫生出版社，2007年，第12页。

尾科植物番红花*Crocus sativus* 的干燥柱头，原产西班牙、希腊等国，古代药用一直依赖进口，故除《本草品汇精要》大致描述过其原植物“撒馥兰，三月莳种于阴处，其根如蒜，硬而有须，抽一茎高六七寸，上著五六叶，亦如蒜叶，细长，绿色。五月茎端开花五六朵，如红蓝花，初黄渐红，六月结子，大如黍”并有正确的图例（图42-5）以外，包括《本草纲目》《植物名实图考》在内的多数文献都受《饮膳正要》的影响，误说番红花“即是回回地面红花”，图亦绘作菊科红花之形。

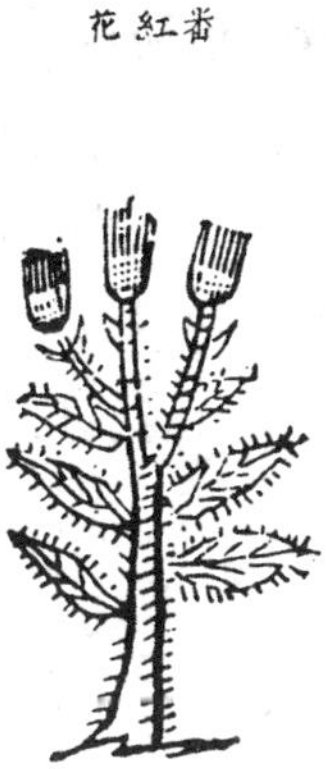

图42-4　金陵本《本草纲目》番红花图

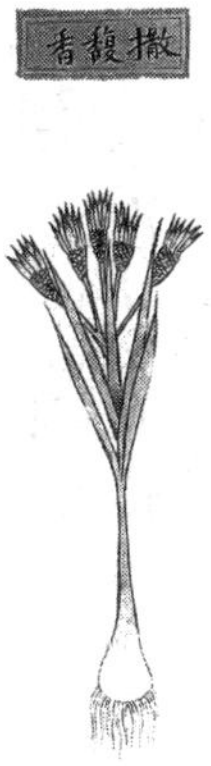

图42-5　《本草品汇精要》撒馥兰图

二、道地沿革

红花是否果真如《博物志》所说由张骞从西域带回，不可确知，但非中国原产则无疑问，各地皆以种莳为主。据《博物志》所言，“今沧、魏地亦种之”，沧、魏皆在北方。《齐民要术》亦南北朝时后魏贾思勰所撰，乃知红花最初栽种地可能在今冀鲁豫数省市。据《新唐书·地理志》，土贡红蓝的州郡有灵州灵武郡（今宁夏灵武）、青州北海郡（今山东青州）、兴元府汉中郡（今陕西南郑）、蜀州唐安郡（今四川崇庆）、汉州德阳郡（今四川德阳）等，又《太平寰宇记》卷16临淮县（今江苏泗洪）有红蓝河，据说“隋炀帝宫人种红蓝于此，以名焉”。但这些产地所出红花恐作染料者居多，药用产地更宜以本草为准。

如品种项所说，最早记载红花的本草恐为《蜀本草》，则唐末五代之际四川已是药用红花的主要产区，这与《开宝本草》说“生梁、汉及西域”相符，梁、汉皆在四川。至于《开宝本草》提到西域所出，究竟是指菊科红花

Carthamus tinctorius，还是鸢尾科番红花*Crocus sativus*，不得而知。《履巉岩本草》为杭州地方本草，《救荒本草》专记河南中州产出，《本草品汇精要》则以产江苏镇江者为道地。

清末民国红花产地又有变化，《药物出产辨》以河南、安徽、四川为最，而曹炳章《增订伪药条辨》卷2云："河南归德州出者名散红花，尚佳，亳州出者亦名散红花，略次。浙江宁波出者名杜红花，亦佳，皆红黄色。山东出者名大散花，次之。孟河出者更次。河南淮庆出者名淮红花，略次。湖南产者亦佳。陕西产者名西红花，较次。日本出者，色淡黄，味薄，名洋红花。"赵燏黄《祁州药志》草红花条云："原产于埃及，传播于吾国中部及南部，如河南、湖南、浙江等省。又河南之禹州及怀庆，盛行栽培之，祁州地方，前数年亦从事于培植，只因风土不宜，收获不丰。"

综上情况，乃知晚近四大红花产区川、杜、怀、金各有历史渊源，皆可各据产地适宜进行标准化种植研究。

第四十三讲
砂仁

今用砂仁为姜科植物阳春砂*Amomum villosum Lour.*、绿壳砂*Amomum villosum Lour. var. xanthioides T. L. Wu et Senjen*或海南砂*Amomum longiligulare T. L. Wu*的干燥成熟果实。

本草研究认为：砂仁原名缩砂蜜，唐代主要仰赖进口，宋代开始广东新兴、阳春开始引种*Amomum villosum*，并提供药用，该地区一直保有道地优势。

砂仁原名缩砂蜜，或异写作缩砂密、缩砂密、缩沙蜜等，关于药名，《本草纲目》解释说："名义未详，藕下白蒻多蔤，取其密藏之意。此物实在根下，仁藏壳内，亦或此意欤"。屈大均《广东新语》云：

缩砂蔤，阳春、新兴皆产之。而生阳江南河者大而有力。其种之所曰果山。以缩砂蔤为果山，犹专以素馨为花田也。曰缩砂者，言其壳；曰蔤者，言其仁；曰缩砂蔤者，言其鲜者；曰砂仁者，言其干者也。八月采之，以嫩者蜜渍为货，售于岭外最珍，其税颇重。

《本草原始》亦云："此物实在根下，皮紧厚皱缩，仁类沙粒，密藏壳内，故名缩砂密也，俗呼砂仁。"按，诸家注说皆是望文生义者，"缩砂蜜"是外来语，据唐僧怛多檗多波罗瞿那弥舍沙所编《唐梵两语双对集》，缩砂蜜梵言"素乞史谜啰"，《梵语杂名》记载略同，大谷文书编号1074方书残片、3976号方书残片皆提到"缩所蜜"，亦是此词的音译。

缩砂蜜见于《本草拾遗》，陈藏器云："缩砂蜜，味酸，主上气咳嗽，奔豚鬼疰，惊痫邪气。似白豆蔻子。"《药性论》提到"出波斯国"，《海药本草》云："今按陈氏，生西海及西戎诸国。味辛、平、咸，多从安东道来。"

西海泛指波斯湾、地中海一带地区，波斯国即西戎，指新疆以西的波斯湾各国，至于李珣说“多从安东道来”，则不可解，安东在今朝鲜，方向与波斯国所在相反，恐误。

唐代缩砂蜜皆系进口，按分布来看，应主要是绿壳砂*Amomum villosum var. xanthioides*。宋代岭南开始提供缩砂蜜的药材，尽管《本草图经》说“岭南山泽间有之”，但唐代以及唐以前岭南地志物录均没有提到此类植物，恐怕还是以引种的可能性较大。

《开宝本草》云：“生南地，苗似廉姜，形如白豆蔻，其皮紧厚而皱，黄赤色，八月采。”《本草图经》描述更详：

> 缩砂蜜生南地，今惟岭南山泽间有之。苗茎似高良姜，高三四尺。叶青，长八九寸，阔半寸已来。三月、四月开花在根下，五六月成实，五七十枚作一穗，状似益智而圆，皮紧厚而皱如栗纹，外有刺，黄赤色。皮间细子一团，八漏，可四十余粒，如黍米大，微黑色，七月、八月采。

参考《本草图经》所附新州缩沙蜜图（图43-1），应该就是至今在广东新兴、阳春栽种的阳春砂*Amomum villosum*。

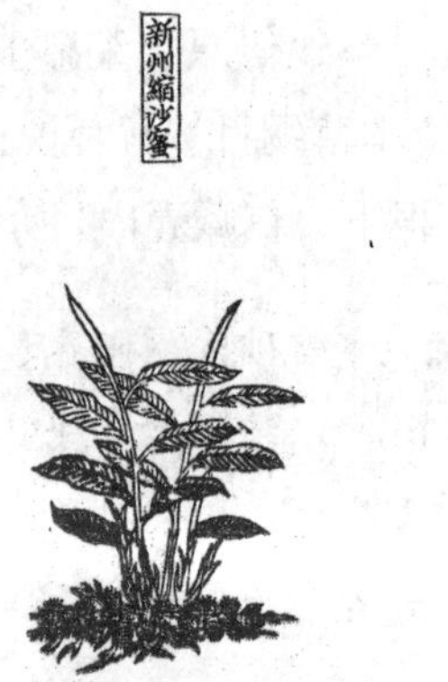

图43-1　晦明轩本《政和证类本草》新州缩沙蜜图

宋代以后，缩砂蜜的品种应该没有变化，《本草品汇精要》《本草蒙筌》《本草纲目》皆袭用《本草图经》药图，虽精粗有所不同，但大致未差。令人费解的是《植物名实图考》所绘缩砂密为小灌木状（图43-2），根本不是姜科植物，这种情况是如何产生的，不得而知，而一直善于利用《植物名实图考》抽换《本草纲目》药图的张绍棠，在缩砂密条却弃《植物名实图考》而用《证类本草》之图（图43-3），看来张氏应该见过阳春砂一类的植物。

关于缩砂蜜的国内产地，广东新州、春州应该是最初栽培地，其地即今新兴、阳春两县，历代亦以此出者最有名，《广东新语》云：“缩砂密，阳春、新兴皆产之，而生阳江南河者大而有力，其种之所曰果山，以缩砂密为果山，犹专以素馨为花田也。”《南越笔记》说者亦同。习惯认为阳春蟠龙山砂仁为优中最优，《药物出产辨》云：“产广东阳春县为最，以蟠龙山为第一。”《中国常用中药材》引《阳春县志》亦谓：“蜜产蟠龙特色夸，医林珍品重春砂。”

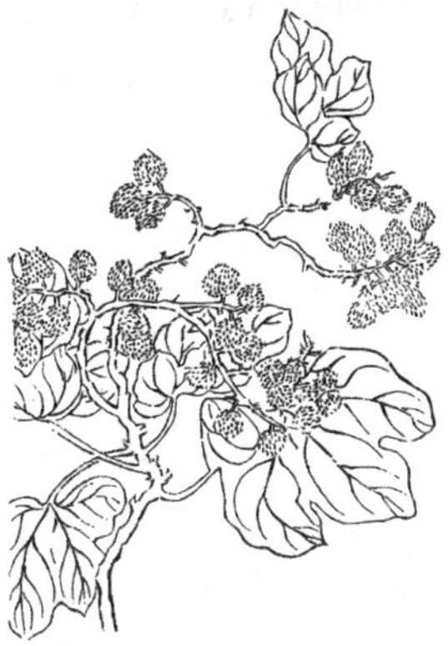

图43-2 《植物名实图考》缩砂蔤图

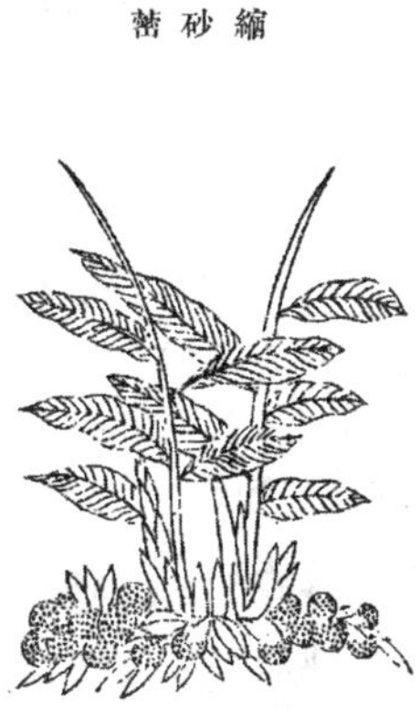

图43-3 张绍棠本《本草纲目》缩砂蔤图

清代除广东外，广西亦有产出，《广西通志》云：“缩砂苗似姜，形似白豆蔻，出足滩以下者不减罗浮所产。”《增订伪药条辨》云：“缩砂即阳春砂，产广东肇庆府阳春县者名阳春砂，三角长圆形，两头微尖，外皮刺灵红紫色，肉紫黑色，嚼之辛香微辣，为最道地。罗定产者，头平而圆，刺短，皮紫褐色，气味较薄，略次。广西出者名西砂，颗圆皮薄，刺更浅，色赭黑色，香味皆淡薄，更次。”

至于现代同作砂仁入药的海南砂*Amomum longiligulare*，当系晚起的代用品逐渐上升为正品者。

第四十四讲
厚朴·土厚朴·厚朴花

《说文》"朴"与"朴"为两字。"朴，木皮也"；"朴，木素也"。徐锴云："今药有厚朴，一名厚皮，是木之皮也；古质朴字多作朴。"又，《说文》："重，厚也。"所以"厚朴"即是皮厚之意，故《名医别录》一名厚皮，《广雅》："重皮，厚朴也。"《急就篇》"芎劳厚朴桂栝楼"句，颜师古注云："厚朴，一名厚皮，一名赤朴。凡木皮皆谓之朴，此树皮厚，故以厚朴为名。"

一、厚朴的品种考订

厚朴始载于《本草经》，列木部中品，功效看不出品种特征。《名医别录》谓其"生交趾、冤句"，冤句在今山东菏泽，未见山东省有木兰科厚朴 *Magnolia officinalis* 植物资源分布的记载，或是指其他物种。值得注意者，《名医别录》还提到厚朴"其树名榛，其子名逐折"，并说逐折的功效是"疗鼠瘘，明目，益气"。而《名医别录》有名未用中又重出逐折条云："逐折，杀鼠，益气明目。一名百合、厚实。生木间，茎黄，七月实黑，如大豆。"从功效对比来看，两处的"逐折"应该同指一物，而"有名未用"处的逐折，据陶弘景注释却说："杜仲子亦名逐折。"这究竟是"逐折"条的文字窜入厚朴条，还是汉代所用的厚朴本来就是桦木科植物榛的树皮，不得而知。但至少《名医别录》说逐折"七月实黑如大豆"，故其应该不是木兰科植物。

至少从《本草经集注》开始，所描述者已接近于今种。陶弘景云："厚朴出建平、宜都，极厚，肉紫色为好，壳薄而白者不佳。"这与现四川、湖北出产的厚朴紫色而油润基本一致，很可能是正品厚朴 *Magnolia officinalis*。

《本草图经》云："木高三四丈，径一二尺，春生叶如槲叶，四季不凋。红花而青实，皮极鳞皴而厚，紫色多润者佳，薄而白者不堪。"按苏颂所说"春生叶如槲叶"及"红花而青实，皮极鳞皴而厚"，似为同属之武当玉兰*Magnolia sprengeri*。《本草图经》绘有的商州厚朴和归州厚朴图例（图44-1），其中商州厚朴皮孔大而明显，叶大，假轮生集于枝端，花大而单生幼枝顶端，花被、心皮离生，大致可确定为正品厚朴；至于归州厚朴，根据其叶形、叶序和茎的分枝方式，似为木莲属（Manglietia）植物，而非木兰属（Magnolia）植物，这类植物在《植物名实图考》卷38中被称为"土厚朴"。吴其濬云："土厚朴生建昌（今江西南城），亦大树也。叶对生，粗柄，长几盈尺，面绿背白，颇脆，枝头嫩叶卷如木笔。味辛，气香，土人以代厚朴，亦效。"按其所绘图例（图44-2）即是狭叶木莲*Manglietia yuyuanensis*一类。

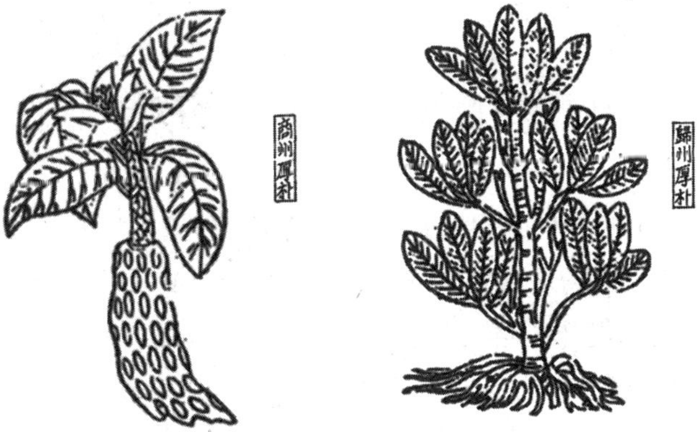

图44-1 晦明轩本《政和证类本草》厚朴图

《本草蒙筌》所绘厚朴图取材于《本草图经》之商州厚朴，但较为细致，亦可视为厚朴*Magnolia officinalis*。最奇怪的是《本草纲目》关于厚朴的记载，按说李时珍家乡有今用正品厚朴分布，但《本草纲目》对厚朴植物的描述却十分另类，集解项李时珍说云："朴树肤白肉紫，叶如檗叶，五六月开细花，结实如冬青子，生青熟赤，有核，七八月采之，味甘美。"这当是指榆科植物朴树*Celtis sinensis*。换言

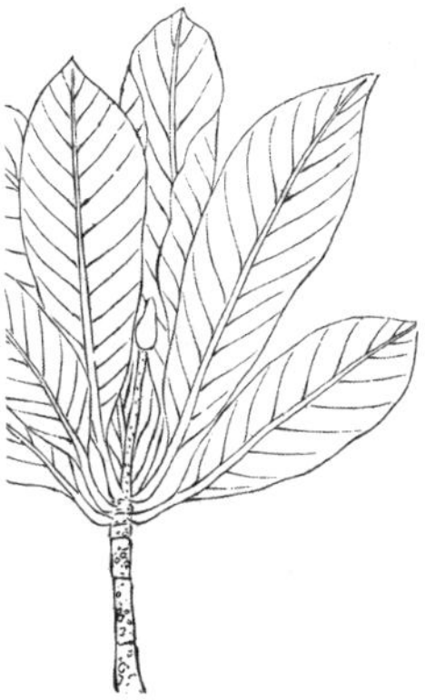

图44-2 《植物名实图考》土厚朴图

之，李时珍似乎将“厚朴”误解为朴树的厚皮，这究竟是李时珍偶然失误，还是他根本不认识厚朴植物呢？很可能是后者。因为金陵版《本草纲目》所绘厚朴药图（图44-3）也与其正文描述吻合，而晚出的钱蔚起本厚朴药图（图44-4）则被抽换成类似《本草图经》归州厚朴的木莲属植物。

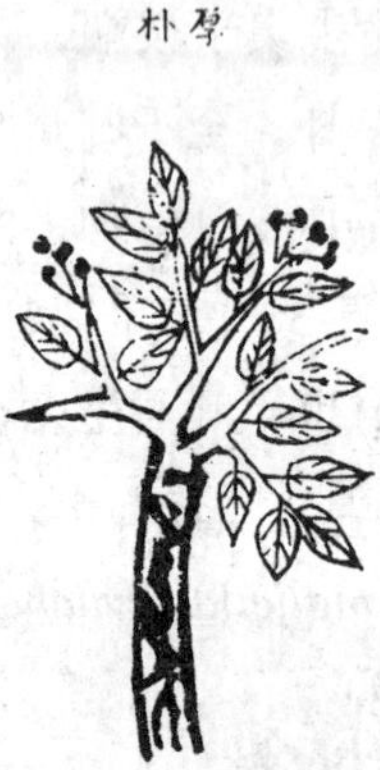

图44-3　金陵本《本草纲目》厚朴图

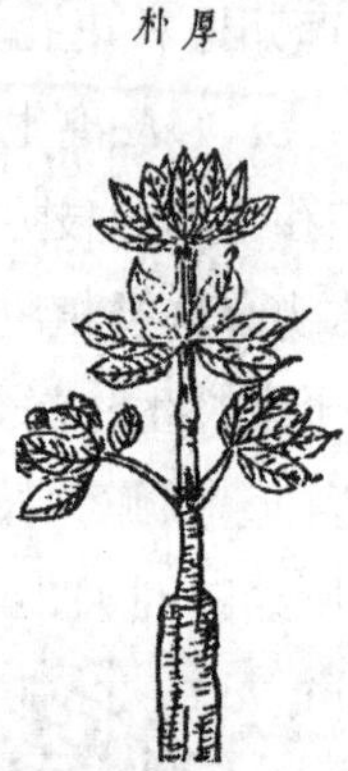

图44-4　钱蔚起本《本草纲目》厚朴图

本草学家对厚朴来源的困惑一直延续到清代，《植物名实图考》除卷38条提到木莲属的土厚朴外，同书卷33厚朴条说：“滇南生者叶如楮叶，乱纹深齿，实大如豌豆，谓之云朴，亦以冒川产。”卷36滇厚朴条云：“滇厚朴生云南山中，大树粗叶，结实如豆，盖即川厚朴树，而特以地道异，滇医皆用之。”该书此两条图文似有颠倒，卷36所绘“滇厚朴”（图44-5）对应文字为“叶如楮叶，乱纹深齿”，原植物可能是厚壳树科西南粗糠树 *Ehretia corylifolia*，而卷33所绘厚朴（图44-6）对应文字为滇厚朴，被《常用中药材品种整理和质量研究》考订为长喙木兰或称滇缅厚朴 *Magnolia rostrata*。

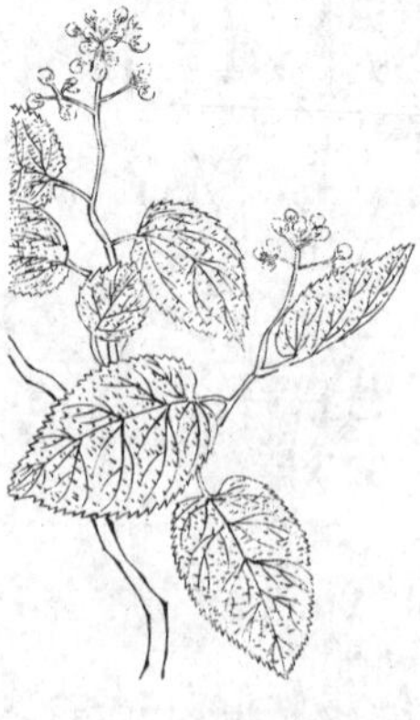

图44-5　《植物名实图考》滇厚朴图

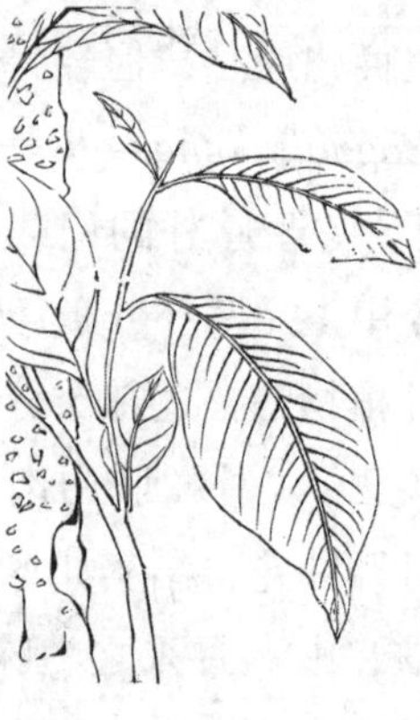

图44-6　《植物名实图考》厚朴图

尽管明清本草关于厚朴原植物的记载异说纷呈，但我们并不认为当时厚朴药材的真实来源存在有多大的混乱，毕竟厚朴药材从陶弘景以来便强调以皮厚肉紫、油性强为佳，如《雷公炮炙论》所说，“凡使，要用紫色味辛为好”，正品厚朴中所含厚朴酚及和厚朴酚有调整胃肠运动作用，挥发油有明显的健胃祛风作用，这些作用与中医关于厚朴行气消积的论述十分吻合，也是其他植物难以代替的，故木兰属植物可能一直就是药用主流，而同科其他属，或其他科植物的树皮始终只是混淆品，或地方习用品，而没有成为过药用正品。

古代文献对厚朴植物形态的描述比较粗略，且相关作者即使目验植物，有时也依然因袭前人的错误描述，而今用正品厚朴与其变种凹叶厚朴 *Magnolia officinalis var.biloba*之间，主要差别仅在叶片先端凹缺成两钝圆浅裂片，故有关凹叶厚朴的情况，只能通过产地记载做大致推测。南宋浙江《会稽续志》卷4云：“厚朴出剡中，《平泉草木记》稽山之榧桧，剡溪之厚朴。”这似乎能与凹叶厚朴的产地吻合，又清《福建通志》建宁府（今福建建瓯）药之属有厚朴，此前明万历、清嘉庆《浦城县志》亦载今福建浦城县产出厚朴，品种应该也是凹叶厚朴。

二、厚朴花的来历

至于厚朴花为晚近使用药材，一般认为最早见载于1935年王一仁《饮片新参》，谓其味微苦，性温，功能“宽中理气，治胸闷，化脾胃湿浊。”据民国二十九年（1940）陕西西京市(西安市)国药商业同业公会《药材行规》，亦有厚朴花条，载其药性苦、辛，平，功效为“和脾胃，快膈宽胸”。年代相先后的厚朴花中药内票（图44-7）则标性味辛苦，主治“泻气散湿，平胃调中，消瘀化食，呕逆泻利”。另据清末出版《成都通览》“据宣统二年三月劝业会之调查，外来农业陈列出产品”条目中，灌县（今四川都江堰市）陈列品中除厚朴秧外，尚有厚朴花，前者供栽种，后者则供药用，如此则厚朴花入药当开始于清末。

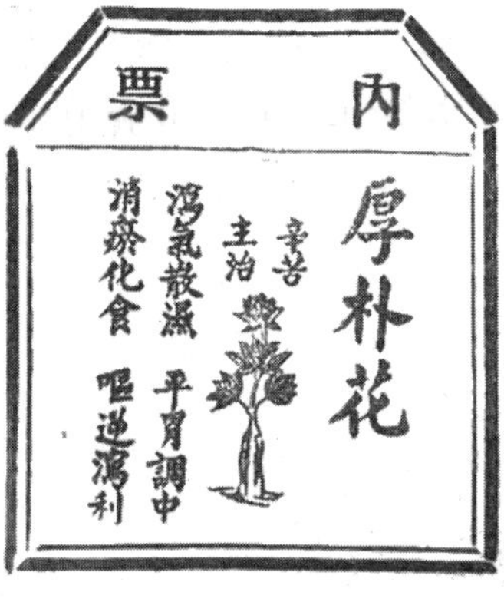

图44-7 民国厚朴花内票

三、厚朴的道地沿革

《范子计然》谓厚朴出弘农，《名医别录》谓其“生交趾、冤句”，交趾在今越南境内，冤句是指今山东菏泽，品种是否与今用者一致，不可确知。

《本草经集注》谓“厚朴出建平、宜都”，其地在重庆湖北交界处。《千金翼方·药出州土》载商州出厚朴，商州在今陕西商洛商州区，《新唐书·地理志》记龙州土贡厚朴，龙州在今四川平武县。唐末《云仙杂记》卷6引《穷幽记》云：“蜀中厚朴若酒后采之，紫色荡散，用辄无力。”此处明确以川产为优，惜未注明具体产地。

宋代药用厚朴按《本草图经》所描述，似以武当玉兰为正品，苏颂云：“今京西、陕西、江淮、湖南、蜀川山谷中往往有之，而以梓州、龙州者为上。”《本草衍义》亦强调四川三台（梓州）所出最优：“今西京伊阳县及商州亦有，但薄而色淡，不如梓州者厚而紫色有油。”

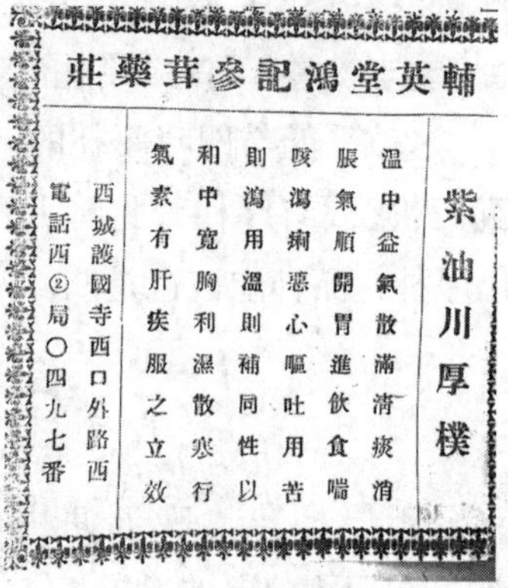

图44–8　民国紫油川厚朴仿单

明清时期川产厚朴的产地优势依然保持，《本草品汇精要》以蜀川为道地，《本草蒙筌》提到：“陕西川蜀多生，梓州出者独胜。”《药物出产辨》载：“产四川打箭炉为正。”民国时期一张北京辅英堂鸿记参茸药庄“紫油川厚朴”的仿单（图44–8），可见当时对川厚朴的重视。

第四十五讲
淫羊藿

淫羊藿主要因功效得名，《本草经》谓其“主阴痿，一名刚前”，陶弘景述其得名的缘由：“服此使人好为阴阳。西川北部有淫羊，一日百遍合，盖食藿所致，故名淫羊藿。”此物唐代又名“仙灵脾”，亦作“仙灵毗”，柳宗元有《种仙灵毗》诗云：

穷陋阙自养，疠气剧嚣烦。隆冬乏霜霰，日夕南风温。杖藜下庭际，曳踵不及门。门有野田吏，慰我飘零魂。及言有灵药，近在湘西原。服之不盈旬，蹩躠皆腾骞。笑忭前即吏，为我擢其根。蔚蔚遂充庭，英翘忽已繁。晨起自采曝，杵臼通夜喧。灵和理内藏，攻疾贵自源。拥覆逃积雾，伸舒委馀暄。奇功苟可征，宁复资兰荪。我闻畸人术，一气中夜存。能令深深息，呼吸还归跟。疏放固难效，且以药饵论。痿者不忘起，穷者宁复言。神哉辅吾足，幸及儿女奔。

张耒亦有《服仙灵脾酒》诗云：

冷气侵吾髀，趋拜剧苦艰。仁哉神农氏，遗药驱恫瘝。持钱取之市，易得如茆菅。繁枝与芳叶，尽取无可删。贮之白缣囊，渍以壶酒宽。七日以供饮，跛曳皆翩蹮。呼儿谨盖藏，用此九转丹。平生误信书，安坐得老瘝。方书岂尽信，柳子固无言。事固有然者，岂容尽欺谩。疾走非无愿，且复辅羸残。

一、淫羊藿的品种考订

据宋代《三朝北盟会编》卷230记载，宋高宗无子嗣，御医王继先“尝劝上服仙灵脾，亦名淫羊藿。虽强阳，然久服子不成”。[1] 此可证明历代所记淫羊藿功效皆以壮阳事为主，而现代研究亦证实，小檗科淫羊藿属（Epimedium）植物多含淫羊藿苷，确具有促进性腺功能作用，且此属植物多为1回3出复叶，与豆叶近似，故得名淫羊藿。由此知本品古今所用者主要是此属植物。

但淫羊藿属植物种类甚多，不同时期或不同地域所用并不相同。《名医别录》谓：“淫羊藿生上郡阳山山谷。”上郡即今陕西榆林地区，从地理分布考虑，该书所述之淫羊藿，很可能是正品之淫羊藿*Epimedium brevicornum*。《新修本草》云：“叶形似小豆而圆薄，茎细亦坚，俗名仙灵脾是也。”在唐代道书《纯阳真人药石制》中亦提到淫羊藿为圆叶：“团团细叶长青山，夏间恰用可窨干。”这极有可能是指叶形钝圆的川西淫羊藿*Epimedium elongatum*，此种在唐代或是淫羊藿的主要来源，今则少入药用。《本草图经》云：

叶青似杏叶，上有刺，茎如粟秆，根紫色有须，四月开白花，亦有紫色碎小独头子，五月采叶晒干。湖湘出者，叶如小豆，枝叶紧细，经冬不凋，根似黄连，关中俗呼三枝九叶草，苗高一二尺许，根叶俱堪使。

《本草图经》绘淫羊藿药图两种（图45-1），其中永康军淫羊藿确为淫羊藿属植物，但品种难以确定；而沂州淫羊藿图叶互生，为单数羽状复叶，小叶5枚，与小檗科淫羊藿属植物全不相似，谢宗万先生认为这是“当时的异物同名品，近时山东未有这样的类似品发现，说明它经不起历史的长期考验，已经被淘汰了”，其说有理。

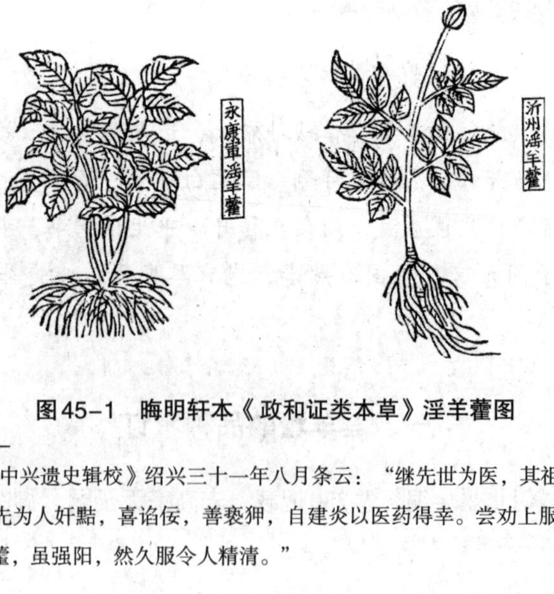

图45-1　晦明轩本《政和证类本草》淫羊藿图

[1] 赵甡之《中兴遗史辑校》绍兴三十一年八月条云：“继先世为医，其祖以卖黑虎丹得名，号黑虎丹王家。继先为人奸黠，喜谄佞，善亵狎，自建炎以医药得幸。尝劝上服仙灵脾，议者谓仙灵脾者，亦名淫羊藿，虽强阳，然久服令人精清。”

《救荒本草》仙灵脾条云：

今密县山野中亦有。苗高二尺许，茎似小豆茎，极细紧，叶似杏叶颇长，近蒂皆有一缺，又似绿豆叶，亦长而光，稍间开花，白色，亦有紫色花，作碎小独头子，根紫色有须，形类黄连状。

所谓“近蒂皆有一缺”，结合所绘图例，应该是指小叶基部不对称。箭叶淫羊藿*Epimedium sagittatum*这一特征最明显，但箭叶淫羊藿为3出复叶，与图例（图45-2）所见2回3出复叶不吻合，淫羊藿*Epimedium brevicornu*符合2回3出复叶的特征，其侧生小叶基部裂片略偏斜，应该就是《救荒本草》所描述的品种了。

至于年代稍后的《本草品汇精要》《本草纲目》对淫羊藿植物的描述多因袭之论，只能大致肯定为淫羊藿属植物而已，无助于研究品种，如李时珍云：“生大山中，一根数茎，茎粗如线，高一二尺。一茎三桠，一桠三叶，叶长二三寸，如杏叶及豆藿，面光背淡，甚薄而细齿，有微刺。”其言论几乎是汇编《本草图经》和《救荒本草》的描述而成，我们甚至怀疑李未必真正观察过此植物。

除上述文献外，《滇南本草》云：“淫羊藿，兴阳草，生山中，月白绿叶，上有粉霜，边上有刺，根类阳物。”《植物名实图考》卷8亦说“滇大理府亦产”，据《植物名实图考》所绘（图45-3），当是宝兴淫羊藿*Epimedium davidi*。琉球吴继志《质问本草》绘淫羊藿图，谢宗万先生认为是主要产于日本和琉球的大花淫羊藿，均非现今《中国药典》之法定品种。

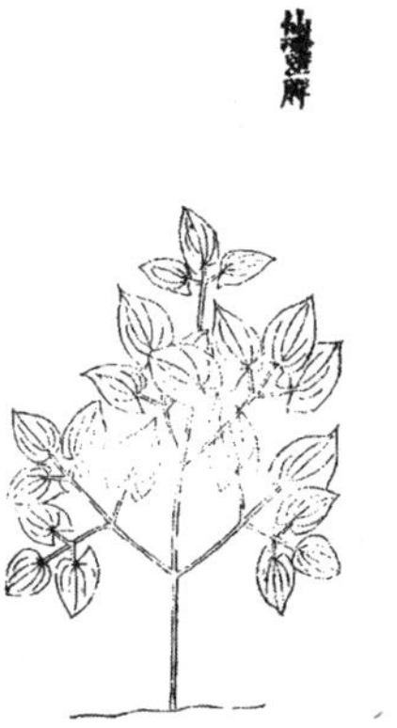

图45-2 《救荒本草》仙灵脾图

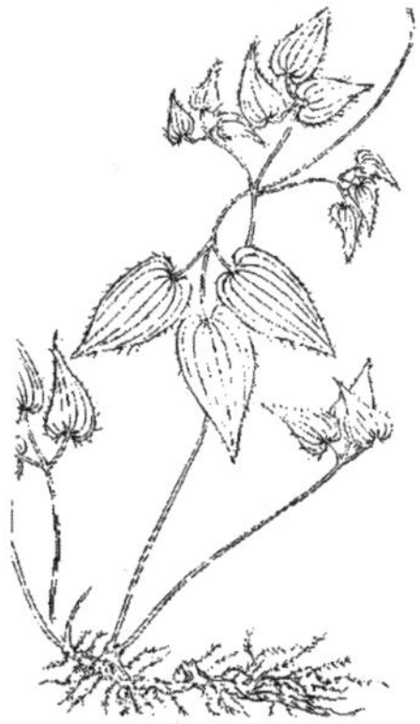

图45-3 《植物名实图考》淫羊藿图

二、淫羊藿的道地沿革

古代文献记载的药用淫羊藿产地几乎遍及全国，而以上郡即今陕西榆林地区为最早，唐代所用淫羊藿主流品种或许是圆叶的川西淫羊藿*Epimedium elongatum*，但前面引用柳宗元元和四年（809）所作的《种仙灵毗》诗却可以看作淫羊藿种植的最早记载，其栽培地在永州，即今湖南永州。

宋代《本草图经》提到淫羊藿的产地："江东、陕西、泰山、汉中、湖湘间皆有之。"其药图则专绘永康军淫羊藿（今四川都江堰）与沂州（今山东临沂）淫羊藿为代表，因所附图例证明沂州淫羊藿非淫羊藿属植物，则当时四川可能是淫羊藿的重要产区。

明代《本草品汇精要》《本草纲目》对淫羊藿的产地亦无所发明，而《救荒本草》则提示当时河南密县一带有淫羊藿分布，这可以作为进行GAP基地建设的依据。至于《滇南本草》《植物名实图考》提到云南所出的宝兴淫羊藿，以及其他地区的非法定品种，除非作为提取淫羊藿苷的原料，一般不建议规模种植。

第四十六讲
黄芪·红芪

黄耆后世俗写作“黄芪”，又有添形符作“黄蓍”者。《本草纲目》释名说：“耆长也，黄耆色黄，为补药之长，故名。今俗通作黄芪，或作蓍者，非矣。蓍乃蓍龟之蓍，音尸。”考《五十二病方》疽病方正写作“黄蓍”，马继兴解释说：“上古音蓍与耆均脂部韵。蓍为书母，耆为群母，此二字在古籍中也多互通。如《楚辞·九怀》‘耆蔡兮踊跃’，《楚辞补注》引《文选》‘耆’作‘蓍’。又，耆与芪上古音均群母纽，芪为支部韵，耆为脂部韵。故芪与耆通假。”如此，则作黄耆、黄蓍皆通。黄芪《本草经》别名戴糁，《五十二病方》亦有称此名者，森立之《本草经考注》解释说：“因考戴糁者，浅黄小花，簇簇成丛，似上戴饭糁之状，故名。”且备一说。

一、黄芪的名实

《本草经》黄芪的名实不能确知，不过早期文献所记载的黄芪与今用品种未必完全一致。从产地来看，早期黄芪产地主要集中在四川、甘肃、陕西一带，如《本草经》说其“生蜀郡山谷”，《名医别录》谓其出“白水、汉中”。《太平御览》卷991引《秦州记》云：“陇西襄武县出黄耆。”陶弘景则按产地及药材形状将黄芪分为三类，《本草经集注》云：“第一出陇西洮阳，色黄白甜美，今亦难得。次用黑水、宕昌者，色白肌理粗，新者亦甘而温补。又有蚕陵、白水者，色理胜蜀中者而冷补。”从陶弘景的描述看，这三地所产黄芪存在明显的品质差别。按，川陕甘宁地区有多种豆科黄芪属（Astragalus）植物，除膜荚黄芪*Astragalus membranaceus*外，尚有多花黄芪*Astragalus floridus*、梭果黄芪*Astragalus ernestii*、塘谷耳黄芪*Astragalus tongolensis*、金翼黄芪*Astragalus chrysopterus*等，则知六朝时期药用黄芪主要来源于黄芪属多种植物。又据《梁书·诸夷列传》天监五年邓至国“遣使献黄耆四百斤”,《南史》记载同。所谓“邓至国”,据《梁书》云:“居西凉州界,羌别种也。”其地在今甘肃西部,揆其所出,大约也是以上诸种黄芪之一。

《新修本草》云:“此物叶似羊齿,或如蒺藜。独茎,或作丛生。今出原州及华原者最良,蜀汉不复采用。”萧炳《四声本草》云:“出原州、华原谷子山,花黄。”唐代文献所说的原州即今宁夏固原,华原为陕西铜川耀州区,这些地区也有膜荚黄芪的野生资源,又据《蜀本草·图经》描述:“叶似羊齿草,独茎,枝扶疏,紫花,根如甘草,皮黄肉白,长二三尺许。今原州者好,宜州、宁州亦佳。”按膜荚黄芪花冠黄色,稍带淡紫红色,故萧炳说花黄,而韩保升说花紫,所指应该都是膜荚黄芪。

宋代开始,膜荚黄芪*Astragalus membranaceus*与蒙古黄芪*Astragalus membranaceus var. mongholicus*成为药用主流。据《本草图经》描述:“根长二三尺已来,独茎,作丛生,枝干去地二三寸。其叶扶疏作羊齿状,又如蒺藜苗,七八月中开黄紫花,其实作荚子,长寸许,八月中采根用。其皮折之如绵,谓之绵黄芪。”又形容优质黄芪的药材特征:“黄芪质柔韧,皮微黄褐色,肉中白色。”此时黄芪的产地亦由原来的川陕甘宁转移到山西及其周围地区,《本草图经》绘宪州黄芪(图46-1),宪州在今山西忻州静乐县,据其药图与今用正品接近。

图46-1 晦明轩本《政和证类本草》宪州黄耆图

苏颂在文字中提到后世颇享盛誉的“绵黄芪”的来历:“其皮折之如绵,谓之绵黄芪。”陈承则另有说法:“今《图经》所绘宪水者即绵上,地相邻尔。若以谓柔韧如绵,即谓之绵黄芪,然黄芪本皆柔韧,若伪者,但以干脆为别尔。”苏、陈两说颇有不同,苏意以药材性状得名,陈则说因产地而来,后世多作调和之论。如《汤液本草》云:“绵上即山西沁州,黄芪味甘,柔软如绵,能令人肥。”《本草蒙筌》云:“绵芪出山西沁州绵上,此品极佳。”又云:“务选单服不歧,直如箭杆,皮色褐润,肉白心黄,折柔软类绵,嚼甘甜近蜜,如斯应病,获效如神。”《本草原始》云:“生山西沁州绵上名绵芪,一云折之如绵,故谓之绵芪。”如谢宗万先生在“中药黄芪与红芪的本草考证”中指出者，“绵黄芪两种解释皆通”，其原植物为膜荚黄芪与蒙古黄芪应无疑问。

宋代黄芪似已有栽种者，晁补之《鸡肋集》卷11题李偁推官颐斋诗有句云：“今年闰早春气迟，墙根隙地稍可埤，初植防风种黄耆，莱州石鼎青琉璃。”金王特起沁源山中诗云：“野夫不识武城宰，问之无言色微改，但说今年秋雨多，黄芪满谷无人采。”则专门提到山西沁源黄芪。《本草纲目》云：“其子收之，十月下种，如种菜法亦可。”此应该是黄芪栽培的明确记载。

清代开始，黄芪的产地除山西外，又有增加，《植物名实图考》谓：“黄芪有数种，以山西、蒙古产者佳。”《药物出产辨》云：“正芪产区分三处，一关东，二宁古塔，三卜奎，产东三省。”

二、红芪的来历

红芪最早见于《本草经集注》，陶弘景在黄芪条下提到：“又有赤色者，可作膏贴用，消痈肿。”一般认为这就是指根表皮呈红棕色的岩黄芪属之多序岩黄芪*Hedysarum polybolrys*。《药性论》云：“蜀白水赤皮者，微寒，此治客热用之。”应该也是此种。不过需要说明的是，红芪一直作为黄芪的商品来源之一，没有分化，而且多数文献皆不认为赤皮者为优，如《增订伪药条辨》云：“四川出者为川芪，小把，皮红黑色，性硬，筋韧如麻，味青草气，为最下。”疑亦岩黄芪属植物。故《中国药典》曾一度将多序岩黄芪作为黄芪的植物来源，收载于黄芪项下，而自1985年版开始乃以红芪为名单列一条，不与黄芪混淆。

第四十七讲
何首乌

何首乌载《开宝本草》，谓其“久服长筋骨，益精髓，延年不老”，遂成服食之品[1]。梅尧臣诗有句云：“于今零落二十载，纵在各各叹二毛。试采上阳何首乌，刮切仍致苦竹刀。”

一、《何首乌传》中何首乌之名实

何首乌的药用历史可以追溯到唐代，因李翱《何首乌传》而有名。此传现存两种文本。一种题“何首乌录”，载《李文公集》卷18，亦收入《全唐文》卷638，全文如下：

僧文象好养生术，元和七年三月十八日，朝茅山，遇老人于华阳洞口。告僧曰：汝有仙相，吾授汝秘方。

有何首乌者，顺州南河县人，祖能嗣，小名田儿，天生阉，嗜酒。年五十八，因醉夜归，卧野中，及醒见田中有藤两本，相远三尺，苗蔓相交，久乃解，解合三四。心异之，遂掘根。特问村野人，无能名，曝而干之。有乡人麦良戏而曰：汝阉也，汝老无子，此藤异，而后以合其神药，汝盍饵之。田儿乃筛末酒服，经七宿，忽思人道。累旬，力轻健，欲不制，遂娶寡妇曾氏。田儿因尝饵之，加淯两钱。七百余日旧疾皆愈，反有少容，遂生男。乡人异之。十年生数男，俱号为药。告田儿曰：此交藤也，服之可寿百六十岁。而古方本草不载，吾传于师，亦得之于南河。吾服之，遂有子。吾本好静，以此药害于静，因绝不服。女偶饵之乃天幸，因为田儿尽记其功，而改田儿名能嗣焉。嗣年百六十岁，乃享男女一十九人。子庭服亦年

[1] 需要特别说明者，现代研究证实，何首乌及夜交藤都有明显肝脏毒性，甚至会引起肝功能衰竭致人死亡，与所谓“补益”之用背道而驰。

百六十岁，男女三十人。子首乌服之，年百三十岁，男女二十一人。安期叙交藤云：交藤味甘温，无毒，主五痔，腰膝中宿疾冷气，长筋益精，令人多子，能食，益气力，长寿延年。一名野苗，一名交茎，一名夜合，一名地精，一名桃柳藤。生顺州南河县田中，岭南诸州往往有之。其苗大如木藁，光泽，形如桃柳，其叶皆偏，独单背生，不相对。有雌雄，雄者苗色黄白，雌者黄赤，其生相远，夜则苗蔓交，或隐化不见。春末、夏中、初秋三时，候晴明日，兼雌雄采之，烈日曝干，散服，酒下良。采时尽其根，勿洗，承润，以布帛拭去泥土，勿损皮，密器贮之，每日再曝。凡服，偶日二、四、六、八日是，服讫，以衣覆汗出，导引。尤忌猪羊肉、血。老人言讫遂别去，其行如疾风。浙东知院殿中孟侍御识何首乌，尝饵其药，言其功如所传。出宾州牛头山。苗如萆薢，蔓生，根如杯拳，削去黑皮，生啖之。南人因呼为何首乌焉。元和八年八月录。

另一种题“何首乌传”，见《证类本草》卷11何首乌条，为唐慎微所引录，其文曰：

昔何首乌者，顺州南河县人。祖名能嗣，父名延秀。能嗣常慕道术，随师在山。因醉夜卧山野，忽见有藤二株，相去三尺余，苗蔓相交，久而方解，解了又交。惊讶其异，至旦遂掘其根归。问诸人，无识者。后有山老忽来，示之。答曰：子既无嗣，其藤乃异，此恐是神仙之药，何不服之？遂杵为末，空心酒服一钱。服数月似强健，因此常服，又加二钱。服之经年，旧疾皆愈，发乌容少。数年之内，即有子，名延秀，秀生首乌，首乌之名，因此而得。生数子，年百余岁，发黑。有李安期者，与首乌乡里亲善，窃得方服，其寿至长，遂叙其事。何首乌，味甘，生温，无毒。茯苓为使。治五痔腰膝之病，冷气心痛，积年劳瘦痰癖，风虚败劣，长筋力，益精髓，壮气驻颜，黑发延年，妇人恶血痿黄，产后诸疾，赤白带下，毒气入腹，久痢不止，其功不可具述。一名野苗，二名交藤，三名夜合，四名地精，五名首乌。本出虔州，江南诸道皆有之。苗叶有光泽，又如桃李叶。雄苗赤。根远不过三尺，春秋可采，日干。去皮为末，酒下最良。有疾即用茯苓汤下为使。常杵末，新瓷器盛，服之忌猪肉、血、无鳞鱼，触药无力。此药形大如拳连珠，其中有形鸟兽山岳之状，珍也。掘得去皮，生吃，得味甘甜，休粮。赞曰：神效助道，著在仙书。雌雄相交，夜合昼疏。服之去谷，日居月诸。返老还少，变安病躯。有缘者遇，传之勿泄，最尔自如。明州刺史李远传录经验。何首乌所出顺州南河县、韶州、潮州、恩州、贺州、广州四会县、潘州，已上出处为上；邕州晋兴县、桂州、康州、春州、勒州、高州、循州，已上所出次之。其仙草五十年者如拳大，号山奴，服之一年，髭鬓青黑；一百年如碗大，号山哥，服之一年，颜色红悦；一百五十年如盆大，号山伯，服之一年，齿落重生；二百年如斗栲栳大，号山翁，服之一年，颜如童子，行及奔马；三百年如三斗栲栳大，号山精，服之一年，延龄，纯阳之体，久服成地仙。

以上两本互有详略，据《直斋书录解题》云："《何首乌传》一卷，初见《唐李翱集》，今后人增广之耳。"按照陈振孙的意见，收入《李文公集》中的《何首乌录》是李翱原著，《证类本草》所引《何首乌传》是经后人增饰者。

两个版本都强调何首乌助生殖的神奇功效，按照古人的思维习惯，取类比象为题中之应有。《何首乌录》说田能嗣"见田中有藤两本，相远三尺，苗蔓相交，久乃解，解合三四"，由植物的交合而推展到人，田能嗣服用以后"忽思人道"，也属顺理成章。这一情节与后文描述何首乌的植物特征，"有雌雄，雄者苗色黄白，雌者黄赤，其生相远，夜则苗蔓交，或隐化不见"相呼应；同时也为后世所谓"雌雄何首乌"，人形何首乌，以及"白首乌"与"赤首乌"埋下伏笔。

植物之雌雄异株现象在自然界客观存在，但两本何首乌传录所叙，想象多于真实，仅凭"苗大如木藁，光泽，形如桃柳，其叶皆偏，独单背生，不相对"数语，根本没有办法推断原植物。晚出的《何首乌传》提到一项有鉴定意义的特征："此药形大如拳连珠，其中有形鸟兽山岳之状。"这是指何首乌药材切断面皮部可见若干类圆形的异型维管束作环状排列，形成具鉴别价值的"云锦花纹"。由此确定其原植物为蓼科何首乌*Polygonum multiflorum*。

二、雌雄何首乌

李翱已经提到何首乌有雌雄二种："其苗如木藁，光泽，形如桃柳叶，其背偏，独单皆生，不相对，有雌雄者，雌者苗色黄白，雄者黄赤，其生相远，夜则苗蔓交，或隐化不见。"其后《日华子诸家本草》亦说："雄者苗叶黄白，雌者赤黄色，凡修合药须雌雄相合吃，有验。"《本草图经》云：

春生苗，叶叶相对，如山芋而不光泽，其茎蔓延竹木墙壁间，夏秋开黄白花，似葛勒花，结子有棱，似荞麦而细小，才如粟大，秋冬取根，大者如拳，各有五棱瓣，似小甜瓜。此有二种，赤者雄，白者雌。

从《何首乌传》开始，《日华子诸家本草》《开宝本草》《本草图经》直至《救荒本草》《本草纲目》皆因循说首乌有雌雄二种，但二者的差别只是苗叶的颜色。而且《日华子诸家本草》云："雄者苗叶黄白，雌者赤黄色。"《救荒本草》从之，而《本草图经》引李翱却正好相反："雌者苗色黄白，雄者黄赤。"若因此便认定雌首乌就是另一种植物，证据实有未足。综合各家描述，及《救荒本草》药图（图47-1），可以认定，文献所称何首乌，不论雄雌，主要还是指蓼科何首乌*Polygonum multiflorum*而言，至于《本草图经》所附西京何首乌图（图47-2），则显然不是此物，甚至也不像被后世认为是白首乌或称雌首乌的萝藦科鹅绒藤属（Cynanchum）植物，极有可能是根据《何首乌传》说"忽见有藤二株，相去三尺余，苗蔓相交，久而方解，解了又交"，随意绘制的。

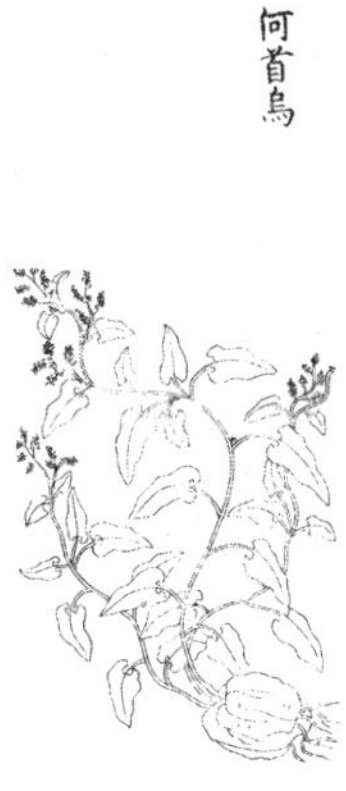

图47-1 《救荒本草》何首乌图

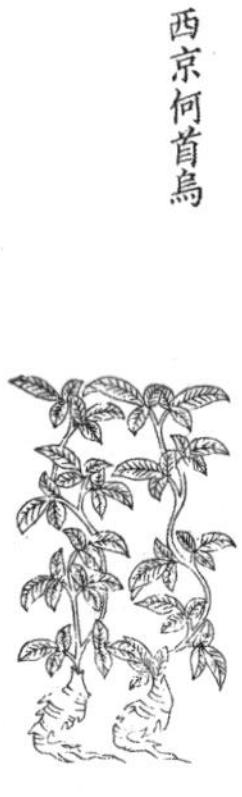

图47-2 晦明轩本《政和证类本草》西京何首乌图

何首乌不仅有雌雄之别，明代又正式有了赤白之分，《本草纲目》卷18何首乌修制项云："近时治法，用何首乌赤白各一斤。"附方中七宝美髯丹等亦赤白兼用，但雌雄或赤白何首乌是否同是一种植物，现代文献颇有争议。如《中药志》即认为《本草图经》所载"叶叶相对，如山芋而不光泽，夏秋开黄白花"者即是萝藦科鹅绒藤属植物牛皮消*Cynanchum auriculatum*、戟叶牛皮消*Cynanchum bungei*、隔山牛皮消*Cynanchum wilfordii*，恐有问题，因鹅绒藤属植物结膏葖果，大者可在10cm以上，特征十分明显，如雌首乌（或白首乌）是指此种，古人一般不会忽略不计。何首乌雌雄以及后起的赤白之说大约是因其被发现有益精髓、延子嗣的作用，再加上其发现者何能嗣（何首乌的祖父）“常慕道术”的缘故，故取道仙家“合和阴阳”之意，杜撰出来的，至今民间还有出售所谓人形何首乌，一雄一雌，惟妙惟肖者，正是这种思想的流亚。至于萝藦科鹅绒藤属植物牛皮消之类也被称为白首乌，则可能最初因其苗叶与蓼科何首乌类似，原属混乱品，使用既久，或许发现其也有一定的强壮作用，遂亦称为“首乌”，而加“白”字以示区别。

三、何首乌的道地沿革

据《何首乌传》，本品的最初发现者何能嗣为“顺州南河县人”。据《宋史·地理志·六》云：“开宝五年，废顺州，省龙豪、温水、龙化、南河四县入焉。”则知此顺州南河为今广西陆川县一带，该传又说“本出虔州（今江西赣州），江南诸道皆有之。”又云：“明州刺史李远传录经验，何首乌所出顺州南河县，韶州、潮州、恩州、贺州、广州四会县、潘州，已上出处为上。邕州晋兴县、桂州、康州、春州、勒州、高州、循州，已上所出次之。”以上产地多在两广及江西，这应是唐代何首乌的主要产区。

《本草图经》谓：“何首乌，本出顺州南河县，岭外，江南诸州亦有，今在处有之，以西洛、嵩山及南京柘城县者为胜。”按大中祥符七年（1014），升应天府为南京，即今河南省商丘市，另据《证类本草》卷20石蜜条引《本草图经》：“南京柘城县有何首乌蜜，色更赤。”皆证明宋代何首乌的道地产区已由南方转到河南。明代依然如此，《救荒本草》云：“今钧州密县山谷中亦有之。”《本草品汇精要》亦以怀庆府柘城县为道地。

清代《药物出产辨》提到何首乌“以产广东德庆为正”，另据《中药材产销》叙述：“在明代时，广东德庆已有栽培，但因野生分布广，资源多，长期没有发展种植，药用商品以采挖野生为主。”事实上，晚清民国以后，何首乌因南北皆有分布，各地方多有产出，其道地性渐不显著，据所搜集民国时北京药店中药内票，如北平怀德堂首乌藤、制首乌票皆不注明产地，民国二十九年（1940）陕西西京市（西安市）国药商业同业公会《药材行规》之何首乌、夜交藤条皆说：“山野蔓草，处处有之。”

第四十八讲
续断·川续断

续断在汉代为常用中药，《五十二病方》和《武威医简》中皆见使用，《急就章》亦有记载，从续断的别名来看，《本草经》："一名龙豆。"《名医别录》："一名槐。"又据《广雅》："裹，续断。"王念孙疏证："槐与裹同。"则汉魏时期所称的续断有可能是指一种豆科植物。

一、早期续断品种之混乱状态

因功效得名药物在不同时期，甚至同一时期不同地域品种有别。续断因能治"金疮、痈伤、折跌，续筋骨"得名，在《本草经集注》中至少提到五种植物都曾被作为续断药用，陶弘景云：

案《桐君药录》云：续断生蔓延，叶细、茎如荏，大根本，黄白有汁，七八月采根。今皆用茎叶，节节断，皮黄皱，状如鸡脚者，又呼为桑上寄生，恐皆非真。时人又有接骨树，高丈余许，叶似蒴藋，皮主疗金疮，有此接骨名，疑或是。而广州又有一藤名续断，一名诺藤，断其茎，器承其汁饮之，疗虚损绝伤，用沐头，又长发。折枝插地即生，恐此又相类。李云是虎蓟，与此大乖，而虎蓟亦自疗血尔。

《桐君药录》中"叶细茎如荏"的续断或许与"荏（白苏）"一样，是唇形科植物；"李（当之）云是虎蓟"，则像是菊科刺儿菜属（Cephalanoplos），或蓟（Cirsium）属，或飞廉属（Carduus）植物；至于"呼为桑上寄生"的续断，在桑上寄生条，《本草经集注》亦言："今处处皆有，以出彭城为胜，俗人呼皆为续断用之。"则应该是指桑寄生科的槲寄生 *Viscum coloratum* 之类。陶弘景显然不以这三种续断为正品。

陶弘景认可为正品的续断是小乔木，按其描述似为《新修本草》木部下品新附的接骨木。苏敬云："接骨木，叶如陆英，花亦相似。但作树高一二丈许，木轻虚无心。斫枝插便生，人家亦有之。一名木蒴藋，所在皆有之。"《本草图经》云："花叶都类蒴藋、陆英、水芹辈，故一名木蒴藋。"《本草纲目》说："接骨以功而名，别名续骨木。"据此，陶弘景所称的这种续断实为忍冬科的接骨木*Sambucus williamsii*。陶弘景还提到出自广州的藤本续断，这种植物直到清代仍有记载，李调元《南越笔记》卷14记岭南藤类，谓岭南藤有数百种，其中"有凉口藤，状若葛，叶如枸杞，去地丈余，绝之更生，中含清水，渴者断取饮之甚美，沐发令长。一名断续藤，常飞越数树以相绕"。李调元描述的这种断续藤，其茎中有水、绝之更生、沐发令长等情况，与陶弘景所说"广州有藤名续断"完全一致，可证为一物。又考李珣《海药本草》含水藤条引《交州记》云："生岭南及诸海山谷，状若葛，叶似枸杞，多在路，行人乏水处，便吃此藤，故以为名。"《本草纲目拾遗》买麻藤条引《粤志》云："买麻藤，其茎中多水，渴者断而饮之，满腹已，余水尚淋漓半日。"由此证明，陶弘景所称一名诺藤的藤本续断实为买麻藤科植物买麻藤*Gnetum montanum*。

在《本草经集注》记载的五种续断中，接骨木续断、诺藤续断被陶弘景认为是正品，但均非今天习见的续断品种，而且从药用部位上看，也不是汉代续断。考《五十二病方》谓"伤者以续断根一把"，可知续断古以根入药，而陶弘景所称续断，其入药部位分别为茎叶、皮或茎中水，故《本草经集注》提到的五种续断应属混淆品。

不仅陶弘景不能确定续断的植物来源，唐宋时期续断品种依然混乱，《新修本草》云："谨按此药，所在山谷皆有，今俗用者是。叶似苎而茎方，根如大蓟，黄白色。"《本草图经》绘有越州、晋州、绛州三幅续断图例（图48-1），苏颂云：

今陕西、河中、兴元府、舒、越、晋州亦有之。三月已后生苗，秆四棱，似苎麻，叶亦类之，两两相对而生。四月开花，红白色，似益母花。根如大蓟，赤黄色，七月、八月采。谨按《范汪方》云：续断即是马蓟，与小蓟叶相似，但大于小蓟耳。叶似旁翁菜而小厚，两边有刺，刺人，其花紫色，与今越州生者相类。而市之货者，亦有数种，少能辨其粗良。医人用之，但以节节断，皮黄皱者为真。

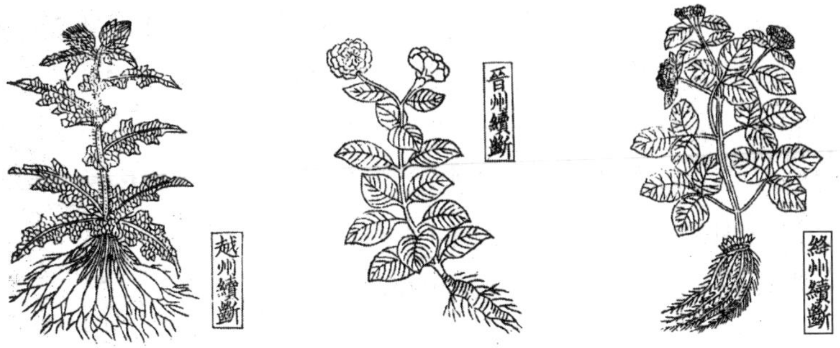

图 48-1　晦明轩本《政和证类本草》续断图

据谢宗万先生考证："苏敬《唐本草》及苏颂《本草图经》所谓叶似苎麻而茎方，开红白色似益母花的续断，相当于现时唇形科的糙苏*Phlomis umbrosa*。"这一植物或许就是前面提到的《桐君药录》中的续断。这种糙苏续断在宋代文献中亦见提及，《急就章》宋王应麟补注云："本草续断一名属折，叶似苎茎方，两叶对，花红白，根如大蓟。"此亦指《新修本草》所用唇形科糙苏。至于《本草图经》所附绛州续断药图正是糙苏一类。

《证类本草》引《外台秘要》云："治淋取生续断绞取汁服之，马蓟根是。"显然与李当之说的"虎蓟"一样，为菊科植物。这种菊科续断在宋代似乎是药用的主流，《日华子诸家本草》云："续断，又名大蓟、山牛蒡。"《本草图经》引《范汪方》云："续断即是马蓟，与小蓟叶相似，但大于小蓟耳。叶似蒡翁菜而厚，两边有刺，其花紫色，与今越州所图者相类。"再考《本草图经》所附越州续断药图，基本可以肯定为菊科大蓟*Cirsium japonicum*。

二、川续断的来历

今用川续断科植物川续断*Dipsacus asperoides*的正式记载始见于《滇南本草》："续断，一名鼓槌草，又名和尚头。"又云："鼓槌草，独苗对叶，苗上开花似槌。"谢宗万认为，别名"鼓槌草""和尚头"，是对其球形头状花序的形容。尽管《滇南本草》已经提到川续断科植物作续断用，但在年代稍晚的《本草品汇精要》《本草蒙筌》《本草纲目》中却依然沿用唐宋旧说，所绘药图也多袭用《本草图经》的晋州续断，故仅从这些主流本草的图文，实无法判断植物川续断*Dipsacus asperoides*在明代是否已成为药用主流，或仅仅是川滇一带的地方习用品。但以上诸书提到续断的药材特征则的确接近今之川续断，如陈嘉谟云：“皮色黄赤，资之入药，取根于秋，多有粗良，务择精细。但认状如鸡脚者为上，节节断，皮黄皱者方真。去向里硬筋，以醇酒浸宿，烈日暴过，薄片咀成。”《本草纲目》描述续断药材：“今人所用，以川中来，色赤而瘦，折之有烟尘起者，为良焉。”按其所说，则是川续断无疑。

清代本草有药图者甚少，但《植物名实图考》（图48-2）及张绍棠味古斋本《本草纲目》，均将续断绘作川续断*Dipsacus asperoides*，黄宫绣《本草求真》更有川续断的药材图，这充分表明，清代川续断已成为续断的唯一正品来源。

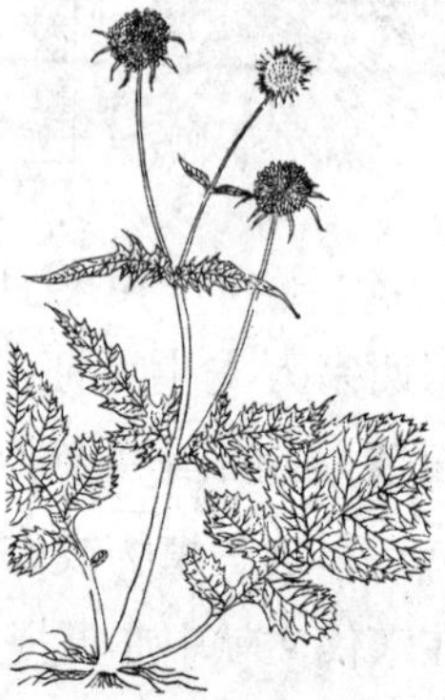

图 48-2 《植物名实图考》续断图

三、续断的道地沿革

《本草经》记载“续断生常山山谷”，常山即恒山，《汉书·地理志》：“有常山郡。”张晏注：“恒山在西，避文帝讳。”这是关于续断产地的最早文献资料。如前所述，由晋至唐，续断品种极其混乱，不同品种，其产地各异，因与今用续断品种不同，暂不讨论。

宋代《本草图经》介绍续断的产地：“续断生常山山谷，今陕西、河中、兴元府、舒、越、晋州亦有之。”郑樵《通志》则将续断分为南北两种：“续断曰龙豆、曰属折、曰接骨、曰南草、曰槐、曰大蓟、曰马蓟。《蜀本图经》云：茎方叶似苎，花似益母，根如大蓟，此北续断也。范汪云：即马蓟也，与小蓟相似，叶如蒡翁菜，两边有刺、花紫，会稽者正尔，此南续断也。”宋代北续断，实指糙苏；南续断主产会稽，为大蓟。

在《中药材品种沿革及道地性》中，将川产续断的历史尚可追溯到宋代，当时所举的理由有三：①《本草图经》称续断药材“市之货者，亦有数种，少能辨其粗良，医人用之，但以节节断，皮黄皱者为真耳”，此疑即指川续断。②李时珍云：“郑樵《通志》谓范汪所说者乃南续断，不知何据，盖以别川续断也。”③《本草纲目》续断条发明项说：“宋张叔潜秘书知剑州时，其阁下病血痢，一医用平胃散一两，入川续断末二钱半，每服二钱，水煎服，即愈。绍兴壬子，会稽时行痢疾，叔潜之子以方传人，往往有验，小儿痢服之效。”此条当系时珍转引宋人笔记。于是认为“川产续断的历史至迟也可以追溯到宋代”[1]。

现在看来，此说不妥。宋末元初诗人方回（1227—1305）对古称兰草为菊科佩兰*Eupatorium fortunei*，与后世兰科之兰蕙不同，有详细考证，曾著《订兰说》。这篇文字似乎没有流传下来，但主要观点都融入他的《秋日古兰花十首》中，其中一首云：“雪丝松细紫团栾，今代无人识古兰。本草图经川续断，今人误作古兰看。”《本草图经》并没有提到川续断，三幅图例也非来自四川，可能是诗人信手拈来作比，但至少南宋末已有川续断之名。诗句的意思是说，这种前代本草所称的“川续断”，却被时人“误作古兰”，故知这种“川续断”其实是某类兰科植物的根。按，明初宋濂在《兰隐亭记》中也引用方回的意见云：“近代紫阳方回考订极精，而兰则今名千金草及孩儿菊，今兰实古称川续断，其言累数百言而不止。”尽管宋濂表示“予亦未敢信其说也”，但他显然也认同“川续断”就是“今兰”，即兰科兰蕙一类，自然与后来作续断入药的川续断*Dipsacus asperoides*无关。所以，川续断*Dipsacus asperoides*药用历史，仍然当以《滇南本草》所记为最早，《本草纲目》等提到“今用从川中来”，乃是该物种成为药用主流的标志，时间在明代中叶。

[1]见王家葵、王佳黎、贾君君著：《中药材品种沿革及道地性》，中国医药科技出版社，2007年，第243页。

第四十九讲 紫苏·白苏·水苏·假苏·荆芥·薄荷·猫薄荷

《说文》:“苏，桂荏也。”《尔雅·释草》同，郭璞注:“苏，荏类，故名桂荏。”邢昺疏云:“苏，荏类之草也。以其味辛类荏，故一名桂荏。”郝懿行《尔雅义疏》云:

《说文》用《尔雅》,《系传》云:“荏，白苏也。桂荏，紫苏也。”按《方言》云“苏，荏也”，则二者亦通名。古人用以和味。郑注《内则》“芗无蓼”云:“芗，苏荏之属也。”陶注本草云:“苏，叶下紫而气甚香，其无紫色不香似荏者，名野苏，生池中者为水苏，一名鸡苏，皆荏类也。”今按荏与苏同，唯叶青白为异。苏之为言舒也。《方言·十》云:“舒，苏也，楚通语也。”然则舒有散义，苏气香而性散。

大致说来，“苏”与“荏”应该是一类主要来源于唇形科，植株含芳香性挥发油的草本，析言之则有紫苏、白苏、假苏、水苏等[1]。薄荷较晚出，虽不在“苏”的范畴，因为也是唇形科物种，且与前者有部分交叉，故一并讨论。

一、紫苏、白苏与水苏

苏载《名医别录》，谓其“主下气，除寒中”，并说“其子尤良”，即今用之苏子。《本草经集注》说:“叶下紫色而气甚香；其无紫色不香似荏者，名野苏，不堪用。”《开宝本草》注:“今俗呼为紫苏。”《本草图经》绘有简

[1] 按照《说文》“苏，桂荏也”之言，苏也可以是专名，指香味浓烈如桂的“荏”，即唇形科植物紫苏 *Perilla frutescens*，王褒《僮约》说“园中拔蒜，斫苏切脯”，即指此植物。但后来“苏”又成为此类植物的泛称，遂根据 *Perilla frutescens* 茎叶紫色的特点，将其称为“紫苏”加以区别。

州和无为军苏两图（图49-1），苏颂云：

苏，紫苏也。旧不著所出州上，今处处有之。叶下紫色而气甚香，夏采茎叶，秋采实。其茎并叶，通心经，益脾胃，煮饮尤胜。与橘皮相宜，气方中多用之。实主上气咳逆，研汁煮粥尤佳，长食之，令人肥健。若欲宣通风毒，则单用茎，去节大良。谨按，《尔雅》谓苏为桂荏，盖以其味辛而形类荏，乃名之。然而苏有数种，有水苏、白苏、鱼苏、山鱼苏，皆是荏类。水苏别条见下。白苏方茎圆叶，不紫，亦甚香，实亦入药。鱼苏似茵蔯，大叶而香，吴人以煮鱼者，一名鱼苏。生山石间者名山鱼苏，主休息痢，大小溲频数，干末，米饮调服之，效。

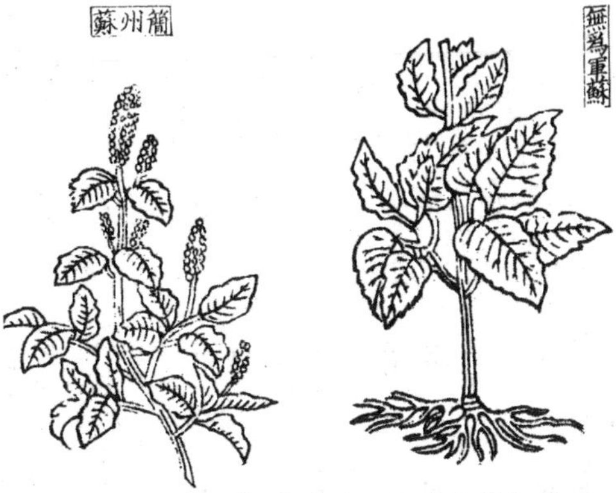

图 49-1　晦明轩本《政和证类本草》苏图

从苏颂的描述很容易判断，紫苏就是唇形科植物苏*Perilla frutescens*及其变种，所言白苏“方茎圆叶，不紫，亦甚香”，其实是此种的栽培变异，植株绿色，上部枝叶被白色毛绒，故名白苏。或言“苏”指紫苏，“荏”指白苏，一类二种，其说亦通。此即《本草纲目》苏条集解项李时珍说：“紫苏、白苏皆以二三月下种，或宿子在地自生。其茎方，其叶圆而有尖，四围有巨齿，肥地者面背皆紫，瘠地者面青背紫；其面背皆白者，即白苏，乃荏也。”[1]

水苏载《本草经》，谓其“生九真池泽”，应该是泽生的苏类，《名医别录》一名鸡苏。陶弘景不识，乃云：“方药不用，俗中莫识。九真辽远，亦无能访之。”《新修本草》云：“此苏生下湿水侧，苗似旋复，两叶相当，大香馥。青、齐、河间人名为水苏，江左名为荠苎，吴会谓之鸡苏。”《蜀本

[1]《植物名实图考》亦云：“荏，《别录》中品。白苏也，南方野生，北地多种之，谓之家苏子，可作糜作油。《齐民要术》谓雀嗜食之。《益部方物记略》有荏雀，谓荏熟而雀肥也。李时珍合苏荏为一，但紫者入药作饮，白者充饥供用，性虽同而用异。”

草·图经》说："叶似白薇，两叶相当，花生节间，紫白色，味辛而香，六月采茎叶，日干。"《本草图经》亦曰："今处处有之。多生水岸傍，苗似旋覆，两叶相当，大香馥，青、济间呼为水苏，江左名为荠苎，吴会谓之鸡苏。南人多以作菜。"

《本草图经》虽有水苏图例（图49-2），但特征性不强，难以推定品种。《本草纲目》集解项李时珍说：

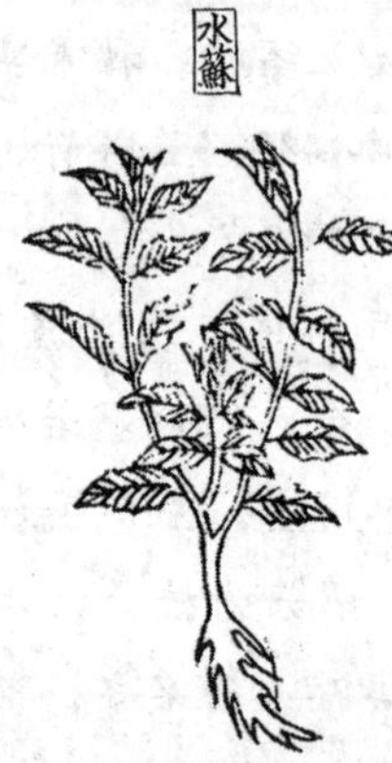

图 49-2　晦明轩本《政和证类本草》水苏图

水苏、荠薴一类二种尔。水苏气香，荠薴气臭为异。水苏三月生苗，方茎中虚，叶似苏叶而微长，密齿，面皱色青，对节生，气甚辛烈。六七月开花成穗，如苏穗，水红色。穗中有细子，状如荆芥子，可种易生，宿根亦自生。沃地者苗高四五尺。

《植物名实图考》同意此看法，有云：

水苏，本经中品，即鸡苏。泽地多有之。李时珍辨别水苏、荠薴，一类二种，极确。昔人煎鸡苏为饮，今则紫苏盛行，而菜与饮皆不复用鸡苏矣。雩娄农曰：水苏、鸡苏，自是一物。《日用本草》亦云尔，然谓即龙脑薄荷。今吴中以糖制之为饵，味即薄荷，而叶颇宽，无有知为水苏者。东坡诗：道人解作鸡苏水[1]，稚子能煎莺粟汤。

今则根据《植物名实图考》所述，及其图例（图49-3）将水苏考订为唇形科植物水苏*Stachys japonica*之类。荠薴则据《植物名实图考》为唇形科荠薴*Mosla grosseserrata*。宋代用鸡苏作饮料，释德洪《石门文字禅》说："鸡苏本草龙脑薄荷也，东吴林下人夏月多以饮客。而俗人便私议坡误用鸡苏为紫苏，可发吴侬一笑。"此即苏诗所说的"鸡苏水"。

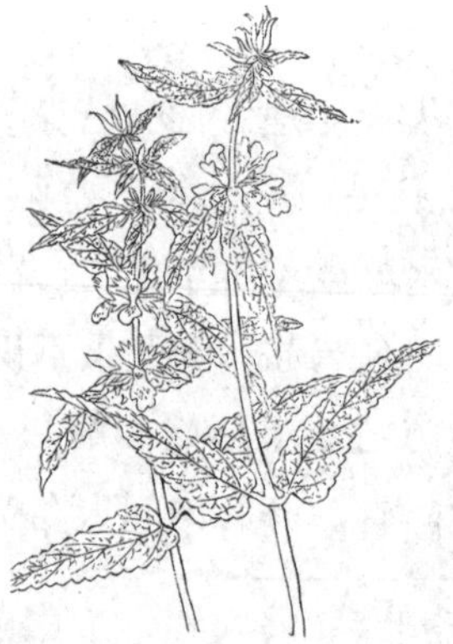

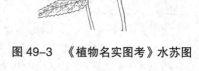

图 49-3　《植物名实图考》水苏图

[1] 据《苏轼诗集》当作"道人劝饮鸡苏水"。

二、假苏与荆芥

《本草经》有假苏，此当是“似苏而非”，故名“假苏”[1]。《名医别录》一名姜芥，《吴普本草》名荆芥，后遂以荆芥为正名。《本草纲目》释名项李时珍说：

按《吴普本草》云：假苏一名荆芥，叶似落藜而细，蜀中生啖之。普乃东汉末人。去《别录》时未远，其言当不谬，故唐人苏恭祖其说，而陈士良、苏颂复启为两物之疑，亦臆说尔。曰苏、曰姜、曰芥，皆因气味辛香，如苏、如姜、如芥也。

陶弘景时代，假苏“方药亦不复用”，唐代则作菜蔬，故《新修本草》改入菜部。据《齐民要术》卷3云：“紫苏、姜芥、熏菜，与荏同时，宜畦种。”可见当时已有种植者。

《本草图经》对假苏描述不多，仅言：“今处处有之。叶似落藜而细，初生香辛可啖，人取作生菜。古方稀用，近世医家治头风，虚劳，疮疥，妇人血风等为要药。并取花实成穗者，暴干入药，亦多单用，效甚速。”《本草纲目》集解项李时珍说：“荆芥原是野生，今为世用，遂多栽莳。二月布子生苗，炒食辛香。方茎细叶，似独帚叶而狭小，淡黄绿色。八月开小花，作穗成房，房如紫苏房，内有细子如葶苈子状，黄赤色，连穗收采用之。”结合《本草图经》所绘成州假苏图例（图49-4），表现的即是唇形科植物裂叶荆芥 *Schizonepeta tenuifolia*之类，与今药用荆芥相同。但《本草图经》所绘岳州假苏（图49-5）叶互生，穗状花序腋生，应该不是唇形科物种。《救荒本草》亦有荆芥，谓其：“茎方窊面，叶似独扫叶而狭小，淡黄绿色，结小穗，有细小黑子，锐圆，多野生，以香气似苏，故名假苏。”从图例（图49-6）来看，则似同属之多裂叶荆芥 *Schizonepeta multifida*。

荆芥如《本草图经》所说，早期医方使用较少，“近世医家治头风，虚劳，疮疥，妇人血风等为要药”。方回《病后夏初杂书近况》有句：“甫得木瓜治膝肿，又须荆芥沐头疡。”

---

[1]《证类本草》假苏在菜部，据《新修本草》说：“先居草部中，今人食之，录在菜部也。”则《本草经》假苏在草部，“假苏”一名更确切的解释可能是，似苏而不作菜茹，故名“假苏”。

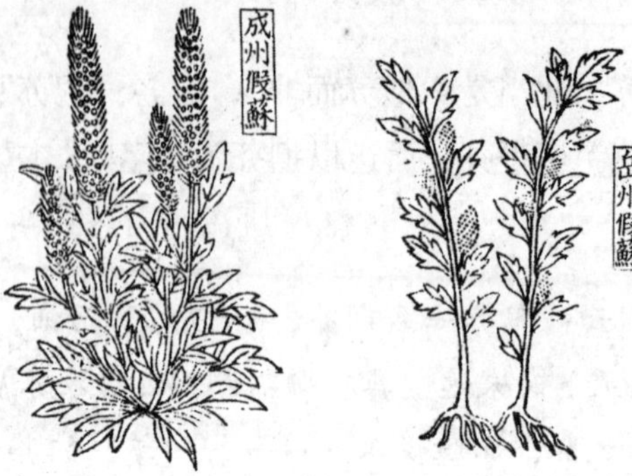

图49-4　晦明轩本《政和证类本草》成州假苏图

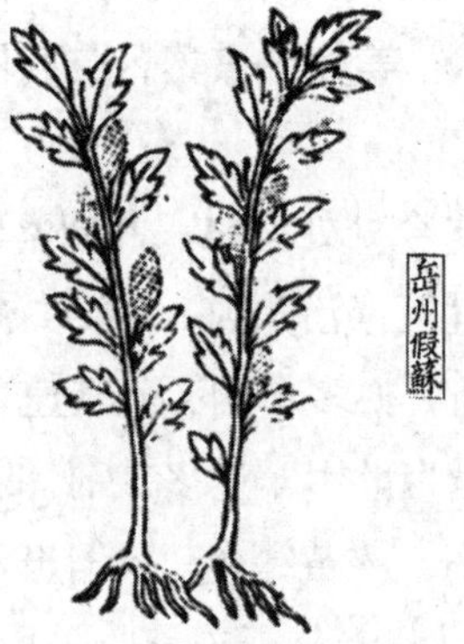

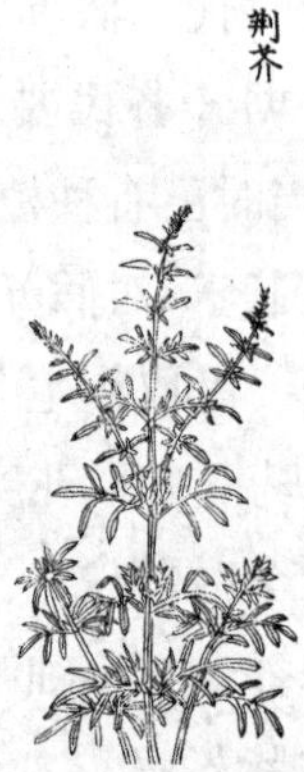

图49-5　晦明轩本《政和证类本草》岳州假苏图　　图49-6　《救荒本草》荆芥图

李时珍注意到，宋代以来的稗官笔记有荆芥反鱼蟹河豚之说，而本草医方并未言及。《本草纲目》发明项举例说：“按李廷飞《延寿书》云：凡食一切无鳞鱼，忌荆芥。食黄鲿鱼后食之，令人吐血，惟地浆可解。与蟹同食，动风。又蔡绦《铁围山丛话》云：予居岭峤，见食黄颡鱼犯姜芥者立死，甚于钩吻。洪迈《夷坚志》云：吴人魏几道，啖黄颡鱼羹，后采荆芥和茶饮，少顷足痒，上彻心肺，狂走，足皮欲裂。急服药，两日乃解。陶九成《辍耕録》云：凡食河豚，不可服荆芥药，大相反。予在江阴见一儒者，因此丧命。《苇航纪谈》云：凡服荆芥风药，忌食鱼。杨诚斋曾见一人，立致于死也。”李时珍也不能辨其真伪，按语说：“荆芥乃日用之药，其相反如此，故详录之，以为警戒。”有意思的是，荆芥与紫苏都是唇形科芳香植物，其“假苏”之名也是因此而来。紫苏被认为是解鱼蟹毒的要药，《药性论》

还专门说苏叶“与一切鱼肉作羹良”，何以荆芥就相反如此。或许古人因为假苏的“假”字，遂产生与苏功效相反的联想吧。

特别需要说明的是，《植物名实图考》卷25荆芥条云：

假苏，《本经》中品。即荆芥也。固始种之为蔬，其气清芳，形状与醒头草无异。唯梢头不红、气味不烈为别，野生者叶尖瘦，色深绿，不中啖。与黄显颡鱼相反。南方鱼乡，故鲜有以作菹者。

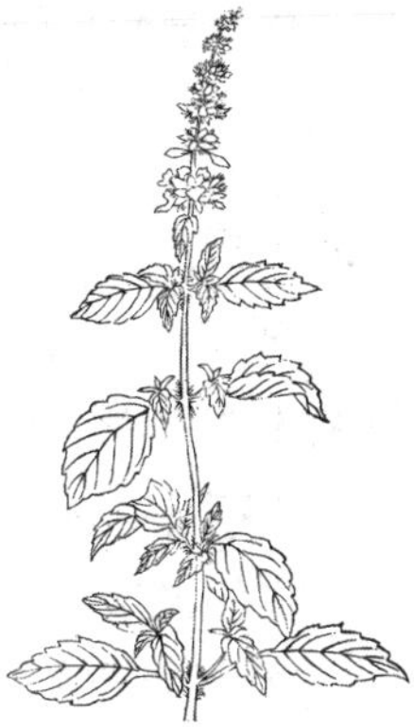

图 49–7 《植物名实图考》假苏图

从插图（图49–7）来看，或释为拟荆芥属的拟荆芥*Nepeta cataria*，或释为罗勒属罗勒*Ocimum basilicum*。总之不似裂叶荆芥*Schizonepeta tenuifolia*[1]。

三、薄荷与猫薄荷

薄荷载于《新修本草》，有云：“薄荷茎方叶似荏而尖长，根经冬不死；又有蔓生者，功用相似。”《本草图经》说：“薄荷，旧不著所出州土，而今处处皆有之。茎、叶似荏而尖长，经冬根不死，夏秋采茎叶，暴干。古方稀用，或与薤作齑食。”从《本草图经》所绘南京薄荷、岳州薄荷图例（图49–8）来看，应该就是唇形科植物薄荷*Mentha haplocalyx*。李时珍认为扬雄《甘泉赋》“攒并闾与茇葀兮”中之“茇葀”即是薄荷，且备一说。至于《新修本草》提到“又有蔓生者”，疑是指伞形科植物积雪草*Centella asiatica*，《本草图经》所称的“连钱草”“胡薄荷”应即此物。

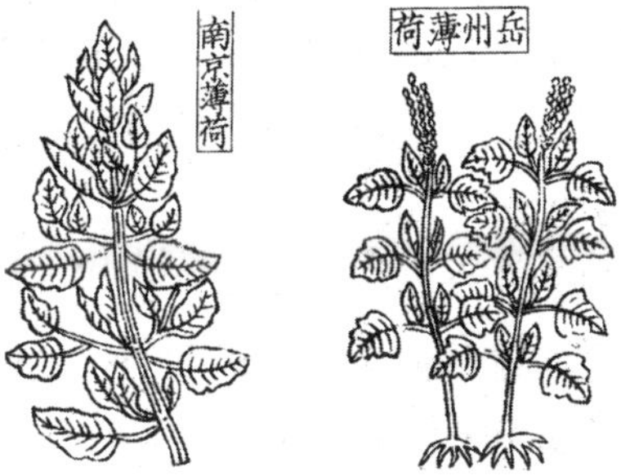

图 49–8 晦明轩本《政和证类本草》薄荷图

[1]见王锦绣、汤彦承、吴征镒著：《植物名实图考新释》，上海科技出版社，2021年，第1317页。

但有意思的是，《本草衍义》关于薄荷的一段文字：

薄荷世谓之南薄荷，为有一种龙脑薄荷，故言“南”以别之。小儿惊风，壮热须此引药，猫食之即醉，物相感尔。治骨蒸热劳，用其汁与众药熬为膏。

所谓薄荷“猫食之即醉”，即“醉猫现象”，猫接触唇形科拟荆芥属（Nepeta）的某些植物，比如拟荆芥*Nepeta cataria*[1]之类揉碎的茎叶以后，会出现摩擦、翻滚、拍打、啃咬、舔舐、跳跃、低鸣或分泌大量唾液等反应，有些猫则会发出嗥叫或“喵”声。这就是所谓的“醉猫效应”，起作用的活性成分主要为荆芥内酯。

薄荷醉猫的说法在宋代并非孤例。宋初陶谷《清异录》说：“居士李巍求道雪窦山中，畦蔬自供。有问巍曰：日进何味？答曰：以炼鹤一羹，醉猫三饼。”有注释说：“巍以莳萝、薄荷捣饭为饼。”欧阳修《归田录》云：“薄荷醉猫，死猫引竹之类，皆世俗常知。”陆佃《埤雅》专门为猫设立条目，其中提到：“世云薄荷醉猫，死猫引竹，物有相感者，出于自然，非人智虑所及。如薄荷醉猫、死猫引竹之类，乃因旧俗而知尔。”陆游《题画薄荷扇》云：“薄荷花开蝶翅翻，风枝露叶弄秋妍。自怜不及狸奴黠，烂醉篱边不用钱。”李石《续博物志》卷9云：“鸠食桑椹则醉，猫食薄荷则醉，虎食狗则醉。”《宣和画谱》记内府藏何尊师薄荷醉猫图[2]。但通常所言的薄荷乃是唇形科薄荷属（Mentha）物种，不含荆芥内酯，对猫完全没有吸引力。

如此众多的薄荷醉猫记载，显然不是古人错误观察，更可能的情况是，宋人谈论的薄荷，除沿用至今的薄荷*Mentha haplocalyx*外，拟荆芥*Nepeta cataria*也被视为薄荷。

检《履巉岩本草》卷上有猫儿薄荷条云：

猫儿薄苛，治伤风、头脑风，通关膈，及小儿风涎，为要切之药。人家园庭多种之。猫儿食之似觉醉倒，俗云薄荷乃猫儿酒也。性极凉无毒。每日

[1] 拟荆芥的学名*Nepeta cataria*特别有意思，属名*nepeta*是香气的意思，与种加词*cataria*合起来，意思就是猫喜欢的香味。

[2] 元代袁桷题何尊师醉猫图诗云：“纵横社穴恣穿窬，抵掌摩须不奈渠。赖有连钱能遣醉，晚风残日卧庭除。”诗中“连钱”，即《本草图经》薄荷条所言“《天宝方》名连钱草者是”，亦用薄荷醉猫的典故。

食后随茶嚼三两片，大能凉上鬲，去风痰。

图例（图49-9）虽然简单，但从“猫儿食之似觉醉倒”一句来看，应该就是拟荆芥*Nepeta cataria*。再看前引《本草衍义》的文字，寇宗奭说“薄荷”名称之前加“南”字，是为了与龙脑薄荷相区别。

按，宋代以来龙脑薄荷有多种说法，一种如前引《石门文字禅》说：“鸡苏，本草龙脑薄荷也，东吴林下人夏月多以饮客。”即以鸡苏，亦即水苏*Stachys japonica*为龙脑薄荷。一种是《本草图经》在茵陈条说：“今南方医人用山茵陈，乃有数种。或著其说云：山茵陈，京下及北地用者，如艾蒿，叶细而背白，其气亦如艾，味苦，干则色黑；江南所用，茎叶都似家茵陈而大，高三四尺，气极芬香，味甘辛，俗又名龙脑薄荷。”谓江南将山茵陈称作龙脑薄荷，结合《本草图经》所绘江宁府茵陈图（图49-10），显然不是菊科植物茵陈蒿*Artemisia capillaris*，或许就是唇形科的拟荆芥*Nepeta cataria*。

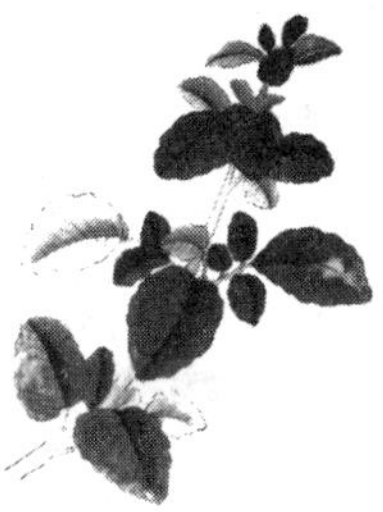

图49-9 《履巉岩本草》猫儿薄苛图

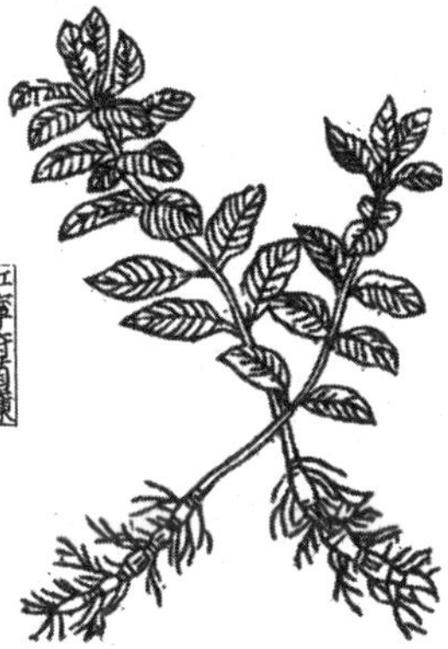

图49-10 晦明轩本《政和证类本草》江宁府茵陈图

宋代以后，薄荷醉猫的说法不再流行[1]，龙脑薄荷药名的指代也发生变化，成为苏州著名土产。如《本草蒙筌》说薄荷“又名鸡苏，各处俱种，姑苏龙脑者第一”，注释说：“龙脑地名，在苏州府儒学前此处种者，气甚香窜，因而得名，古方有龙脑鸡苏丸，即此是也。”但据张紫琳《红兰逸乘》卷4所言：“护龙街，南北直贯城中。形家云：街为龙身，北寺塔为尾，府

[1] 虽然明清文人、医家也有薄荷醉猫的言论，但几乎都是因袭前人，与宋代如陆佃、陆游祖孙“著名爱猫人士”的亲身体验不同。

学为首，双塔为角，取辰巽之气也。府学正门前双井为目，旁地为脑，出薄荷，不甚辛辣，清芳酷烈，似龙脑香，名龙脑薄荷，其茎若绞丝。”究其物种，则既非水苏*Stachys japonica*，也非拟荆芥*Nepeta cataria*，应该还是薄荷*Mentha haplocalyx*。吴其濬《植物名实图考》薄荷条说：“吴中种之，谓之龙脑薄荷，因地得名，非有异也。”应该是实情。

第五十讲
牡丹·芍药·白芍·赤芍

《山海经》中多处提到芍药，如绣山“其草多芍药、芎䓖”，条谷之山“其草多芍药、门冬”，勾檷之山“其草多芍药”，洞庭之山“其草多荔、蘼芜、芍药、芎䓖”。郭璞注：“芍药一名辛夷，亦香草之属。”《广雅·释草》“挛夷，芍药也”，王念孙疏证说：“挛夷即留夷。挛、留声之转也。张注《上林赋》云：“留夷，新夷也。新与辛同。”王逸注《楚辞·九歌》云：辛夷，香草也。”关于这种“一名辛夷”的芍药，是否即是今天毛茛科植物芍药*Paeonia lactiflora*，并没有强有力的证据。《诗经·溱洧》：“维士与女，伊其相谑，赠之以勺药。”注释家也纠结于此“勺药”是调和之剂还是香草。这篇诗属于《郑风》，描述的是春秋时期郑国（在今河南省内）三月上巳的活动场景，单从花期来看，这种芍药似乎不是今天所言的芍药。

一、芍药与牡丹

《本草经》成书于汉代，所涉及药物的别名、功用，多数能与当时流行的经传相通。芍药条却是例外，包括《名医别录》在内，都没有提到别名辛夷、挛夷之类；陶弘景以来的注释家也没有谈起“天下至美”的芍药之酱。可值得注意的是，芍药条《名医别录》记其别名“白木”，据《太平御览》卷990引《吴普本草》“一名白术”，据《广雅·释草》“白茱，牡丹也”。如此推测《名医别录》“白木”当为“白术”之讹；芍药与牡丹也因此关联在一起。

王禹偁有《芍药诗三首》，诗前小序论及牡丹芍药之缘起：

芍药之义，见毛郑《诗》。百花之中，其名最古。谢公直中书省，诗云“红药当阶翻”，自后词臣引为故事。白少傅为主客郎中知制诰，有《草词毕咏芍药》诗，词彩甚为该备。然自天后以来，牡丹始盛，而芍药之艳衰矣。考其实，牡丹初号木芍药，盖本同而末异也。

所言甚是，牡丹之名直到汉代才出现，且首见于医方本草，而非经传辞章。东汉初年的《武威医简》，处方中既有牡丹，又有芍药（写作"勺药"），与医简大致同期的《本草经》也同时收载芍药与牡丹。

《本草经》谓牡丹"除症坚，瘀血留舍肠胃"，《武威医简》疗瘀方，牡丹与干当归、芎䓖、漏芦、桂、蜀椒、虻合用；芍药"主邪气腹痛，除血痹"，医简治伏梁裹脓在胃肠之外，芍药与大黄、黄芩、消石等合用。此不仅证明《本草经》的年代与《武威医简》接近，也可以确定，两种文献所涉及的牡丹与芍药，名实基本一致。

医书以外，《广雅》首次同时出现牡丹与芍药，即"挛夷，芍药也"，"白茶，牡丹也"。其中"挛夷，芍药也"，代表汉以前的芍药（勺药），恐怕不是今天毛茛科芍药*Paeonia lactiflora*或者牡丹*Paeonia suffruticosa*，而是某种现在未知的香草。"白茶，牡丹也"，与《名医别录》芍药"一名白木"、《吴普本草》"一名白术"对应，或许是今天毛茛科芍药属植物的混称。

《广雅》："白茶，牡丹也。"乃是以牡丹为中心，将今天所称之芍药*Paeonia lactiflora*包括在内。《古今注》云："芍药有二种，有草芍药、木芍药。木者花大而色深，俗呼为牡丹，非也。"则是以芍药为中心，将今天所称之牡丹*Paeonia suffruticosa*包括在内。至于崔豹说木芍药"俗呼为牡丹非也"，所指的"牡丹"乃是培植出来的重瓣观赏牡丹品种。

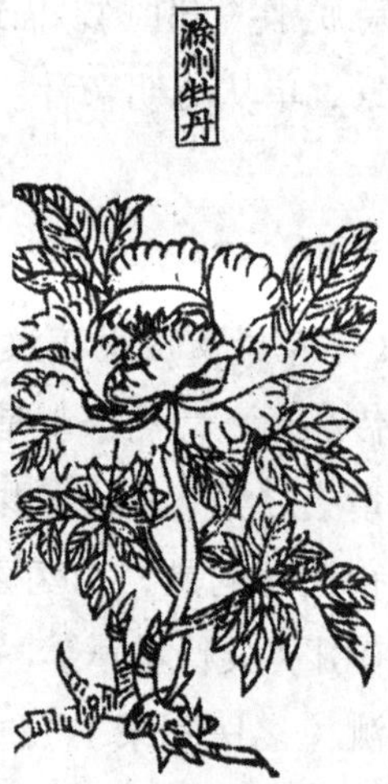

图 50–1　晦明轩本《政和证类本草》滁州牡丹图

入药使用的牡丹一直以毛茛科牡丹*Paeonia suffruticosa*为主流，但牡丹系重要的观赏植物，各地栽培变种极多，入药则以单瓣红花者的根皮为贵。《本草图经》绘有滁州牡丹（图50–1），苏颂云：

牡丹，生巴郡山谷及汉中，今丹、延、青、越、滁、和州山中皆有之。

花有黄、紫、红、白数色，此当是山牡丹。其茎便枯燥，黑白色，二月于梗上生苗叶，三月开花。其花、叶与人家所种者相似，但花止五六叶耳。五月结子黑色，如鸡头子大。根黄白色，可五七寸长，如笔管大。二月、八月采，铜刀劈去骨，阴干用。此花一名木芍药。近世人多贵重，圃人欲其花之诡异，皆秋冬移接，培以壤土，至春盛开，其状百变。故其根性殊失本真，药中不可用此品，绝无力也。

《本草衍义》言："花亦有绯者，如西洛潜溪绯是也。"这是指洛阳龙门潜溪寺培育的牡丹特色品种，欧阳修《牡丹花品》云："潜溪绯，千叶绯花，出于潜溪寺。"题洛阳牡丹图有句："四十年间花百变，最后最好潜溪绯。"梅尧臣也有诗说："寒溪随山回，修竹隐深寺。颇逢老僧谈，能忆先到事。白栝圣君怜，绯花士人莳。不到三十秋，依稀犹可记。"

按照李时珍的说法，"牡丹以色丹者为上，虽结子而根上生苗，故谓之牡丹"。又说："牡丹惟取红白单瓣者入药。其千叶异品，皆人巧所致，气味不纯，不可用。《花谱》载丹州、延州以西及褒斜道中最多，与荆棘无异，土人取以为薪，其根入药尤妙。"

二、赤芍与白芍

早期本草记载无白芍、赤芍之分，统称芍药。陶弘景乃从质量优劣来区分两类芍药，《本草经集注》云："今出白山、蒋山、茅山最好，白而长大；余处亦有而多赤，赤者小利，俗方以止痛，乃不减当归。"

如何区分赤芍、白芍，历代说法不一。一者依据花的颜色，如《开宝本草》引"别本注"说："此有两种，赤者利小便下气；白者止痛散血。其花亦有红、白二色。"《本草品汇精要》所绘药图（图50-2），即以白花者为白芍药，红花为赤芍药。《本草纲目》集解项李时珍也说："根之赤白，随花之色也。"另一种意见认为，赤芍、白芍各是一种植物，如《本草图经》引《安期生服炼法》云："芍药二种，一者金芍药；二者木芍药。救病用金芍药，色白多脂肉；木芍药色紫，瘦多脉。"按，所谓"木芍药"，又是牡丹的别名，此或别是一种。第三种意见似乎是家种与野生的区别，如《本草衍义》说："芍药，全用根，其品亦多，须用花红而单叶，山中者为佳。花叶多即根虚。然其根多赤色，其味涩苦，或有色白粗肥者益好。"

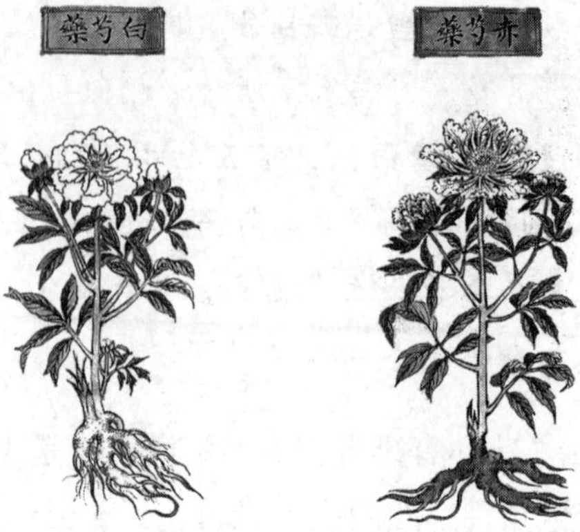

图50-2 《本草品汇精要》白芍药赤芍药图

今天看来，花色并不影响根皮的颜色。白芍以家种芍药*Paeonia lactiflora*为主，根一般肥大平直，再经过削皮水煮等加工处理，药材色白而整齐；赤芍乃是包括*Paeonia lactiflora*在内的多种芍药属(Paeonia)植物，野生为主，甚至也包括家种*Paeonia lactiflora*之根形瘦小者，直接晒干，药材色红弱小。

六朝以来，芍药即以南方为优，陶弘景记载江苏南京及其周围地区出产优质白芍。芍药作为观赏植物，栽培历史悠久，药用栽培，见于陈承《补注神农本草并图经》："今世所用者，多是人家种植。欲其花叶肥大，必加粪壤，每岁八、九月取其根分削，因利以为药，遂曝干货卖，今淮南真阳尤多。"其主要栽培品以杭白芍、亳白芍、川白芍最有名，其中有记载的川白芍栽种历史最晚，一般认为开始于清代中期，至光绪初年(1875)，在中江、渠县已开始种植，以后在中江、渠县、广安、达县、金堂、铜梁、剑阁等地区有大量栽培，其中以中江所产白芍质量最好。但检索明代《普济方》，已有多处使用"川芍药"，则川中芍药的栽培历史还可提前。